JN040698

新版三訂 食品学実験書

青柳康夫 編著

青木隆子子
石井裕子
春日敦子
佐々木弘子
藤原しのぶ 共著

（五十音順）

建帛社
KENPAKUSHA

はしがき

❖❖❖❖❖❖❖❖❖❖

　本書は，1978（昭和53）年に上梓した『食品学実験書』（菅原龍幸編）の流れを
くんでいる。初版発行後，管理栄養士・栄養士養成校の実験単位指定基準の
改定（1985年），『五訂日本食品標準成分表』の公表ならびに日本農林規格の改
定（2000年），栄養士法の改正（2002年）等を踏まえて数度の改訂を行ってきた。

　2017（平成29）年には，2015（平成27）年に施行された食品表示法ならびに
『日本食品標準成分表2015年版（七訂）』との整合性を図り，濃度の表記等に
変更を加えた。

　さらに，『日本食品標準成分表2020年版（八訂）』が公表され，エネルギー
値の計算法等の改訂がなされた。そのため本書においてもエネルギーの計
算にかかわる記述を改めるとともに，炭水化物については，利用可能炭水
化物等の組成成分に関する記述を充実させた。

　本書の内容は，第1章の基礎実験では化学実験を行うのに必要な試薬の
調製法や機器分析の簡単な説明。第2章は主な食品成分についての定性的
な取り扱い。第3章は『日本食品標準成分表』策定に用いられている分析
法による定量実験と，それによる『成分表』の正確な理解。第4章はその
他の重要な食品成分分析法。第5章は食品の表示と品質検査である。

　これらの内容は，現在の管理栄養士・栄養士課程における食品学関係の
実験・実習の単位数から考えると，項目数の多さ，定量実験の難度など過
重に過ぎるとのご意見があることも承知している。しかしまた，従来より
の管理栄養士・栄養士への食の専門家たれとの期待は，この程度の教育を
も求めるものであると理解している。

　本書は，単に教科目における実験・実習のみでなく，卒業研究などのよ
り高度の学習・研究に利用可能なものとして設計されており，学生諸氏の
より積極的な活用を願う次第である。

しかしながら，「過ぎたるは猶及ばざるが如し」の格言もあり，今後も時代の要請に応じた，適度の内容をもつ，より良い実験書を希求したいと考えている。諸賢のご意見をお願いする次第である。

　　2023（令和5）年4月

執筆者を代表して

青 柳 康 夫

も く じ

❀❀❀❀❀❀❀❀❀❀❀❀❀❀❀❀❀❀❀❀❀❀❀❀❀❀❀❀❀❀❀❀❀❀

第2章　食品成分の性質と変化

第1章

基 礎 実 験

1. 実験を始める前に

　自然科学的な探求では，まず現象を大づかみにしてつかむこと，すなわち概念形成がきわめて大切である。実験原理になる基礎知識を理解し，実験によって何を知ろうとするのか，実験の目的および内容を十分に理解してから始める。

1. **服装および安全についての注意**（災害は不注意から起きる）

　①白衣を着用し，白衣の袖口はしぼる。長い髪は束ねる。小タオル，ポケットティッシュを携帯すると便利である。靴はかかとの低い，滑らないものを履く。

　②実験中は私語を慎む。実験台とそのまわりを整理整頓し，清潔に保つ。

　③火を使うときは可燃性溶媒（エーテル，アセトン，エタノールなど）が近くにないことを確かめる。マッチの燃えかすは水に浸す。

　④火傷を負ったときは，一刻も早く氷，流水で十分に冷やす。衣服に引火した場合は，頭から水をかぶるか，床に転がる。

　⑤濃い酸やアルカリ，硝酸銀，過マンガン酸カリウム，トリクロロ酢酸などの劇物および毒物の取り扱いには十分に注意し，薬品を扱うときには安全メガネをかけ，皮膚についた場合は一刻も早く流水で流す。その際，磨き粉でこすり落すようにすると有効である。

　⑥可燃性溶媒および有毒ガスを発生する塩酸，塩素，アンモニアなどはドラフト内で使用する。

　⑦ひびのあるガラス器具は使用しない。ゴム管とガラス管を結合するときはガラスのほうを水でぬらし，口もとを持って行う。

　⑧有害廃液は下水道に流さずに，廃液用の貯留容器に回収し，溶液の性質に応じた処理法に基づいて廃棄する。

⑨実験終了後，使用器具を清浄にし，試薬とともにもとの場所に戻す。ガス
の元栓，水道栓，電源を点検し，安全を確認する。

⑩消火器の設置場所，その操作法，非常口，応急処置法などを知っておく。

2.　実験の記録およびレポート

〈記　録〉　①実験記録は，実験中に実験ノートに記入する。

②疑問点，問題点，操作法，結果，感想，着想，考察，参考文献，今後の方
針などなんでもそのつどメモし，結果はありのままを正確に記録する。

③グループ実験であっても，記録は必ず各自が行い，その記録に基づいて実
験レポートを作成する。

〈実験レポート〉　他人が見ても理解できるようにわかりやすくまとめる。

（例）　①**題目**，②**日付**，③**学籍番号**，氏名，④**目的**：このテーマを選んだ理由と研
究内容の要点を示す。何を調べるための実験かを具体的にまとめる。⑤**方法**：試
料，試薬，器具，装置，操作方法など，実際に自分が行ったとおりに書く。⑥**結果**：
観察結果，測定結果を整理して書く。有効数字，単位を考慮する。表・グラフなど
わかりやすい形態を工夫する。⑦**考察**：その実験からどのようなことが判明した
か，目的と結果を比べながら，結果について文献などを用いて比較検討し，自由に
自分で考察する。実験についての検討事項・所見，今後の課題，反省，感想など。
⑧**参考文献**：単行本の場合，著者名，発行年，書名，（編者），出版社，頁数（始－終）
の順に記載する。web サイト（web ページ）の場合，著者名，"web ページのタイト
ル"，サイト名，更新日付，入手 URL，（参照年月日）を記載する。

2.　器具およびガラス細工

1.　主な実験器具 （付図 1 参照）

〈ガラス器具〉　耐熱の必要のない試薬びん，デシケータなどは軟質ガラス製
であり，ビーカー，試験管などは耐酸・耐アルカリ・耐熱性の硬質ガラス製で
ある。その他ガラスは測容器具，活栓，光度計の吸収セルなどに用いられる。

①**洗浄方法**：ガラス器具の洗浄は実験後直ちに行う。水洗後，洗剤をブラシ
につけ，よくこすった後，水道水で十分に洗い，最後に純水ですすぐ。ガラス
壁の水がはじかれて水滴になる場合には汚れがとれていない。測容器具などブ

ラシで洗えないものは，市販のガラス器具用洗剤に浸漬後，水道水，純水ですすぐ。洗剤で落ちない場合には，ベンゼン，アルコール，エーテルなどで溶かして洗う。ピペット類の洗浄にはピペット洗浄器，超音波洗浄器を用いる。

②**乾燥方法**：風乾するが，急ぐときは60〜80℃の乾燥器中で乾燥する。測容器具は精度が変化するので加熱乾燥してはならない。ゴムキャップ，ポリ製品は40〜50℃で乾燥してもよい。

〈その他の器具〉 ルツボ，乳鉢，ブフナー漏斗などの磁製器具，漏斗台などの木製器具，スタンド，三脚，ルツボばさみ，ウォーターバス（湯煎鍋）などの金属器具，ゴム管，ビニール管，塩化ビニル容器なども実験に使用する。

2. 容量器とその取り扱い

化学実験用容器には，出用（だしよう）容量器のホールピペット，メスピペット，ビュレット，と受用（うけよう）容量器のメスフラスコがある。出用容量器は，容器から液を出したときの液量を示し，受用容量器は，標線まで溶液を満たした際に入っている液体の体積が指定の容量であることを示す。メスシリンダーは受用設計で，出用として兼用できるが，精度は低い。

〈ホールピペットの使い方（図1-1）〉 洗浄し，乾燥したものを用いる。内部がぬれている場合は，採取する溶液で共洗いをする。

①ピペットの先端を採取しようとする液中に深く入れ，口で溶液を吸う。浅く入れて採取すると液が口に入り危険である。強酸・強塩基，揮発性の物質，有毒物の場合は安全ピペッターを用いる。

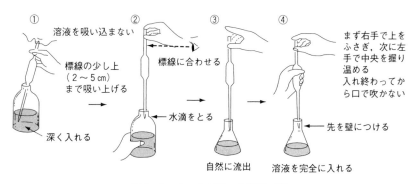

図1-1 ホールピペットの扱い方

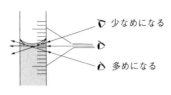

少なめになる

多めになる

図1-2　メニスカスと視差

②標線の少し上まで液を吸い上げ，すばやく口を離し人差し指でピペットの
　上端を押さえる。ピペットを液面から持ち上げ，垂直に保つ。標線と目を
　水平の位置に置き，人差し指を少しゆるめ，液を少しずつ排出させて，メ
　ニスカス（図1-2）の最下部を標線に合わせて止める。

③ピペットを採取容器に静かに移動し，ピペットの先端を受器の内側に軽く
　触れさせ，人差し指を離し，液を自然に流出させ，10秒ほど待つ。

④ピペットの上端を人差し指で押さえ，反対の手でふくらんでいる部分を握っ
　て温め，内部の空気を膨張させることにより，先端部の残液を押し出す。

〈メスフラスコ〉　試薬や試料を希釈して一定の容積にするのに用いる。

使い方：①溶媒を八分目ぐらい加えてよく混合し，室温になるまで放置して，
　溶媒を標線まで満たす。

②栓をしっかり差し込んでから逆さまにし，混ぜてから正立させる。これを
　数回くり返して，液を均一に混合する。

〈ビュレット〉　滴定操作に使用する。溶液の流出口に活栓のついたもの
　（10～25mL 容のマクロタイプと，2～3 mL 容のミクロビュレットがある）のほ
　か，溶液が自動的に補充できる自動ビュレットもある。

使い方：①ガラス活栓の場合は，活栓部にシリコンオイルをごく薄く塗る。
　内部が乾燥していないときは，使用する少量の溶液で内部を共洗いする。

②ビュレット立てに固定し，溶液を入れ，0 mL の目盛りより上部まで満た
　す。活栓をまわして活栓下部の溶液が入っていない部分に溶液を満たし，
　気泡を完全に除く。

③0 mL の標線に合わせる[1]。

---

1)　0 mL の標線に合わせる代わりに，適当に液を入れ，そのときの目盛りを読み，滴定終了
　後の目盛りとの差を計算して，滴定値としてもよい。

④活栓を押しながらゆっくりまわして滴下する。

⑤滴定が終了したら目盛りを読む[1]。この値が滴定値である。

⑥使用後は十分に洗浄し，乾燥する。先端部にはポリ袋などをかぶせておくと汚れない。

3. 秤量器具とその取り扱い

正確にはかることのできる最大の重さを**秤量**といい，また最小の重さを**実感量**という。代表的な化学天びんは秤量200 g，実感量0.1mgである。

天びん使用上の注意：天びんはきわめて精密な構造のものであるから，取り扱いには十分な注意が必要である。

①清浄な部屋で，直射日光があたらない，震動の少ない台の上に，水平に設置する。

②試料や試薬は，秤量びんなどを用いて，こぼさないように測定する。こぼした場合は直ちに，はけ，脱脂綿，ガーゼなどで掃除をする。

③測定する物体の温度は，室温と同じでなければならない。

最近数十年間の科学技術の進歩発達に伴って，振動式の等比型化学天びん（図1-3）→定感量型直示化学天びん（図1-4）→電子天びん（図1-5）へと変化

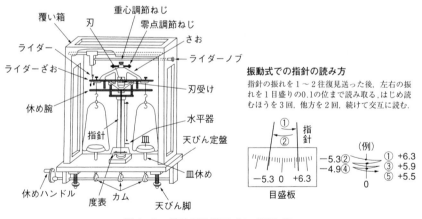

図1-3　等比型化学天びん（振動式）

---

1)　目盛が0.1mL まで刻んである場合，その1/10の0.01mL の単位まで正確に読む。

した。

〈電子天びん〉 重さによって生じる圧力を，電気量に変換しデジタル表示するものである。分析用上皿電子天びん，上皿電子天びんなどがあり（図1-5），皿の上に秤量物をのせるだけで秤量でき，所定のスイッチを押すと風体重量が消去される。電子技術の急速な開発によって，超微量が正確にはかれるものも実用化されている。

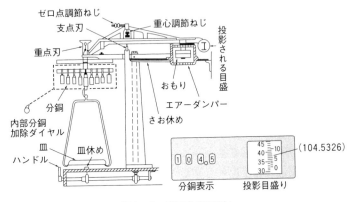

図1-4 直示化学天びん

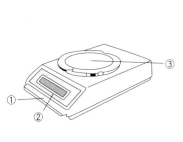

① 操作レバー
② 表示部
③ 秤量皿

上皿電子天びん

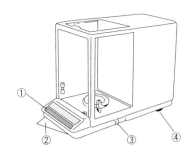

① 操作レバー
② インストラクションパネル
③ キャリブレーションスイッチ
④ 水準調節ねじ

分析用上皿電子天びん

図1-5 電子天びん

4. ガラス細工

〈ガスバーナーの扱い方（図1-6）〉

[火をつけるとき]　①a,bが閉じていることを確かめ，元栓を開く。

　②マッチをすってから，aをまわして（bも一緒にまわる）点火する。

　③bをまわして（aはまわらないように押さえておく）空気を入れ，炎を青色に調節する。

[火を消すとき]　①aをまわして閉じる。　②元栓を閉じる。　③炎が消えるのを確認してから，bをまわして閉じる。

〈ガラスの切り方，キャピラリーのつくり方〉　ガラスの破片が目に入ると非常に危険なため，ガラス細工のときは安全メガネを使用する。

[切り方（径1.5cmまでの細い管）（図1-7）]　①管にヤスリを数回押しつけ，深くて鋭い傷をつける。

　②管の傷を外に向けて，傷の逆側に両手の親指の先をくっつけるように管を持ち，親指に少しずつ力を加えて，管を引っぱるようにして折る。

　③管の切り口はバーナーで加熱し，鋭い角を丸めておく。

[8mm管からペーパークロマト用キャピラリーのつくり方]

　①バーナーの酸化炎（外炎）部分で管を幅広く十分に加熱する。

　②火から出すと同時に勢いよく引き伸ばし，1mmくらいの太さとする。

　③冷却後適当な長さに切る。

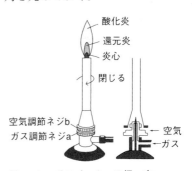

図1-6　ガスバーナーの扱い方

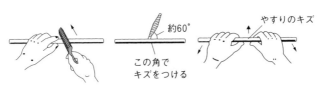

図1-7　ガラス管の切り方

3. 試　　　薬

1.　溶液の濃度

　溶けている物質を**溶質**といい，溶質をとかした液体を**溶媒**という。溶媒に溶質がとけてできた液体を**溶液**という。

(例) 塩を水にとかして塩水をつくった場合，塩が溶質，水が溶媒，でき上がった塩水が溶液（塩の水溶液という）である。

　溶液（溶媒＋溶質）中に存在する溶質の割合を**濃度**という。

　①**パーセント濃度**：全体を100としたときの目的物質の割合を表したもの。

　　a．**重容パーセント濃度**(W/V%)　溶液100mL 中に含まれる溶質の g 数。希薄溶液に最も普通に使われる。

　　b．**質量（重量）パーセント濃度**(W/W%)　溶液100 g 中に含まれる溶質の g 数。塩類や糖類の水溶液に用いる。

　　c．**体積（容量）パーセント濃度**(V/V%)　溶液100mL 中に含まれる溶質の mL 数。液体または気体の混合物に用いる。

　　d．**mg/100g**(mg%)　試料100 g 中に含まれている目的物質の量を mg で表した濃度。食品や血液などに微量に含まれる成分の濃度を表す。

　　e．**ppm**(parts per million)　百万分率濃度(10^{-4}%に相当)**(例)** 試料 1 kg 中に含まれている目的物質の量を mg で表した濃度（mg/kg）。μg/g とも等しい。

　　f．**ppb**(parts per billion)　10億分率濃度(10^{-7}%に相当)**(例)** μg/kg

　②**モル濃度**(mol/L)：溶液 1 L 中に含まれる溶質の量を物質量で表した濃度。

$$モル濃度（mol/L）^{1)} = \frac{溶液の物質量（mol）}{溶液の体積（L）}$$

　(例) 1 mol/L 食塩溶液は溶液 1 L 中に NaCl 58.45 g を含み，同溶液250mL 中には NaCl 14.61 g 含む。

　モル濃度は，溶液 1 L 中の溶質の物質量を示しているので，一定体積の溶

---

1)　国際単位系（SI）では，mol/dm^{3}の表記が望ましいとされるが mol/L も使用してよいことになっている。「Mol」あるいは「M」と表記し「モーラー」と発音する場合があるが，SI では認められていない。

液中の溶質の物質量を知ることができる。

③**質量モル濃度**　溶媒1kg中に含まれている溶液の物質量。

$$質量モル濃度（mol/kg）= \frac{溶質の物質量（mol）}{溶媒の質量（kg）}$$

④**規定濃度**（g equ./L, N）[1]：溶質1L中に含まれる溶質のグラム当量数。

単位は付表1，主な試薬の分子量・式量，価数，分子量・式量/価数は付表2に示す。

2.　試薬の調製

　試薬には工業用，化学用，一般特級，精密分析用，日本薬局方などの各種純度・用途のものがあり，目的により使い分ける。純水には蒸留水（蒸留した水），脱イオン水（陽・陰イオン交換樹脂を通した水），膜交換水（逆浸透膜を通した水），超再生水（たとえば，イオン交換樹脂法→蒸留法を連続して行う）などがある。びんから試薬をとり出すときは，ラベルを上にして持つこと。試薬びんに，ピペットなどを直接入れてはいけない。一度びんから出した試薬は，もとのびんに戻してはいけない。光で変質する試薬は褐色びんに入れる。調製直後にラベルをはり，試薬名，濃度，調製日，調製者名を記載する。

　〈**標準溶液（standard solution）と標定（standardization）**〉　溶質の濃度が正確にわかっている溶液を**標準溶液**という。精製しやすく安定で，組成が一定している標準物質を正確に秤取して，水に溶解し，メスフラスコを用いて定容とした溶液を**一次標準溶液**（炭酸ナトリウム，シュウ酸ナトリウム，塩化ナトリウム標準溶液など）という。試薬が，水分や二酸化炭素を吸収するため正確に秤量することが困難な場合は，だいたいの量を用いて目的の濃度に近い溶液をつくり，これを濃度既知の一次標準溶液または標準物質を用いて，滴定して正確な濃度を求める。この操作を**標定**といい，標定により調製された標準溶液を**二次標準溶液**（水酸化ナトリウム，塩酸，過マンガン酸カリウム標準溶液など）という。

　〈**ファクター（factor：*f*）**〉　標準溶液の濃度を補正するための係数をファクターという。factor を「*f*」，「*F*」または「力価」とも表す。**（例）**実際の濃度が，0.1059 mol/L 水酸化ナトリウムを0.1059 mol/L NaOH と表してもよいが，0.1 mol/L

---

1)　容量分析の計算に便利でよく用いられたが，現在では一般に使用が認められる単位ではない。

NaOH（$f=1.059$）と表すことが多い。

3.　よく使う試薬の調製

①0.05 mol/L 炭酸ナトリウム（Na_2CO_3）標準溶液：特級試薬の炭酸ナトリウ
ム約5.3 g を正確にはかり，CO_2を含まない純水に溶解して1 L とする。溶
液の濃度（mol/L）＝ 秤量値（g）/Na_2CO_3のモル質量105.99（g/mol）/溶液
の体積（L）。

（**例**）　Na_2CO_3採取量5.4096 g とすると，この溶液1 L 中の Na_2CO_3の物質量は
5.4096/105.99＝0.05104 mol である。したがって，溶液の濃度は0.05104 mol/L
Na_2CO_3となる。ファクターを用いて，0.05 mol/L Na_2CO_3（$f=1.021$）と表す。

②0.1 mol/L 塩酸（HCl）標準溶液：市販の濃塩酸は約12 mol/L であるから，
0.1 mol/L にするには，120倍に薄めればよい。約8.3mL をメスシリンダ
ーまたは駒込ピペットではかり，純水に溶解して1 L とする。指示薬とし
てメチルオレンジ（JIS ではブロモフェノールブルー）を用いて0.05 mol/L
炭酸ナトリウム標準溶液で標定する。

③0.1 mol/L 水酸化ナトリウム（NaOH）溶液：水酸化ナトリウム（式量40.00）
4.0 g を上皿天びんで秤取し，純水を少量入れ，溶解するときの発熱を利用
して溶解し，室温まで冷却し，純水で1 L に定容する[1]。0.1 mol/L 塩酸標
準溶液で標定する。ポリびんまたは硬質びんに保存する。空気中の二酸化
炭素を吸収するので，密栓する。

④0.02 mol/L 過マンガン酸カリウム（$KMnO_4$）標準溶液：特級試薬の過マン

★ワンポイント━━━━━★

市販試薬濃度（概略値）

試　薬　名	比　重	％	モル濃度（mol/L）
塩　　　　酸	1.19	36	12
硝　　　　酸	1.38	60	13
硫　　　　酸	1.84	96	18
リ　ン　酸	1.70	85	15
アンモニア水	0.90	28	15

---

1)　NaOH(劇薬，皮膚をおかす)は空気中で潮解し，またCO_2を吸収してNa_2CO_3を生成す
るため手早く秤量する。溶解に用いる水は，あらかじめ加熱してCO_2を除いておく。

ガン酸カリウム（式量158.04）約3.5gを，純水に溶かして1Lに定容する。約15分間静かに煮沸した後，室温で暗所に一昼夜置き，その後ガラスフィルター（G3）で不溶物をろ別する[1]。褐色びんに入れて，暗所に保管する。0.05mol/Lシュウ酸ナトリウム標準溶液で標定する（p.16）。

⑤ **0.05mol/Lシュウ酸ナトリウム（Na₂C₂O₄）標準溶液**：特級のシュウ酸ナトリウム（式量134.00）を200℃で約60分乾燥し，デシケーターに入れて放冷後，6.7gを精秤し，純水約100mLで溶解後，1Lとする。溶液の濃度（mol/L）＝秤量値（g）/Na₂C₂O₄のモル質量134.00（g/mol）/溶液の体積（L）。

〈溶液の薄め方〉

① **モル濃度の場合**：濃い溶液の容積を V，そのモル濃度を C，また希釈した薄い溶液の容積を V'，そのモル濃度を C' とおけば，$CV = C'V'$ の関係が成立する。

（例）市販濃硫酸（18mol/L）から0.05molの硫酸を200mL調製するためには，$C = 18$，$C' = 0.05$，$V' = 200$ であるから，$18 \times V = 0.05 \times 200$，よって $V = 0.56$。したがって，0.56mLの濃硫酸を水で希釈して200mLにする。

② **％濃度の場合**：濃度の異なる溶液を混合して，目的とする濃度に調製するための混合割合を求める場合は，下図を利用する。すなわち，四角形の左上に高い方の濃度 a（％），左下に低い方の濃度 b（％），対角線の交点に目的濃度 c（％）を書く。右下の $a - c$，右上の $c - b$ が混合比となる。水または他の溶媒で希釈する場合は $b = 0$ となる。

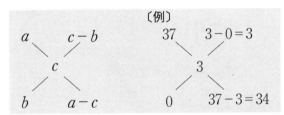

〔例〕

市販塩酸（37％）から3％塩酸溶液を調製するには，37％塩酸：水＝3：34の割合で混合すればよい。100mL調製する場合は，37％塩酸8.1mLを純水に溶解して100mLとする。

---

1) KMnO₄にはMnO₂が微量含まれる。MnO₂はKMnO₄を分解する触媒となるため除去する必要がある。

4. 容量分析

　容量分析法とは，濃度未知の試料溶液一定量と，濃度既知の標準溶液との間に，中和，酸化還元，沈澱，錯体生成などの化学反応を起こさせ，その反応に要した標準溶液の容量（体積）から，試料溶液の濃度を求める方法である。一般に，濃度を正確に定めた標準溶液を，分析しようと思う試料溶液中に，1滴ずつ滴下して（**滴定**という），標準溶液中の成分試薬と，試料溶液中の目的成分とを反応させる。目的成分は，標準溶液の滴下に従って反応が進む。これ以上反応しない点が**当量点**（**終点**，中和反応の場合は**中和点**)[1]である。当量点まで加えた標準溶液の滴下量は，試料溶液中の目的成分の量に対応するから，その滴下量から，目的成分の量を求めることができる。容量分析が可能な条件は，①十分に速い反応である，②反応が定量的に進行し，逆反応や副反応を伴わない，③反応の終点を検出できることである。

1. 中和滴定 （neutralization titration）

　酸と塩基が反応して，塩と水ができる反応を中和反応という。中和滴定とは中和反応を利用し，酸または塩基を定量する方法で，酸と塩基は同じ物質量で反応する[2]。終点（中和点）を知るには指示薬またはpHメーターを用いる。

　〈滴定操作法（図1-8参照）〉

　①ビュレットに溶液を入れ（必要なら溶液を入れる前に共洗いを行う），目盛りを読む。

　②三角フラスコにホールピペットではかりとった対象の溶液と指示薬を入れる。

　③ビュレットから溶液を滴下していく。三角フラスコ

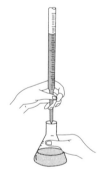

図1-8　滴定操作法

---

1)　理論的な当量点は滴定の終点とは必ずしも一致しない。

2)　塩酸（1価の酸）と水酸化ナトリウム（1価の塩基）はそれぞれ1 mol ずつで中和する（HCl + NaOH → NaCl + H₂O）。硫酸（2価の酸）と水酸化ナトリウムでは1 mol の硫酸と2 mol の水酸化ナトリウムで中和する（H₂SO₄ + 2NaOH → Na₂SO₄ + 2H₂O）。

は手首を回転させて，底が円を描くように混ぜる。ビュレットからの液の流出速度は，1秒間に0.5mLぐらいとし，終点付近では1滴ずつ加える。

④終点に達したら，ビュレットの目盛りを読み，滴定値を求める。

〈pH指示薬（pH indicator）〉　中和滴定では，中和の進行に伴って溶液のpHが変化していくが，反応が完結する中和点の前後で，pHが急激に変化する。中和点を正確に知るためには，中和点での溶液のpHでちょうど変色する指示薬を選ぶ必要がある。pHの急変が起こるpH範囲は，滴定に関与する酸と塩基の強弱により図1-9のように変わるので，適当な指示薬を選択して使用する。通常用いられる指示薬を表1-1に示す。

①**強酸と強塩基**：pHの急変域は3～11なのでメチルオレンジ，フェノールフタレインなど多くの指示薬が使用できる。生成する塩は加水分解しない

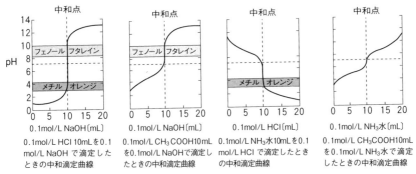

①強酸と強塩基の滴定　②弱酸と強塩基の滴定　③強酸と弱塩基の滴定　④弱酸と弱塩基

図1-9　中和滴定曲線

表1-1　主な中和滴定用指示薬

指　示　薬　名	酸　性　側 ←	変色するpH域	アルカリ性側 →
メ チ ル オ レ ン ジ	赤色	3.1～ 4.4	黄色
メ チ ル レ ッ ド	赤色	4.2～ 6.2	黄色
ニュートラルレッド	赤色	6.8～ 8.0	黄色
フェノールフタレイン	無色	8.2～ 9.8	赤色
チモールフタレイン	無色	9.3～10.5	青色
リ　ト　マ　ス	赤色	4.5～ 8.3	青色

ため，中和点の pH は 7 である。（**例**）HCl を NaOH で滴定。

②弱酸と強塩基：pH の急変域は 7〜11 なので，そのアルカリ性側に変色域をもつフェノールフタレインが用いられる。中和点では生成する塩の加水分解のため溶液は，微アルカリ性を呈する。

　　（**例**）CH_3COOH を NaOH で滴定（生成する塩は，CH_3COONa）。

③強酸と弱塩基：pH の急変域は 3〜7 なので，その酸性側に変色域をもつメチルオレンジが用いられる。フェノールフタレインは使えない。中和点で生成する塩の加水分解のため微酸性を呈する。

　　（**例**）NH_3水を HCl で滴定（生成する塩は，NH_4Cl）。

④弱酸と弱塩基：pH の変化が緩やかなため指示薬による終点の判定は困難であり，この中和滴定は通常は行われない。

〈**0.1 mol/L 水酸化ナトリウム溶液の標定**〉　約0.1 mol/L の水酸化ナトリウム溶液を調製し，0.1 mol/L 塩酸標準溶液を用いて標定する。

〔**試薬**〕　0.1 mol/L 水酸化ナトリウム溶液(p.10)，0.1 mol/L 塩酸標準溶液(p.10)，0.1% メチルオレンジ指示薬[1]。

〔**標定操作**〕　①0.1 mol/L 水酸化ナトリウム（未標定）10mL を，正確に三角フラスコに採取する。　②指示薬としてメチルオレンジ 2 滴を加える。③ビュレットから0.1 mol/L 塩酸標準溶液を滴下し，絶えず変色に注意し，黄色から橙色になった点を終点とする。3 回以上滴定して，その平均値で計算をする。

〔**計算**〕　0.1 mol/L 水酸化ナトリウム溶液のファクターを求める。

中和反応では濃度 c〔mol/L〕の n 価の塩基の溶液 V〔mL〕と，濃度 c'〔mol/L〕の n' 価の酸の溶液 V'〔mL〕がちょうど中和するとき，次の式が成り立つ。

$$\underset{(\text{塩基})}{ncV} = \underset{(\text{酸})}{n'c'V'}$$

このとき，濃度 c は表示濃度（mol/L）$\times f$，濃度 c' は表示濃度（mol/L）$\times f'$ である。

---

1)　メチルオレンジ0.1gを水に溶かして100mLにする。

（例）0.1mol/L NaOH（ファクター未知）10mL に対して，中和に要した0.1 mol/L HCl($f = 1.002$）が10.13mL（平均値）の場合，NaOH 溶液の正確なファクターをxとすると，

$$\underset{\text{(NaOH)}}{ncV} = \underset{\text{(HCl)}}{n'c'V'} \quad \text{の式から}$$

$$1 \times 0.1 \times x \times 10 = 1 \times 0.1 \times 1.002 \times 10.13$$

∴ $c = 0.1015$．$c =$ 表示濃度（mol/L）$\times f$より，$f = 0.1015 \div 0.1 = 1.015$，すなわち，0.1 mol/L NaOH($f = 1.015$）　となる。

食品中の有機酸の定量については，味成分の分析（p.63）に記載。

2. 酸化還元滴定（oxidation-reduction titration）

酸化還元滴定は，試料が酸化または還元される物質の場合に適用される。試料と，酸化剤または還元剤標準溶液との間の酸化還元反応を利用して，目的成分の定量を行う方法である。

酸化還元反応では，酸化剤の得る電子 e^- の物質量と，還元剤が失う電子 e^- の物質量が等しいとき，過不足なく反応する。1 mol の酸化剤の得る電子を n〔mol〕，1 mol の還元剤が失う電子を n'〔mol〕とする。濃度 c〔mol/L〕の酸化剤の溶液 V〔mL〕と，濃度 c'〔mol/L〕の還元剤の溶液 V'〔mL〕が，ちょうど過不足なく反応するとき，次の式が成立する。

$$\underset{\text{(酸化剤)}}{ncV} = \underset{\text{(還元剤)}}{n'c'V'}$$

したがって，どちらかが既知濃度であれば，もう一方の濃度を求めることができる。

1）過マンガン酸カリウム滴定

過マンガン酸カリウム滴定は，過マンガン酸カリウム標準溶液を用いる滴定法である。過マンガン酸カリウム（$KMnO_4$）は，液性が酸性かアルカリ性かによって，酸化能力が異なるが，広く用いられているのは，酸性溶液における酸化反応である。酸性水溶液中で，過マンガン酸イオンMnO_4^- 1 mol は 5 mol の電子を獲得する[1]。

---

1) $KMnO_4 \rightarrow K^+ + MnO_4^-$　　　$MnO_4^- + 8H^+ + 5e^- \rightarrow Mn^2 + 4H_2O$ の反応により 1 mol の $KMnO_4$(MnO_4^-)は，5 mol の電子を他の物質から奪うことができる（$n = 5$）。

◎ 0.02 mol/L 過マンガン酸カリウム溶液の標定[1]

　約0.02 mol/L 過マンガン酸カリウム溶液を調製し，0.05 mol/L シュウ酸ナトリウム標準溶液[2]（一次標準溶液）を用いて標定する。

　〔試薬〕　0.05 mol/L シュウ酸ナトリウム標準溶液(p. 11)，0.02 mol/L 過マンガン酸カリウム溶液(p. 10)，希硫酸（ 3 mol/L）。

　〔操作〕　①三角フラスコに，0.05 mol/L シュウ酸ナトリウム標準溶液10mLを，ホールピペットでとる。これに水約50mL を加え，さらに希硫酸約 5 mL を駒込ピペットで加える。　②湯浴上で20〜30℃に加温し，ゆるくかき混ぜながら，ビュレットより0.02 mol/L 過マンガン酸カリウム溶液を滴下する。　③滴定所要量の約 2 mL 手前で，ビュレットのコックを止めて，紅色が消えるまで放置する。　④約60℃に加温し，よく混合しながら過マンガン酸カリウムを 1 滴ずつ加える（前に加えた $KMnO_4$ の色が消えたら 1 滴加える）。　⑤赤紫色が30秒間消えない点を終点とする。滴定を 3 回以上くり返し，平均値より計算を行う。

　〔計算〕　0.02 mol/L 過マンガン酸カリウム溶液のファクターを計算する。

$$\underset{(KMnO_4)}{ncV} = \underset{(Na_2C_2O_4)}{n'c'V'} \quad \text{より，}$$

$$5 \times (0.02 \times f) \times a = 2 \times (0.05 \times f') \times 10$$

　　f：0.02 mol/L 過マンガン酸カリウム溶液のファクター
　　a：0.02 mol/L 過マンガン酸カリウム溶液の滴定値（mL）
　　f'：0.05 mol/L シュウ酸ナトリウム標準溶液のファクター

2 ）ヨウ素滴定

　ヨウ素滴定には，ヨウ素酸化滴定と，ヨウ素還元滴定との 2 種類があるが，広く使われているのは後者である。

　〈間接ヨウ素滴定またはチオ硫酸ナトリウム滴定（ヨウ素還元滴定）〉　ヨウ化物イオン I^- の還元作用を利用した方法である。酸化剤（二クロム酸カリウム）

---

[1]　保存中に溶液の濃度が低下するので，使用直前に標定する。標定のときの反応式は，次のようである。
　$5Na_2C_2O_4 + 2KMnO_4 + 8H_2SO_4 \rightarrow 5Na_2SO_4 + 2MnSO_4 + K_2SO_4 + 10CO_2\uparrow + 8H_2O$
　　反応するシュウ酸ナトリウムと過マンガン酸カリウムの物質量の比は，5 ： 2 である。
[2]　シュウ酸は 2 価である。

により，ヨウ化カリウム（KI）からヨウ素を遊離させる[1]。この遊離したヨウ素を，チオ硫酸ナトリウム（$Na_2S_2O_3$）標準溶液で滴定する。$Na_2S_2O_3$は還元剤としてはたらき，ヨウ素I_2をヨウ素イオンI^-とする（$n' = 1$）[2]。でん粉溶液を指示薬として用いる。ヨウ素とでん粉が反応すると（ヨウ素-でん粉反応）濃い青色を呈するが，I_2がI^-に変わると青色が消えるので，この点を終点とする。

◎ **0.1 mol/L チオ硫酸ナトリウム溶液の標定**

〔試薬〕　0.1 mol/L チオ硫酸ナトリウム溶液[3]，1/60 mol/L 二クロム酸カリウム標準溶液[4]，濃塩酸，ヨウ化カリウム（固体），1％でん粉溶液（指示薬）[5]

〔操作〕　①300mL 容共栓つき三角フラスコに，1/60 mol/L 二クロム酸カリウム標準溶液25mL をホールピペットでとり，これに濃塩酸約5 mL，ヨウ化カリウム約2 g を加え，栓をしてよく混ぜ，10分間放置する。　②純水約100mLを添加後，ビュレットより0.1mol/L チオ硫酸ナトリウム溶液を滴下する。　③溶液の色が淡黄緑色になったらでん粉溶液1 mL を加え[6]，さらにチオ硫酸ナトリウムを滴下し，滴定を続ける。青色が消えた点を滴定の終点とする。3回以上滴定を行い，これらの滴定値の平均で計算する。

〔計算〕　0.1 mol/L チオ硫酸ナトリウム溶液のファクターを計算する。

---

1) $K_2Cr_2O_7 + 6KI + 14HCl \rightarrow 2CrCl_3 + 8KCl + 7H_2O + 3I_2$
2) $I_2 + 2Na_2S_2O_3 \rightarrow 2NaI + Na_2S_4O_6$ （四チオン酸ナトリウム）
$$2S_2O_3{}^{2-} \rightarrow S_4O_6{}^{2-} + 2e^-$$
　　　この式から，$Na_2S_2O_3$は還元剤として $n' = 1$ である。
3) チオ硫酸ナトリウム5水和物（$Na_2S_2O_3 \cdot 5H_2O$, 式量248.18）約25g と，炭酸ナトリウム約0.2g を，煮沸冷却した純水約1 L に溶かし，イソアミルアルコール約10mL を加えてよく振り，栓をして2日間放置する。
4) $K_2Cr_2O_7$は標準試薬として JIS にも規定されており，容易に入手でき，また，結晶水を含まず熱時安定で乾燥精製しやすいので，一次標準溶液として調製することができる。また，その標準液は長く保存できる。二クロム酸カリウム（$K_2Cr_2O_7$, 式量294.19, 酸化剤として $n = 6$）を約4.9g 精秤し，1 L に定容する。濃度（mol/L）= 秤量値（g）/モル質量294.19（g/mol）/溶液の体積（L）。
5) でん粉1 g に純水約10mL を加えて混和後，熱水100mL 中に加え，1分間煮沸冷却し，ろ過する。使用時，0.05mol/L I_2溶液1滴で青色を呈することを確かめる。使用時に調製する。
6) でん粉は酸性溶液では加水分解して青色の呈色反応が鋭敏でなくなるので，終点近くになってから加える。また，加熱時は使えない。

$$\frac{ncV}{(K_2Cr_2O_7)} = \frac{n'c'V'}{(Na_2S_2O_3)} \quad より,$$

$$6^{1)} \times \left(\frac{1}{60} \times f\right) \times 25 = 1 \times (0.1 \times f') \times a$$

f：1/60 mol/L 二クロム酸カリウム標準溶液のファクター
f'：0.1 mol/L チオ硫酸ナトリウム溶液のファクター
a：0.1 mol/L チオ硫酸ナトリウム溶液の滴定値（mL）

3. キレート滴定（chelatometric titration）

　キレート滴定は，キレート試薬と金属イオンとによるキレート生成反応を利用して，金属イオンを定量する方法である。

　〈キレート試薬〉　キレート化合物[2)]をつくる有機化合物をキレート試薬という。最も多く用いられるキレート試薬は，エチレンジアミン四酢酸（EDTA：ethylendiamine tetraacetic acid）である。

$$EDTA \quad \begin{matrix} HOOC-CH_2 \\ HOOC-CH_2 \end{matrix} \!\! \diagdown N-CH_2-CH_2-N \diagup \!\! \begin{matrix} CH_2-COOH \\ CH_2-COOH \end{matrix}$$

　水に溶けにくいため，試薬調製にはナトリウム塩（EDTA・2Na）を用いる。EDTA は，四塩基酸であるから H_4Y と略記することができる。キレート滴定の反応式は，金属イオンを M^{n+}，EDTA イオンを Y^{4-} で示すと

$$M^{n+} + Y^{4-} \longrightarrow MY^{(4-n)-} \quad となる。$$

$$（例）\ Ca^{2+} + Y^{4-} \longrightarrow CaY^{2-}$$

　すなわち，EDTA は，水溶液中で2価以上の金属イオンと，その金属のイオン価数に関係なく1 mol 対1 mol の割合で結合し，非常に安定な水溶性のキレート化合物を生成する。

　〈金属指示薬とキレート反応〉　キレート滴定の当量点の決定には金属指示薬が用いられる。主な指示薬として，エ

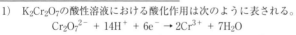

1)　$K_2Cr_2O_7$の酸性溶液における酸化作用は次のように表される。
　　$Cr_2O_7{}^{2-} + 14H^+ + 6e^- \rightarrow 2Cr^{3+} + 7H_2O$
　　したがって、$ncV = n'c'V$の式において $K_2Cr_2O_7$は酸化剤として，$n = 6$である。
2)　EDTA が金属イオン（M）と結合してできたキレート(chelate)化合物の構造は，かにが，両方のハサミで，獲物を捕らえる形を想像させるので，キレート(かにのハサミを意味するギリシャ語の chelate に由来)化合物と呼ばれる。

リオクロムブラックT（EBT または BT），NN などがある。これらは EDTA より結合力の弱いキレート試薬であり，それ自身の色と金属とのキレート化合物の色とが異なるため，指示薬となる。

　金属イオンを含む溶液に，少量の指示薬を加えると，金属－指示薬キレート化合物を生成し，ある pH 範囲で，指示薬自身の色とは異なる特有の色を呈する。この溶液に EDTA 溶液を滴下していくと，EDTA は，まず指示薬と結合していない金属イオンと結合して金属－EDTA キレート化合物（無色）を生成する。遊離の金属イオンがなくなると，滴下された EDTA は金属－指示薬キレート化合物から金属を奪って結合する。金属を失った指示薬は自身の色に戻る[1]。滴定の終点では，溶液中の金属イオンはすべて EDTA との無色のキレート化合物を形成し，溶液の色は遊離した金属指示薬の色に変化する。

　キレート滴定における呈色反応は pH により大きく変化するため，滴定中は pH が一定に保たれるように緩衝液を用いる。

〈食品中（液状）のカルシウムの定量〉

〔試料〕　牛乳，ヨーグルト，市販カルシウム飲料

〔試薬〕　0.01 mol/L EDTA 標準溶液[2]，8 mol/L KOH 溶液，NN 指示薬希釈粉末[3]

〔操作〕　①試料5gを三角フラスコにとり，水30mL で希釈する。

　　②8 mol/L KOH 溶液 4 mL を加え[4]，約3分間静置する。

　　③NN 指示薬希釈粉末約0.1gを加え，溶解する。

　　④ビュレットより0.01 mol/L EDTA 標準溶液を滴下し，紅色から青色に変化するときを終点とする。3回以上滴定をくり返して，平均値で計算する。

---

1)　金属－EDTA キレート化合物が，金属－指示薬キレート化合物より安定である（EDTA のほうが金属指示薬よりもキレートを生成しやすい）ことによる。

2)　EDTA·2Na 塩（EDTA 2Na·2H$_2$O，分子量372.24）を80℃で加熱乾燥，デシケーター中で放冷後，約3.7gを精秤し，水に溶かして1Lに定容する。濃度(mol/L) = 秤量値(g)/ EDTA·2Na·2H$_2$O のモル質量(g/mol)/溶液の体積 (L)。

3)　2-ヒドロキシ-1-(2-ヒドロキシ-4-スルホ-1-ナフチルアゾ)-3-ナフトエ酸に，K$_2$SO$_4$を加え粉砕希釈する（希釈率 1：200）。希釈粉末としたものが市販されている。

4)　共存する Mg^{2+} を Mg(OH)$_2$ として沈澱させるためと，pH を12〜13に調整するため。

〔計算〕

$$カルシウム(mg/100g) = \frac{0.4008^* \times f \times a}{S} \times 100$$

　　＊：0.01 mol/L EDTA標準溶液1 mLに相当するカルシウム（mg）

　　f：0.01 mol/L EDTA標準溶液のファクター

　　a：0.01 mol/L EDTA標準溶液の滴定値（mL）

　　S：試料採取量（g）

4．沈澱滴定（precipitation titration）

　沈澱滴定は，目的成分を溶解度の小さい化合物にする反応（沈澱生成反応）を利用して，目的成分を定量する滴定法である。

　〈モール（Mohr）法〉　代表的な沈澱滴定法で，塩素イオンを，クロム酸カリウムを指示薬として，硝酸銀標準溶液により滴定する方法である。

　〔反応〕　　　$AgNO_3 + NaCl \longrightarrow AgCl \downarrow$ [1] $+ NaNO_3$ ……………………(1)

　　　　　　　$2AgNO_3 + K_2CrO_4 \longrightarrow Ag_2CrO_4 \downarrow$ [2] $+ 2KNO_3$ ……………(2)

　銀イオン，塩素イオン，クロム酸イオンが一緒に存在すると，まず溶解度の小さい白色のAgClが沈澱する。　すべてのCl$^-$が沈澱し終えたとき，初めて溶解度の大きい暗赤色のAg$_2$CrO$_4$が沈澱するので，この点を終点とする。この方法は，液性が中性（pH 6～10）でなければならない。液性が酸性のときは，NaHCO$_3$で，またアルカリ性のときはHNO$_3$で中和してから行う。

　食品中の食塩の定量については，味成分の分析（p.62）に記載。

　◎0.01 mol/L硝酸銀溶液の標定（モール法）

　約0.01 mol/L硝酸銀溶液を調製し，0.01 mol/L塩化ナトリウム標準溶液を用いて標定する。

　〔試薬〕　0.01 mol/L塩化ナトリウム標準溶液[3]，0.01 mol/L硝酸銀溶液[4]，5％クロム酸カリウム溶液

---

1)　AgClの溶解度　1.9×10^{-3}g/L，25℃。

2)　Ag$_2$CrO$_4$の溶解度　2.9×10^{-2}g/L，25℃。

3)　特級塩化ナトリウム（NaCl，式量58.44）を白金ルツボ中で約600℃，1時間加熱した後，デシケーター中で放冷する。約0.6gを精秤し，純水で1Lに定容する。
　　　濃度(mol/L)＝秤量値(g)/NaClのモル質量(g/mol)/溶液の体積（L）。

4)　硝酸銀（劇薬，皮膚・組織を腐食する，AgNO$_3$，式量169.87）を約1.6gはかり，塩素イオンを含まない約1Lの水に溶かす。褐色びんに入れ，暗所に保存する。

〔操作〕 ①三角フラスコに，0.01 mol/L 塩化ナトリウム標準溶液25mL をホールピペットで入れ，5％クロム酸カリウム溶液1mL を駒込ピペットで加える。 ②褐色ビュレットから0.01 mol/L 硝酸銀溶液を滴下すると，白色沈澱を生ずる。さらに，硝酸銀溶液を滴加し，15秒間くらいふり混ぜても赤褐色が消えない点を終点[1]とする。 ③精密分析では，空試験（ブランクテスト）を行う。空試験は塩化ナトリウム標準溶液の代わりに，純水25mL を用い，同様に行う。

〔計算〕 0.01 mol/L 硝酸銀のファクターを求める。

反応式(1)より，$AgNO_3 \equiv NaCl$，この沈澱反応は等モル反応であるから，濃度 c 〔mol/L〕の溶液 V 〔mL〕と，濃度 c' 〔mol/L〕の溶液 V' 〔mL〕とが，ちょうど過不足なく反応すると次の式が成立する。

$$\underset{(AgNO_3)}{cV} = \underset{(NaCl)}{c'V'} \quad\cdots\cdots\cdots\cdots\cdots\cdots\cdots\cdots\cdots\cdots \text{(3)}$$

(3)式より $(0.01 \times f) \times a = (0.01 \times f') \times 25$

f：0.01 mol/L 硝酸銀溶液のファクター
a：0.01 mol/L 硝酸銀溶液の滴定値（mL）－空試験の滴定値（mL）
f'：0.01 mol/L 塩化ナトリウム標準溶液のファクター

5. pH の測定

水溶液の酸性，塩基性（アルカリ性）の程度を示す指標が水素イオン指数（pH の記号で表す）である。

塩酸や酢酸などの酸は水溶液中でイオンに分かれ，水素イオンを生ずる。一方，水酸化ナトリウムのような塩基は水酸化物イオンを生ずる。すなわち，水溶液中で水素イオンの濃度が水酸化物イオンの濃度よりも高い状態を**酸性**，逆を**塩基性**といい，等しい状態を**中性**という。

水の水素イオン濃度 $[H^+]$ と水酸化物イオン濃度 $[OH^-]$ には，

$$[H^+][OH^-] = K[H_2O] = K_W$$

---

1) 終点付近では，塩化銀の白色沈澱とクロム酸イオンによる黄色の着色のため，クロム酸銀の生成による変色の判定が困難である。明らかに赤褐色の沈澱が確認できるまでの滴下量をあらかじめ求めておくとともに，この溶液に塩化ナトリウム溶液を加え，赤褐色を消したものを色の比較のため，そばに置いておくとよい。

表1-2 主な pH 指示薬

指　　示　　薬	酸性色	pH 変色域	アルカリ性色	指示薬濃度	溶　　液	
Thymol blue チモール　ブルー	赤	1.2～ 2.8	黄	0.1 %	20%	アルコール
Bromphenol blue ブロムフェノール　ブルー	黄	3.0～ 4.6	紫	0.1 %	20%	アルコール
Methyl orange メチル　オレンジ	赤	3.1～ 4.5	黄橙	0.1 %		水
Congo red コンゴー　レッド	青紫	3.0～ 5.0	赤	0.1 %	50%	アルコール
Bromcresol green ブロムクレゾール　グリーン	黄	3.8～ 5.4	青	0.1 %	20%	アルコール
Methyl red メチル　レッド	赤	4.2～ 6.3	黄	0.2 %	60%	アルコール
Bromcresol purple ブロムクレゾール　パープル	黄	5.2～ 6.8	紫	0.1 %	20%	アルコール
Litmus リトマス	赤	5.0～ 8.0	青	0.2 %		水
Bromthymol blue ブロムチモール　ブルー	黄	6.0～ 7.6	青	0.1 %	20%	アルコール
Phenol red フェノール　レッド	黄	6.6～ 8.2	赤	0.1 %	20%	アルコール
Cresol red クレゾール　レッド	黄	7.0～ 8.8	赤	0.1 %	20%	アルコール
Thymol blue チモール　ブルー	黄	8.0～ 9.6	青	0.1 %	20%	アルコール
Phenolphthalein フェノールフタレイン	無	8.2～10.0	赤	0.1 %	60%	アルコール
Arizarin yellow アリザリン　イエロー	黄	10.1～12.0	藤色	0.1 %		水
Arizarin blue S アリザリン　ブルー　エス	緑	11.0～13.0	青	0.05%	20%	アルコール

の関係がある。この式で電離していない水の濃度 [H$_2$O] は，水の電離度が非常に低いため全体の水の濃度と同じと考えてよく，一定とみなされる。すなわち，水のイオン積 Kw は一定温度で一定値を示し，25℃で 1×10^{-14} (mol/L) である。純水では [H$^+$] と [OH$^-$] が等しいので，それぞれ 1×10^{-7} となる。

　水溶液の酸性，塩基性の程度は水素イオン濃度，水酸化物イオン濃度どちらでも表すことができるが，数字が大きくなり不便であるので，水素イオン濃度の逆数の常用対数を用いて表すことが多く，これを pH という。

$$pH = \log \frac{1}{[H^+]} = -\log [H^+]$$

すなわち，中性でのpHは7であり，7より小さければ酸性，大きければ塩基性となる。

1. pH試験紙による測定法

BPB（ブロムフェノールブルー）のような色素はpHによって分子構造が変わり変色する。このような色素を**酸塩基指示薬**という。したがって，適当な色素を用いれば溶液のpHを知ることができる。

酸塩基指示薬を適当に組み合わせて，ろ紙などにしみ込ませて乾燥したものがpH試験紙である。一つの試験紙でpH 0 ～14の範囲を測定できる万能pH試験紙や，pHの範囲により別々の試験紙を用いるものなどが標準色調とセットで市販されている。

〔操作〕　小さく切った試験紙の一片をピンセットで挟み，一方の端を試料溶液に浸け，色調を標準と比較してpHを測定する（試験紙全体を浸けないこと）。

2. pHメーターによる測定法

ガラス電極を用いたものが一般的である。薄いガラス膜を境に二つの溶液が接するとき，両液間のpHに差があると電位差が生ずる。このとき電極内のpHが既知ならば電位差より試料液のpHが測定できる。

〔操作〕　機種により操作方法が異なるので，それぞれの取扱説明書を参照して測定する。ここでは共通した注意事項を述べる。

①電極部は使用前数時間は蒸留水に浸しておき（通常は常時蒸留水に浸しておく），電源を入れ安定してから操作する。　②電極を標準緩衝液や試料液に入れる前には蒸留水でよく洗い，ろ紙などで拭いてから浸す。　③標準緩衝液を用いてpHの補正を行う。　④試料液の測定を行う。

6. 比 色 分 析

物質はその化学結合や構造により種々の波長の光を吸収する。溶液の色は，溶質成分が可視光線を吸収するため，白色光の残りの可視光線（余色）が呈するものである。また，無色であっても紫外線を吸収する物質もある。

比色分析は本来，そのような呈色をしている物質，あるいは無色のものでは適当な発色試薬と反応させて呈色させ，その色の濃さを肉眼的に比較して定量

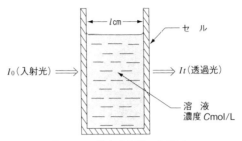

図1-10　比色分析法の原理図

分析を行う方法であった。しかし現在では，光電光度計や分光光度計を用いて可視光線ないし紫外線の吸収割合を測定し定量分析を行う方法となっている。

〔原理〕　強さ I_0 の光（入射光）が濃度 C，吸収層の厚さ l の試料溶液を通過し I_t の強さになった（透過光）場合，I_t/I_0 を透過率（T）という（図1-10）。

これらの間には透過率の常用対数は濃度と吸収層の厚さに逆比例するという，ランベルト・ベールの法則（Lambert-Beer law）が成立する。

$$\log T = -K \cdot C \cdot l$$

また，$\log 1/T$ を吸光度といい，E で表すと，

$$E = \log 1/T = K \cdot C \cdot l$$

となる。すなわち吸光度は溶液の濃度と液層の長さに比例する。

K は比例定数であるが，濃度が1%（W/V），液層の長さ1cm のときのK の値を比吸光度または吸光係数という。また，濃度が1mol/L，吸収層の厚さ1cm のときのK の値をモル吸光係数（ε）という。

光の波長との関係では，縦軸に吸光度，横軸に波長をとり，波長を変化させて描いた曲線を吸収曲線または吸収スペクトルといい，吸光度のピークの最も高い点を吸収極大という。

〔光電光度計と分光光度計〕　透過率や吸光度の測定をする機器で，入射光をフィルターで設定するものを光電光度計，回折格子やプリズムを用いて分光し，単一波長に設定できるものが分光光度計である。

〔測定法〕　機種により操作方法が異なるので，それぞれの取扱説明書を参照して操作することが必要である。ここでは共通した注意点を述べる。

①電源スイッチ，光源ランプスイッチを入れ安定化するまで待つ。

表1-3　溶液の色とフィルターとの関係

試料溶液の色	フィルターの色（余色）	フィルターを透過する光の波長（nm）
黄　緑	紫	400～435
黄	青	435～480
橙	緑　青	480～490
赤	青　緑	490～500
紫　赤	緑	500～560
紫	黄　緑	560～580
青	黄	580～595
緑　青	橙	595～610
青　緑	赤	610～750
緑	紫　赤	750～800

②光電光度計の場合は適当なフィルター（表1-3），分光光度計では波長を
　設定する。最も感度がよいのは吸収極大の波長である。

③溶媒または空試験溶液の入ったセルを光路に置き，透過率の0％,100％を
　調整する。このときセルの透過面をろ紙などできれいに拭くこと。セルの
　種類はガラス製のものと石英ガラス製のものとがある，可視光線の場合は
　どちらでもよいが，紫外線の測定には，紫外線を吸収しない石英セルを用
　いる必要がある。

④試料液の入ったセルを光路に置き吸光度を測定する。

7. 蛍 光 分 析

　光などのエネルギーを受けて，電子がエネルギーの高い状態に励起
（excitation）され，次いでそのエネルギーを発光（emission）により放出してもと
の基底状態に戻る物質を蛍光性物質という。蛍光は励起光よりも長波長とな
る。蛍光の強さは濃度に比例することから，これを測定して定量分析を行うこ
とができる。蛍光性物質がそれほど多くないことや励起光，蛍光の波長が物質
により異なることから，非常に選択性が高く，感度の高い分析法である。また，
蛍光性でない物質に対し蛍光試薬を反応させて蛍光性物質に変えることなどに

より，多くの物質の分析に用いられる。

　励起光と蛍光の選択をフィルターにより行う蛍光光度計と，分光器を用いてそれぞれの波長を設定できる分光蛍光光度計がある。

　〔測定法〕　機種により操作法が異なるので，取扱説明書を参照して測定する。ここでは基本的な取り扱いの説明をする。

　①電源スイッチ，光源スイッチを入れ，十分に安定してから測定を行う。

　②励起波長，蛍光波長の設定をする。

　③蛍光性を有しないセル（一般に石英セル）を用いること。

　④溶媒や空試験の測定を必ず行うこと。

8.　炎 光 分 析

　多くの金属元素の塩やイオンは高温度の炎の中に噴霧されると，原子やイオンが熱により励起され，次いで基底状態に戻るときにその元素に特有の波長の光を出す。これを**炎光**という。この光をフィルターや分光器で分光した後検出すると，それらの元素の定量を行うことができる。種々の温度の炎を用いることにより多くの元素の分析が可能であるが，特にナトリウムとカリウムの分析に汎用される。

　〔測定法〕　機種により操作法が異なるので取扱説明書を参照して測定する。ここでは基本的注意事項のみを述べる。

　①機器を作動状態にした後，十分に安定してから測定を行う。

　②炎の燃焼状態や，試料溶液の噴霧が一定に安定していないと良好な分析結果が得られないので，最初の設定を適切に行った後は標準溶液，試料液の一連の分析を行う間は設定を変更しないこと。

　③炎光分析の検量線は，適当な濃度範囲の標準溶液の最も濃度の高いものを輝度100%，水を0％とし，縦軸に輝度，横軸を濃度として作成する。輝度は相対目盛りであり，分析ごとに作成の必要がある。

9.　原子吸光分析

　金属元素および一部の非金属元素の分析に最も広く用いられている分析法である。元素を種々の方法で原子状の蒸気とし，そこに中空陰極ランプより各元素に特有の波長の輝線（共鳴線）を透過させると，基底状態にある原子はその共鳴線を吸収して励起状態に移る。吸収量は蒸気中の原子量に比例するので，これを測定して元素の定量を行う。炎光分析が一部の励起した原子が基底状態に戻るときの発光を測定するのに対し，基底状態の原子の吸光を測定することから感度が高く，また共存する物質の影響を受けにくいなど，非常に優れた分析法である。

　原子化の方法で最も一般的なのは炎光分析と同様，炎（フレーム）の中に試料液を噴霧して行う方法（フレーム原子吸光法）で，高温の得られるアセチレン―空気フレーム（最高温度2500K）がよく用いられる。他の原子化の方法では黒鉛などの炉で加熱して原子化する方法（ファーネス原子吸光法，フレームレス原子吸光法）などがある。

　〔測定法〕　機種により操作方法が異なるので，取扱説明書を参照して測定する。基本的な注意事項は炎光分析と同じ。

10.　クロマトグラフィー

　クロマトグラフィーは20世紀初期に Tswett がクロロフィルの分離に初めて用いて以来，著しい発展をとげた技術である。応用範囲は非常に広く，物質の分離，精製，同定，定量などに用いられている。

◎ 固定相と移動相

　クロマトグラフィーによる分離が行われる場において，そこに固定されて試料中の各成分と相互作用する相を**固定相**という。一方，分離の行われる場において試料中の成分と相互作用しながら移動し，成分を移動させる相を**移動相**という。クロマトグラフィーでは試料中の成分が平衡状態にある固定相，移動相それぞれと相互作用し，各成分のそれぞれの相への分布や親和性の違いにより

分離が行われる。

◎ 液体クロマトグラフィーとガスクロマトグラフィー

クロマトグラフィーは移動相の種類により，移動相が液体である**液体クロマトグラフィー**（liquid chromatography：LC）と気体である**ガスクロマトグラフィー**（gas chromatography：GC）に分けられる。

液体クロマトグラフィーには固定相の形状により，ろ紙を用いる**ペーパークロマトグラフィー**（paper chromatography：PC），ガラス板などに固定相となる吸着剤などを薄く塗りつけ，その上で分離を行う**薄層クロマトグラフィー**（thin layer chromatography：TLC），ガラスやステンレスの円柱状の管（カラム）の中に，固定相となる充填剤を詰めたものを用いる**カラムクロマトグラフィー**（column chromatography）などがある。

高速液体クロマトグラフィー（high-performance liquid chromatography：HPLC）とは，カラムクロマトグラフィーの一種であり，高圧に耐えられるカラムと充填剤を用い，高性能のポンプで溶離液を流して精密な分離を行うことのできるシステムをいう。

ガスクロマトグラフィーはカラムを用いるが，通常，カラムクロマトグラフィーとはいわない。毛細管ほどの細いカラムを用いるものを，特に**キャピラリーガスクロマトグラフィー**と呼ぶ。

◎ 分離に関係する相互作用

①**吸　　着**：アルミナやシリカゲルなどの吸着剤を固定相に用いるクロマトグラフィーで，試料中の成分の吸着剤への親和力，すなわち吸着係数と移動相として用いる溶媒の脱着力の差を利用して分離を行う方法である。シリカゲルを用いた TLC やカラムクロマトグラフィーがこれに当たり，親水性の固定相と疎水性移動相との組み合わせの系が普通である。この系による分離を**順相**または**正相**と呼ぶ。

②**分　　配**：分配とは二つの異なる液相あるいは気相と液相に溶ける物質の割合のことをいい，物質によりこの割合（分配率）が異なることを利用して分離を行う。ろ紙やセルロース粉末を固定相として行うクロマトグラフィーは，セルロース中に含有される水と移動相溶媒間における分配クロマトグラフィーである。

　ガスクロマトグラフィーは，カラム充填剤中の液相と移動相として流す窒素やヘリウムなどのキャリアガスとの間の気─液分配に基づくクロマトグラフィーである。

　③**疎水性相互作用**：疎水性の固定相〔よく用いられるものにオクタデシル基結合シリカゲル（ODS）がある〕と極性の大きい親水性の移動相への親和力の差，すなわち極性の差を利用して分離する方法である。この組み合わせの系によるクロマトグラフィーを**逆相クロマトグラフィー**という。

　④**イオン交換**：陽イオンあるいは陰イオン交換能のある固定相に解離性の物質を結合させ，移動相溶液との間にイオン交換平衡を起こさせて分離する方法である。

　⑤**サイズ排除または分子ふるい**：三次元的網目構造をもった多孔性の固定相を種々の大きさの分子が通過するとき，小さな分子は網目に入り込むが，大きな分子は移動相といっしょに通り抜ける。すなわち，分子はその大小により固定相中に浸透したり，排除されるので，この違いにより分離が行われる。ゲルろ過またはゲル浸透などともいわれる。

　⑥**そ　の　他**：イオン対形成作用や特異的親和力（アフィニティー）など，種々の相互作用を利用した分離法がある。

1.　ペーパークロマトグラフィー（PC）と薄層クロマトグラフィー（TLC）

　これらは固定相の形状が異なっているがほぼ同様な操作で行える。

　〔操作〕

　①**材　　料**：PC用のろ紙は Advantec No. 50，No. 51，No. 52，Whatman No. 1 などが使用される。TLC用のプレートは自分で作製できるが，シリカゲルや微結晶セルロースなどのプレートが市販されており，目的にあったものを選択する。

　②**試料の調製とスポット**：試料はできるだけ不純物を除いたものを用いなければならない。特に色素類，たんぱ

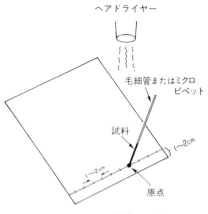

図1-11　PC，TLCの試料のスポット

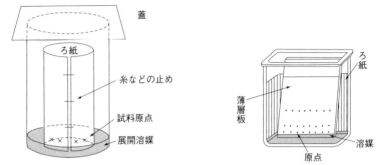

図 1 -12　PC および TLC の展開槽

表 1 - 4　ペーパークロマトグラフィー（PC）および
薄層クロマトグラフィー（TLC）の検出試薬

検 出 薬	調 製 法	使用法	呈 色	適用化合物
*濃硫酸		噴霧後，加熱	褐　色	有機化合物全般
*硫酸ー硫酸セリウム(Ⅲ)	硫酸セリウム(Ⅲ)の 2 ％硫酸（ 1 mol/L 溶液）	噴霧後，加熱	褐　色	有機化合物全般
三塩化アンチモン	25％飽和クロロホルム溶液	噴霧	種々の色	カロテノイド，ステロイド
ニンヒドリン	ニンヒドリンの0.2％ブタノール溶液95mL＋10％酢酸水溶液 5 mL	噴霧後，10〜15分，120〜150℃に加熱	赤 〜 青	アミノ酸
ドラーゲンドルフ試薬	Ⅰ液：次硝酸ビスマス1.7g＋酢酸20mL＋蒸留水80mL　Ⅱ液：ヨウ化カリウム40g＋蒸留水100mL（両液は暗中に保存）	使用直前にⅠ液15mL，Ⅱ液 5 mL，酢酸20mL，蒸留水70mL の混液を噴霧	橙　色	アミン，アルカロイド，有機塩基
2, 4 -ジニトロフェニルヒドラジン	0.5％塩酸（ 2 mol/L）溶液	噴霧	黄 〜 赤	アルデヒド，ケトン
塩化鉄（Ⅱ）	1 ％水溶液	噴霧	種々の色	フェノール，タンニン
リンモリブデン酸	5 〜10％エタノール溶液	噴霧	種々の色	有機化合物全般
エーリッヒ試薬	p−ジメチルアミノベンズアルデヒド1gを95％エタノールに溶かし100mLとする	噴霧後，塩酸を噴霧	赤 〜 青	アミン，塩基，アミノ酸，フラン
ブロモクレゾールグリーン	水−メタノール（20：80）の0.3％溶液100mL に30％NaOH を 8 滴加える	噴霧	黄 〜 赤	カルボン酸

＊　薄層クロマトグラフィーにのみ使用できる。　　　　　　　　（実験化学講座，丸善より）

く質，無機塩類などは分離に悪影響を及ぼすので混入をさける。

　ろ紙やプレートの一端より2cmほどのところに鉛筆で薄く目印をつけ，試料をつける原点とする。ミクロピペットやガラス毛細管で試料の適量をできるだけ小さな点となるように原点にスポットする。液量が多いときはヘアドライヤーなどで乾燥しながら行うとよい（図1-11）。

　また，分離された成分を分取するときには帯状に塗布することも行われる。

　③展開溶媒と展開：移動相溶媒を密閉された容器の中でろ紙やプレートの，試料をスポットした端から毛管現象によりしみ込ませクロマトグラフィーを行うことを展開という。また，移動相溶媒のことを展開溶媒という。どの展開溶媒を選択するかはPCとTLCにおいて最も重要であるが，文献や経験によることが多い。図1-12のような展開槽に溶媒を入れ，しばらく放置して槽内を溶媒蒸気で飽和してから展開を行う。展開が終了したら鉛筆で先端位に印をつけ，風通しのよいところで風乾する。

　④検　出　法：分離した物質の検出は発色試薬と反応させて呈色させたり，紫外線ランプを用いる。一般に使用される発色試薬を表1-4に示す。

2.　カラムクロマトグラフィー

　ガラス製などの管（カラム）に固定相となる吸着剤やイオン交換樹脂，ゲルろ過剤などを詰め，試料を負荷した後，溶離液で展開する方法である。大量の試料を取り扱えるので，物質の分離，精製などに用いられることが多い。

　①カラムの詰め方：カラムの充填方法は粉末のまま詰める乾式法と，スラリーにして詰める湿式法があるが，前者では均一になりにくいことや気泡が生じやすいなどの問題があるため後者がよく用いられる。カラムの大きさは目的や試料量などで異なるが，一般に内径の10～50倍程度の長さのものが用いられる。

　湿式法でカラムを詰めるには，垂直に立てたカラムの1/5～1/3程度の高さまで溶離液を入れ，同じ溶離液に分散した充填剤をかき混ぜながら注ぎ入れ，下端より溶離液を流しながら均一に充填する。十分に溶離液

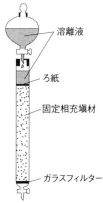

溶離液

ろ紙

固定相充填材

ガラスフィルター

図1-13　カラムクロマトグラフィー

を流し平衡化させてからクロマトグラフィーを行う。

②試料の添加と溶出：試料は溶離液か，それよりも溶出力の弱い溶媒のできるだけ少量に溶かしておく。上部の溶媒をほとんどなくなるまで流下した固定相の上に，ピペットで静かに注ぎ入れ，下端のコックを開き少しずつ流下させて吸着させる。同じ溶媒でカラム内壁を洗い，これもまた吸着させ，次いで溶離液を注ぎ入れ，展開を開始する。溶離液の流出速度は一定であることが望ましく，直径1cm以下のカラムでは1分間に1mL以下の流出速度がよい。また原則として溶出は途中で中断してはならない。

③検　　出：カラムよりの溶出液は一定量ずつ分画して成分の検出を行う。分画にはフラクションコレクターが最適である。検出は各画分について呈色反応を行い比色法で検出する方法，紫外吸収を測定する方法，PC や TLC を用いる方法などがあり，成分の性質に応じて行う。

3.　高速液体クロマトグラフィー（HPLC）

HPLC はカラムクロマトグラフィーを高速で精密に行うようにしたシステムである。通常高圧に耐えるカラムと定流量，高圧で溶離液を送るポンプ，一定量の試料を拡散しないようにカラムに導入できる試料注入器，溶出液中の成分を検出する検出器よりなる。

現在 HPLC で最も多く用いられているカラムは ODS であるが，シリカゲルやイオン交換樹脂，分子ふるいなど多くの種類のカラムが市販されている。

HPLC では，目的にあったカラムと溶離液を選択することは最も重要なことである。

検出器にはフローセルを備えた紫外・可視分光光度計，蛍光検出器，示差屈折計，電気伝導度検出計など種々のものがあり，目的に合ったものを使用する。

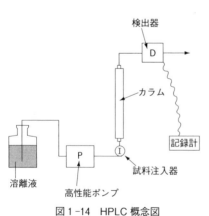

図1-14　HPLC 概念図

4.　ガスクロマトグラフィー（GC）

　ガスクロマトグラフィーは移動相に気体（キャリアガス）を用いたクロマトグラフィーであり，気体や気化しやすい物質の分析に汎用される。化学的に不活性な担体に，固定相となる不揮発性の液体を付着させた充填剤を，ステンレスやガラスのカラム（普通，内径3〜6 mm，長さ1〜3 m）に詰め，窒素やヘリウムのキャリアガスを一定流速で流し，この気体と固定相液体間での分配を利用して分離を行う。分離してくる成分は熱伝導度型検出器（TCD），水素炎イオン化検出器（FID）などの物理的手段で検出され，記録計により自動記録される。また，毛細管のように細く，何十メートルもの長いカラムを用いて分離能を飛躍的によくしたキャピラリーガスクロマトグラフィー装置もある。

　ガスクロマトグラフィーに質量分析器を接続させた，略称ガスマス（GCMS）は食品の揮発成分などの分析に大きな威力がある。

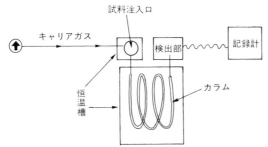

図1-15　GC 概念図

11.　電気泳動法

　たんぱく質や核酸のように溶液中で荷電する物質に直流電圧をかけると，それらの物質は自分のもつ電荷の反対符号の電極に向かって移動する。この現象を電気泳動（electrophoresis）といい，その移動は電場の強さに比例し，媒質のイオン強度とpH，物質の総電荷，大きさおよび形状に影響を受ける。したがって，一定の条件のもとでは，物質はそれぞれ特有の移動を示すため，電気泳動法は物質の分離や純度の検定，同定，精製などに利用されている。

電気泳動法には大別して支持体を用いない方法と用いる方法とがある。支持体を用いない方法は自由溶液の中を泳動させるもので，Tiselius により考案されたチゼリウス電気泳動法に始まり，最近では等電電気泳動法や密度勾配電気泳動法，キャピラリー電気泳動法などが行われている。

支持体を用いた方法は種々の支持体に緩衝液を飽和しておき，その一部に試料を添加して泳動する方法である。この方法は，泳動の際生ずる熱による媒体の対流が少ないことや，支持体と試料間の相互作用（吸着，分子ふるい効果など）により優れた分離能を有する。

支持体として用いられているものは，ろ紙，セルロースアセテート膜，セルロース粉末，寒天ゲル，アガロース，ポリアクリルアミドゲルなどで，種々の方法や装置を用いて泳動が行われている。この中でも特にポリアクリルアミドゲルを用いたものでは，円柱状のゲルを用いるディスク泳動法，平板状にゲルを形成して行うスラブ泳動法などたんぱく質や核酸の分離に非常に有効な方法である。

電気泳動法によって分離した成分の検出は，支持体を用いない方法ではシュリーレン光学系を用いたり，カラム下端より分離した成分を流出，分画し，その分画物を種々の方法で検出する。また，支持体を用いる方法では泳動相上に分離した各成分のゾーンを，発色あるいは染色して肉眼で観察したり，紫外線の吸収などより検出する。免疫電気泳動法は，免疫反応を検出に利用したものである。

12. 数 値 処 理

実験して得られた数値は，母集団から抽出された試料（サンプル）についての数値である。試料を採取し，種々の実験過程を経て結果を出すまでに誤差の入る機会は少なくない。母集団の真の値に近づけるために，試料採取も含め，実験を注意深く何回もくり返し行う必要がある。得られた数値の取り扱い方と数値を統計的に処理する方法について説明する。

1. 有 効 数 字
実験で得られた数値で，意味のある桁数の数字を有効数字という。化学天び

んでの秤量値が3.1658 g であれば有効数字は5桁，ビュレットで20.56mL と読みとれば有効数字は4桁である。最後の桁は目分量で読んで不確かであるが，測定器で判別できた最小の値まで読み取った数値を有効数字という。

　単に位どりの0は有効数字でない。すなわち145,000のように数の右端に並んだ000は有効数字でないから，この場合の有効数字は3桁である。また，36.1mg を0.0000361 kg と書いたとしても有効数字は8桁になるわけではない。数の左端に並ぶ0.0000は有効数字でないから，有効数字は3桁である。

　有効数字を明確に示すため，$a \times 10^{b}$（a は整数部1桁の数字）の形を使う。1.45×10^{5}ならば3桁，2.6×10^{-3}ならば2桁とわかる。

　重さ（S）36mg と36.0mg は意味が異なる。前者は35mg＜S＜37mg，後者は35.9mg＜S＜36.1mg を表す。前者の有効数字は2桁，後者の有効数字は3桁である。有効数字を1桁増すことは，測定精度が10倍高いことを意味する。

2.　数値の丸め方

　ある数値を，必要とする桁数の有効数字に整理する場合には数値を丸める。有効数字が n 桁の場合，一般には（$n + 1$）桁の数字により四捨五入するが，数値を大きく見積もる可能性がある。切り捨てと切り上げの割合を均等にするために，（$n + 1$）桁以降の数字により，次のように判断する（「数値の丸め方」JIS Z 8401）。

〔例〕有効数字を3桁に丸める場合

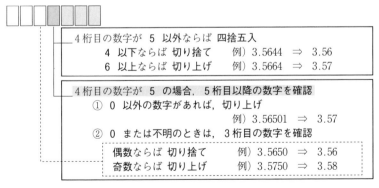

4桁目の数字が 5 以外ならば 四捨五入	
4 以下ならば 切り捨て	例）3.5644 ⇒ 3.56
6 以上ならば 切り上げ	例）3.5664 ⇒ 3.57

4桁目の数字が 5 の場合，5桁目以降の数字を確認
① 0 以外の数字があれば，切り上げ
　　　　　　　　　　　　　例）3.56501 ⇒ 3.57
② 0 または不明のときは，3桁目の数字を確認

偶数ならば 切り捨て	例）3.5650 ⇒ 3.56
奇数ならば 切り上げ	例）3.5750 ⇒ 3.58

　注意：もとの数値を1回で丸めなければならない。たとえば，3.346を有効数字2桁に丸める場合3.3となる。3.346 ⇒ 3.35 ⇒ 3.4としてはいけない。

3. 平均値と標準偏差

　実験値にはバラツキがつきもので，一般には熟練した人が注意深く行えばバラツキは小さく，慣れない人が行うとバラツキが大きい。バラツキは正しい値からの偏りである。しかし，正しい値がわからないのが普通であるから，実験をくり返し何回も行い，その平均値を正しい値の代用とする。平均値としては一般に算術平均値が使われる。ある測定実験を n 回くり返し行い，その測定値を $x_1, x_2, x_3\cdots\cdots x_n$ とすると，平均値（$\overline{x}$）は次のように表される。

$$\overline{x} = \frac{(x + x_2 + x_3 + \cdots\cdots + x_n)}{n} = \frac{1}{n}\sum_{i=1}^{n}x_i$$

　平均値と実験値との偏りを**偏差**と呼ぶ。個々の実験値の偏差を足すと，0となってしまうので，各偏差の2乗をとる。

$$(x_1 - \overline{x})^2 + (x_2 - \overline{x})^2 + (x_3 - \overline{x})^2 + \cdots\cdots(x_n - \overline{x})^2 = \sum_{i=1}^{n}(x_i - \overline{x})^2$$

　これを実験回数 n で割ったものが**分散**（s^2）で，分散の平方根が**標準偏差**（s）である。

$$s = \sqrt{s^2} = \sqrt{\frac{\sum_{i=1}^{n}(x_i - \overline{x})^2}{n}}$$

　一般に標準偏差が実験値のバラツキの目安になる。

　（例）　同じ滴定実験をA班10人，B班10人が行い，その結果は表1-5のとおりであった。このデータから各班の標準偏差（s）を求める。

表1-5　A班・B班の滴定値　　　　　　（単位：mL）

A	9.85	9.93	9.89	9.92	9.98	9.81	9.81	10.00	9.81	9.89
B	9.58	9.82	9.78	9.60	9.65	9.60	9.65	9.70	9.70	9.68

　まず，平均値を求める。

$$\overline{x}_A = \frac{98.89}{10} = 9.89 \qquad \overline{x}_B = \frac{96.76}{10} = 9.68$$

　次に，標準偏差を求める。

$$s_A = \sqrt{0.00435} = 0.066 \qquad s_B = \sqrt{0.00548} = 0.074$$

この結果からみると，A班のほうがB班よりもバラツキが小さいといえる。

　一般に二つの系例のバラツキを比較したいとき，双方の単位が同じで平均値がほぼ等しい場合には標準偏差で比較することができる。しかし，双方の単位が同じでも平均値が大きく異なる場合や，双方の単位が異なる場合には，次の変動係数を利用するとよい（単位は％）。

$$変動係数(cv) = \frac{標準偏差}{平均値} \times 100$$

　上記の例では，A班の変動係数は0.67％，B班の変動係数は0.76％となる。

　母集団に属する多量のデータから n 個の標本を取り出したと考える場合，母集団の分散は n 個のデータの偏差の2乗和を $n-1$ で割ったものと定義され，この平方根が標準偏差（SD：standard deviation）である。

$$SD = \sqrt{\frac{1}{n-1}\sum_{i=1}^{n}(xi-\overline{x})^2}$$

　定量分析を同一試料について数多く行ったとする。定量値を横軸に，同じ定量値の度数を縦軸にとってヒストグラムを描き，頂点を線で結ぶと滑らかな曲線となり，平均値を中心に概ね左右対称となる（図1-16）。多くの学生の身長を測定してヒストグラムを描くと，やはり同じような図が得られるはずである。この曲線を正規曲線と呼び，定量値または身長測定値は正規分布に従うという。曲線の頂点から垂直に下ろした交点を m とすると，$m \pm s$ の範囲内に入る度数は全体の68.3％，$m \pm 2s$ の範囲に入る度数は全体の95.4％，$m \pm 3s$ の範囲に入る度数は全体の99.7％であることが知られている。

　標本平均値($\overline{x}$)のバラツキを示す場合に標準誤差(S. E.)が使われることがある。

$\overline{x} \pm$ S. E. と表記する。

$$S. E. = \frac{s}{\sqrt{n}}$$

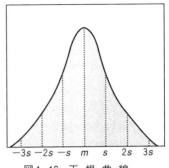

図1-16 正 規 曲 線

4．有意差検定

有意差の検定の手段はいろいろあるが，ここでは食品分析においてよく使われるスチューデントの t 検定と，とび離れた数値の処理を扱うスミルノフの検定について述べる。

〈スチューデントの t 検定〉　一般的に検定は次の手順で行う。

①帰無仮説を立てる：これは後で棄却されることを期待するような仮説である。　②有意水準（危険率，α）を決める：0.05または0.01にすることが多い。③自由度（ϕ）を求める：自由度の概念については成書を参考にしてほしい。ここでは個数から1を差し引いた数としておく。　④ t 値を求める：t 値は次の式から求める。

$$t = \frac{\text{平均値の差}}{\dfrac{\text{ⓐ}-\text{ⓑ の標準偏差}}{\sqrt{\text{分析回数}}}}$$

⑤ t 分布表（表1-7）から②の α および③の ϕ に対応する $t(\alpha, \phi)$ 値を探し出す。　⑥判定する：$t > t(\alpha, \phi)$ ならば帰無仮説は棄却される。$t < t(\alpha, \phi)$ ならば帰無仮説は棄却されない。

◎ t 検定による有意差の判定

例として，二つの平均値の比較の問題をとり上げる。表1-6に高速液体クロマトグラフ法（HPLC）とインドフェノール法（IND）によるアスコルビン酸の定量結果を示す。この二つの定量分析方法に有意の差があるか否かを検定する。

表1-6　HPLC と IND の平均値の比較表　　　（単位：mg/100g）

試　料　No.	1	2	3	4	5	6	7	8	9	10	11	12	13	14	15	16	平均値
HPLC(a)	51	23	92	92	22	22	34	43	88	96	39	52	30	31	42	42	49.94
IND(b)	46	25	71	55	22	22	31	37	85	88	36	35	28	31	34	46	43.25
(a) − (b)	5	−2	21	37	0	0	3	6	3	8	3	17	2	0	8	−4	6.69

①帰無仮説：二つの平均値に差があるとはいえない。

②有意水準（α）：0.05

③自由度（ϕ）：16 − 1 = 15

表 1-7　*t* 分布表（抜粋）

φ	*α*　0.05	*α*　0.01	φ	*α*　0.05	*α*　0.01
1	12.706	63.657	11	2.201	3.106
2	4.303	9.925	12	2.179	3.055
3	3.182	5.841	13	2.160	3.012
4	2.776	4.604	14	2.145	2.977
5	2.571	4.032	15	2.131	2.947
6	2.447	3.707	16	2.120	2.921
7	2.365	3.499	17	2.110	2.898
8	2.306	3.355	18	2.101	2.878
9	2.262	3.250	19	2.093	2.861
10	2.228	3.169	20	2.086	2.845

④ *t*　値：

$$t = \frac{平均値の差}{\dfrac{(a)-(b)の標準偏差}{\sqrt{分析回数}}} = \frac{6.69}{\dfrac{10.4}{\sqrt{16}}} = 2.57$$

⑤ $t(\alpha, \phi) = 2.131$（表 1-7 より）

⑥判　　定：$t > t(\alpha, \phi)$ だから，帰無仮説は棄却される。すなわち，二つ
　　の平均値に有意の差があるといえる。

〈スミルノフの検定〉　測定値の中でとび離れて大きすぎる，または小さすぎ
る数値に出会うことがある。測定個数が30以上の場合には平均値にはたいした
影響を与えないが，測定個数が少ない場合には影響が大きい。とび離れた値が
生じた原因がはっきりわかっていれば，その値をとり除いてもよいが，問題に
なるのは原因のわからないとび離れた値の取り扱いである。この場合には，ス
ミルノフの検定法を用いる。

　次の例で説明する。

　同一条件の学生 9 人がそれぞれ同一試料の滴定操作を行った。各人の滴定値は，表
1-8 のとおりであった。学生 No.6 の値は異常値として除外してよいであろうか。

表 1-8　学生 9 人の測定値

学生No.	1	2	3	4	5	6	7	8	9	計
滴定量（mL）	9.62	9.85	9.55	9.60	9.61	**11.45**	9.64	9.65	9.60	88.57

①帰無仮説：学生 No. 6 の測定値は異常とはいえない。

②有意水準（α）：0.05

③データ個数：9

④計　　算：次の式を用いる。

$$\text{スミルノフの式}\quad T = \frac{|X_n - \overline{X}|}{s}$$

X_n：とび離れた測定値
$\overline{X}$：X_nも含めた全体の平均値
s：標準偏差

$$T = \frac{11.45 - 9.84}{0.61} = 2.64$$

⑤スミルノフの表（表1-9）から，データ個数9，有意水準0.05の場合，

$$T_n = 2.110$$

⑥判　　定：$T > T_n$だから帰無仮説は棄却される。すなわち，学生 No. 6 の測定は異常と認めて除外する。

表1-9　スミルノフの表（抜粋）飛び離れた数値の棄却限定値（T_n）

データ個数	α　0.05	α　0.01	データ個数	α　0.05	α　0.01
8	2.032	1.909	16	2.443	2.279
9	2.110	1.977	17	2.475	2.309
10	2.176	2.036	18	2.504	2.336
11	2.234	2.088	19	2.531	2.361
12	2.285	2.134	20	2.557	2.385
13	2.331	2.176	25	2.663	2.485
14	2.372	2.213	30	2.745	2.563
15	2.409	2.248	35	2.811	2.627

第2章

食品成分の性質と変化

たんぱく質は多数のアミノ酸がペプチド結合した高分子化合物である。したがって，アミノ酸，たんぱく質に関する実験は，①個々のアミノ酸の独自の特性，②アミノ酸・たんぱく質の両性電解質としての性質，③たんぱく質の立体的な高次構造，④分子量が大きくコロイドであること，などを考慮して行われる。

1. アミノ酸，たんぱく質の定性実験

〔試料〕 ①卵白溶液：卵白はよく混合し，布でこして6倍の水を加えて混ぜる。白濁する（卵白グロブリン）ので塩化ナトリウムを少量ずつ加えて混ぜ，透明な溶液とする。 ②1％カゼイン溶液：カゼイン1gを0.1 mol/L リン酸塩緩衝液（pH7.2）100mL に懸濁し，約15分間放置後，湯浴中で溶かす。 ③1％ゼラチン溶液：ゼラチン1gを水100mLに懸濁し，約15分間放置後，加温溶解する。

〔試薬〕 10％および30％水酸化ナトリウム溶液，1％硫酸銅溶液，0.1％ニンヒドリン溶液，濃硝酸，濃硫酸，10％酢酸鉛溶液，氷酢酸

1）ビウレット（Biuret）反応（たんぱく質に共通な呈色反応）

〔操作〕 ①試料溶液3mL に10％水酸化ナトリウム溶液3mL を加え混合する。 ②1％硫酸銅溶液3滴を加えて混合する。

〔結果〕 赤紫色を呈する。

この反応は，尿素が加熱されて生じるビウレットが，強アルカリ性水溶液中で，銅イオン（Ⅱ）と反応して赤紫色を呈する一方，たんぱく質のポリペプチドが，強アルカリ性水溶液中で，銅イオンと反応して同様な呈色をすることから名づけられた。ペプチド結合（$-CONH-$）を二つ以上もっているときに起こる。したがって，遊離アミノ酸やジペプチドではこの反応は起こらない（図2−1）。

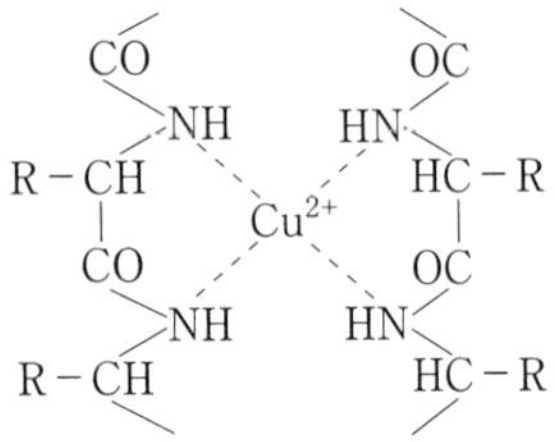

ビウレット―銅錯化合物

図2-1　ビウレット反応

2）ニンヒドリン（Ninhydrin）反応（全アミノ酸に共通な呈色反応）

〔操作〕　①試料溶液3mLに0.1%ニンヒドリン溶液1mLを加える。

②2～5分間沸騰湯浴中で加熱する。

〔結果〕　赤紫色～青色になる。

　　この呈色反応はα-アミノ酸に基づくもので，遊離アミノ酸，たんぱく質，ペプトン，ペプチドも発色する。プロリンは黄色，ヒドロオキシプロリンは橙色になる。

3）キサントプロテイン（Xanthoprotein）反応

（チロシン，トリプトファンの反応）

〔操作および結果〕　①試料溶液3mLに濃硝酸0.5mLを加えると，白沈を生じる。

②その後3分間加熱すると黄色になる。

③冷却後，30%水酸化ナトリウム溶液1mLを加えると橙黄色となる。

　　この反応は，たんぱく質中のベンゼン環をもった構造のアミノ酸（チロシン，トリプトファン）が，硝酸でニトロ化されることによって呈色する。これらのアミノ酸をほとんど含まないゼラチンでは反応がみられない。皮膚に濃硝酸がつくと同様の反応が起きる。

4）アダムキューヴィッツ（Adamkiewitz）反応（トリプトファンの反応）

〔操作〕　①試料溶液3mLに氷酢酸3mLを加えて混合する。

②濃硫酸1mLを器壁に沿って静かに加える。

〔結果〕　両液の界面に赤紫色の色環ができる。混合すれば，全体が赤紫色になる。

　　グリオキシル酸が0.002%以上含まれている氷酢酸を使用する。この反応は氷酢酸中に混在するグリオキシル酸とトリプトファンの側鎖のインドール核が反応して呈色する。

5）硫化鉛反応（シスチン，システインの反応）

〔操作〕 ①試料溶液3mLに，10%酢酸鉛溶液を1滴加えて混合すると白濁する。 ②これに，30%水酸化ナトリウム溶液を数滴加えて，沈澱を溶解する。③湯浴上で5〜10分間加温する。

〔結果〕 灰黒色または黒色となる。

　この反応は，含硫アミノ酸が，アルカリ条件下で分解してイオウイオン（S^{2-}）を遊離するため，黒色の硫化鉛が生じる。メチオニンのイオウは安定であるため，呈色しない。

2. 小麦粉からグリアジンおよびグルテニンの分離

小麦粉のたんぱく質の主成分はグリアジン（プロラミン系）とグルテニン（グルテリン系）で，両者が結合したものをグルテンという。

小麦粉からグルテンを分離し，次いでグルテンをアルコール可溶性のグリアジンとアルカリ可溶性のグルテニンに分離する。

〔試料・試薬・装置〕 強力粉，エーテル，エタノール，0.2mol/L水酸化ナトリウム溶液，10%塩酸溶液，ビウレット反応用試薬（p.41参照），布，冷却器，ウォーターバス

〈グルテンの分離〉

〔操作〕①強力粉50gに水100mLを加えてよく練り，ドウをつくる。 ②30分放置後，これを布に包んで，流水中ででん粉を完全に揉み出す。③布の中に粘性の強い含水グルテン（湿麩）が得られる。

〔フローシート〕

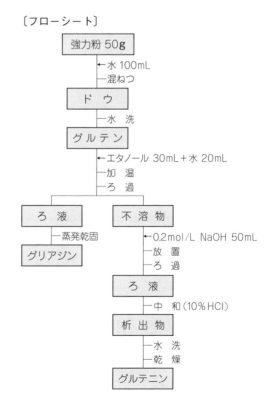

④105℃で5時間乾燥すると乾麩が得られる。

〈グリアジンとグルテニンの分離〉

〔操作〕 ①グルテンを小さくちぎって，100mL容三角フラスコに入れ，エタノール30mL，水20mLを加えてよく振り，逆流冷却器を連結し，40～50℃で1時間加温（ときどきフラスコを振り混ぜる）する。 ②ヒダ折りろ紙でろ過する。③ろ液を，湯浴上で蒸発乾固すると，粗製のグリアジンが得られる。 ④エタノールで抽出できなかった不溶物は，三角フラスコに移し0.2mol/L水酸化ナトリウム溶液50mLを加え2時間以上放置する。 ⑤上澄み液をヒダ折りろ紙でろ過する。 ⑥10%塩酸溶液を滴下して中和するとグルテニンが析出してくる。⑦これをろ過し水でよく洗い，ろ紙とともに乾燥すると，粗製のグルテニンが得られる。

〔グリアジンの確認〕 ①50～80%アルコールに可溶：少量のグリアジンを試験管にとり，50～80%エタノールを3～4mL加えて弱く加熱すると溶ける。②アルカリ溶液に可溶：10%水酸化ナトリウム溶液を滴加すると溶ける。③ビウレット反応：（p.41参照）。

〔グルテニンの確認〕 ①アルカリ溶液に可溶：グルテニンに，10%水酸化ナトリウム溶液を数滴加えて振り混ぜると溶ける。 ②ビウレット反応：（p.41参照）。

3. 牛乳からカゼインの分離

等電点におけるたんぱく質の溶解度は最小となり，たんぱく質は沈澱する。

実験では，乳たんぱく質の約80%を占めるカゼイン（リンたんぱく質）の等電点沈澱（pH4.5～4.6）を利用してスキムミルク（脱脂乳）からカゼインを分離する。

〔試料・試薬・装置〕 スキムミルク，10%酢酸溶液，メタノール，エーテル，モリブデン酸アンモニウム溶液[1]，30%水酸化ナトリウム溶液，ビウレット反応用試薬（p.41参照），pHメーター，pH試験紙，遠心分離機

〔操作〕 ①試料4gを採取し，水50mLに溶かし，これに40～50℃の温水150mLを加える。 ②10%酢酸溶液を加えてpH4.5～4.6に調整するとカゼイ

---

1) 濃硝酸75mLを水150mLに溶かして放冷したものを，モリブデン酸アンモニウム25gを300mLの水（熱水を使用しないこと）に溶かして放冷した溶液に加え，ろ過する。

ンが沈澱してくる。 ③ろ過または遠心分離して，沈澱が酸性を示さなくなるまで水洗する。水洗後，遠心分離（3,000 rpm，10分間）して水を除き，さらに沈澱をメタノールとエーテル10mLずつで2回ずつ洗って不純物を除き，風乾するとカゼインの粉末が得られる。

〔確認〕　①ビウレット反応：(p. 41参照)　②リンの反応：沈澱物の一部を試験管にとり，30％水酸化ナトリウム溶液を約3mL加え，沈澱物を溶解する。約1分間加熱し，冷却後，モリブデン酸アンモニウム溶液3mLを加え，色の変化（青色）を観察する。

4.　卵白から卵アルブミンの分離

　卵白のたんぱく質構成はオボアルブミン（約60％），コンアルブミン（約14％），オボムコイド（約10％），オボグロブリン（約13％）である。

　ここでは，卵白を硫酸ナトリウム溶液に溶かしてpH 4.7で沈澱させてアルブミンを得る。

〔試料・試薬・装置〕　卵白，30％硫酸ナトリウム溶液，無水硫酸ナトリウム溶液，0.1 mol/L 硫酸溶液，pH試験紙，トルエン，遠心分離機

〔操作〕　①卵白200mLを20℃に保ち，これに等容の30％硫酸ナトリウム溶液を加え，1〜2時間放置し，その後沈澱をろ過する。 ②ろ液は，よく混ぜながら0.1 mol/L 硫酸溶液でpHを4.2〜4.8に調整し，この液を，さらに混ぜながら，無水硫酸ナトリウムの粉末を静かに加える。わずかに濁る程度にアルブミンが析出してくる。 ③このアルブミンの懸濁液を，三角フラスコに移す。これにトルエン数滴を加えて1〜2日放置すると，結晶アルブミンが得られる。この液を遠心分離してアルブミンを得る。

5.　たんぱく質の変性

　変性とはたんぱく質の一次構造（共有結合である強い結合）の変化を伴わず，立体構造（水素結合，イオン結合などの弱い結合）が変化する現象をいう。高温，pHの変化，有機溶媒，金属塩添加などが変性の要因となる。その結果，たんぱく質の親水性が減少し，水溶性のたんぱく質は一般に水に溶けなくなり，沈澱，凝固する。

〔試料〕　1％卵白溶液，1％ゼラチン溶液，1％カゼイン溶液（p. 41参照）
〔試薬〕　1％酢酸溶液，95％エタノール溶液

〈卵アルブミンの熱凝固〉

〔操作〕 試料溶液3mLを試験管にとり，煮沸すると熱凝固する。あらかじめ0.5～1.0%酢酸溶液を2～3滴加えて酸性にし，煮沸すると，卵アルブミンの等電点に近づくためにさらに凝固が速い。

> この反応は，アルブミン（63℃で凝固），グロブリンのような熱凝固性のたんぱく質の試験で，その凝固は塩類の添加で促進され，等電点で最適となる。卵白の完全凝固は80℃，卵黄のそれは67℃前後である。ゼラチンは凝固しない。

〈有機溶媒による沈澱〉

〔操作〕 試料溶液3mLに，95%エタノール溶液を等容加えると，たんぱく質が変性し，境界面に沈澱が生じる[1]。

〈酸・重金属による沈澱〉

〔操作〕 ①試料溶液3mLに，濃硝酸（濃硫酸，濃塩酸，氷酢酸でもよい）を試験管に沿って静かに加えると，接触面にたんぱく質の沈澱を生じる。 ②試料溶液3mLに，硝酸銀溶液（酢酸鉛，硫酸銅，塩化水銀溶液でもよい）を徐々に滴加すると，たんぱく質の変性沈澱が生じる。

> たんぱく質溶液に酸，アルカリ，水銀，銀，銅，鉄，鉛，亜鉛などの金属塩の水溶液を加えると，たんぱく質が変性して沈澱する。卵白や牛乳は，鉛や水銀の解毒剤として利用される。

6. だいずから豆腐の製造

だいず乾物のたんぱく質は約35%で，主成分はグロブリン系のグリシニン（63%）である。水で抽出されるたんぱく質は全窒素の9割に相当する。

だいずの可溶性成分を抽出し，凝固剤によってたんぱく質をゲル化させ（金属塩によるたんぱく質の変性），絹ごし豆腐[2]をつくる。

〔試料・試薬・器具〕 だいず50g，凝固剤；硫酸カルシウム（豆乳の0.4%），水（だいずの6倍），布，ミキサー，消泡剤；油

〔操作〕 ①浸　漬：だいず50gを水洗して水100mLを加え，夏季8時間，冬季18～24時間浸漬する。 ②磨　砕：吸水しただいずに水100mLを加えて，

---

1) 変性沈澱は沈澱に多量の水を加えても溶けないが，飽和硫酸アンモニウムなどによる塩析沈澱では沈澱に多量の水を加えると再び溶ける。
2) 製造に使う水の量を多くして，圧搾により「ゆ」を除いてかためると木綿豆腐となり，水の量をごく少なくして濃い豆乳をつくり，豆乳全体を凝固させると絹ごし豆腐になる。

ミキサーで約1分間磨砕する（磨砕したものを「呉」という）。 ③**「呉」の加熱**：500mL 容ビーカーに，水100mL を入れ加熱し，沸騰したら「呉」を薬さじですくって浮かすように入れる。火を弱めて加熱し，ときどき混ぜ，生臭さがとれたら加熱を終了する。泡がふきこぼれそうになったら，消泡剤を少量入れる。④**ろ　過**：加熱した「呉」を布に入れて圧搾し，豆乳とおからに分ける。⑤**凝固剤添加**：豆乳の0.4％の凝固剤を300mL 容ビーカーに入れ，少量の水で溶かしておき，そこへ70～75℃の豆乳を一気に流し込み，2～3回混ぜる。そのまま30分間放置すると，凝固して豆腐となる。

7. 魚肉からかまぼこの製造

　魚肉は筋原線維たんぱく質（アクチン，ミオシン）が約70％あり，これをすり身にして食塩を加えて練ると解膠，水和，分散し，加熱により網目状の骨格構造（アクトミオシン）をつくり，この中に水分を封じ込め，特有の粘性をもったゲルが形成される。この性質を利用してかまぼこをつくる。この際，食塩濃度3～5％がたんぱく溶出，足の強さに最もよく，pH 6.5～7 でしなやかで強いゲル（足強度）が得られる。pH 7 を超えると加熱ゲルがもろく，しなやかさに乏しい。pH 6 以下ではゲル形成が困難である。

　〔**試料・試薬・器具**〕　白身魚冷凍すり身50 g，食塩2 g，でん粉1 g，砂糖0.5 g，卵白1.5 g，氷，乳鉢，乳棒，温度計，小型ペトリ皿，ウォーターバス

　〔**操作**〕　①**塩ずり**：乳鉢に試料50 g，食塩2 g（3回に分けて加える）を入れ，約20分する（塩ずり）と塩溶解たんぱく質が溶出し，粘稠なすり身になる。温度を5℃以上にしないように，すり身の10％以内の氷をときどき入れて温度の上昇を防ぐ。pH 7 を超える場合は酢を加えて pH を6.5～7.0とする。　②**調味らいかい**：砂糖0.5 g，でん粉1 g，卵白1.5 g をすりながら加え，さらによくする。　③**成　形**：すり身をペトリ皿に丸く盛りつける。　④**座り**：5℃，18時間ほどで「座り」現象が生じ，やわらかでしなやかなゲルができあがる。⑤**加　熱**：ウォーターバスから出る蒸気中にシャーレを入れ，約10分間蒸気で加熱し，かまぼこの内部温度が75℃になったら火を止め，流水で冷却するとかまぼこができあがる。

2.　脂質に関する実験

　油脂を構成する脂肪酸には飽和脂肪酸と不飽和脂肪酸があり，構成脂肪酸の種類と組成は油脂の性質に大きく影響する。また，脂質の化学的性質を理解することは，油脂の種類判別や品質の判定に非常に重要である。

1.　定 性 試 験

1）不飽和度（ヨウ素付加）試験

　〔操作〕　①試験管に飽和脂肪酸（ステアリン酸など），植物油脂（大豆油など），動物油脂（ラードなど）をそれぞれ0.5gずつとる。　②各試験管にクロロホルム5mLを加え，油脂を溶解する。　③ヨウ素溶液[1]を1滴添加。褐色が消えたら再び添加。ヨウ素の色が残るまでの試薬の量を測定する。

　〔結果〕　不飽和脂肪酸がヨウ素を吸収する量は不飽和度が大きいほど多い。

2）油脂の劣化度

(1)　過酸化物の検出

　〔操作〕　油脂（古い油脂と新しい油脂）を試験管に0.5gとり，飽和ヨウ化カリウム溶液を油脂と同量よりやや多めに加える。でん粉溶液を5〜10滴加えて振り混ぜる。

　〔結果〕　過酸化物があるとヨウ素が遊離し，ヨウ素でん粉反応の黒紫色が現れる。

(2)　酸 性 度

　〔操作〕　油脂（古い油脂と新しい油脂）を試験管に少量とり，エタノール5mLを加えよく振り混ぜる。pH試験紙で色の変化を見る。

　〔結果〕　遊離脂肪酸が生成するので古い油脂は酸性を示す。

2.　ケン化の実験（石鹸づくり）

　〔操作〕　①共栓付三角フラスコにやし油10gを入れ，温浴上で温め溶かす。②エタノール20mL，6mol/L水酸化ナトリウム溶液10mLを加え混合し，ときどき振り混ぜながら溶液が完全に透明になるまで，沸騰水浴上で30分間還流

---

1)　ヨウ素12.5gと塩化第二水銀15gをそれぞれ250mLの95％エタノールに溶解後，混合。
　　1日おいて使用。

加熱する。　③蒸発皿に溶液を移し，穏やかに加熱してアルコールを蒸発させる。　④飽和塩化ナトリウム水溶液に③をかき混ぜながら流し入れ，塩析によって析出した石鹸をガーゼを用いて分離し，水で軽くすすぐ。　⑤別の蒸発皿に移し穏やかに加熱し，溶けたら型に流し込み冷却する。

　〔参考〕　やし油10 g をけん化するには水酸化ナトリウムは何 g 必要か，やし油の脂肪酸組成から算出することができる。計算してみよう。

やし油の脂肪酸組成(％)　$C_8 : 8.3$,　$C_{10} : 6.1$,　$C_{12} : 46.8$,　$C_{14} : 17.3$,　$C_{16} : 9.3$,　$C_{18} : 2.9$,　$C_{18-1} : 7.1$,　$C_{18-2} : 1.7$

3. 乳　　　化

　水と油は，本来は互いに混ざらない性質をもつが，適当な乳化剤の存在下で強く撹拌すると，一方が他方の中に分散して安定したエマルジョンをつくる。複合脂質やモノグリセリドは分子内に親水基と疎水基をもち，界面活性作用がある。

　〔操作〕　植物油5 mL を入れた試験管を数本用意し，1 本はそのまま，他の試験管にはそれぞれに卵黄，卵白，石鹸水，モノグリセリドなどを少量入れる。各試験管にさらに水5 mL を加えて，それぞれ同時に激しく1分間振り，放置後の様子を観察する。

3.　炭水化物に関する実験

1.　糖類の定性試験

　〔試薬〕　1％グルコース，1％アラビノース，1％果糖，1％乳糖，1％ショ糖，1％でん粉，定性試験試薬

1）糖類共通の反応

すべての糖類に共通する反応で，糖や配糖体の検出に用いられる。

（1）モーリッシュ反応

　〔操作〕　①試験管に試料溶液1 mL をとり，モーリッシュ試薬[1]数滴を加えてよく混ぜる。　②濃硫酸を管壁に沿って静かに流し入れる。

---

1)　5％ α-ナフトールエタノール溶液。

〔結果〕　下層の硫酸層と上層の接触面に赤紫色の環ができる。

(2)　アンスロン反応

〔操作〕　試験管に試料溶液1mLをとり，アンスロン試薬[1] 2mLを加える。

〔結果〕　緑色となり，次いで濃緑色となる。

2）還元糖の反応

単糖類や還元性少糖類の検出に用いられる。

(1)　フェーリング反応

〔操作〕　試料溶液1mLを試験管にとり，フェーリング試薬[2] 1mLを加え，沸騰浴中で加熱する。

〔結果〕　赤褐色の沈澱が生ずる。

(2)　銀 鏡 反 応

〔操作〕　試験管にアンモニア性硝酸銀溶液[3]をつくり，これに試料溶液1mLを加えて湯浴中で穏やかに加熱する。

〔結果〕　管壁に銀鏡が形成される。

3）単糖類と二糖類の識別反応

(1)　バーフォード反応

〔操作〕　試験管に試料溶液1mLをとり，バーフォード試薬[4] 3mLを加えて沸騰浴中で加熱する。

〔結果〕　単糖類は5分以内に赤褐色の沈澱が生成するが，二糖類ではさらに長く加熱しないと生成しない。

4）ケトースの検出反応

(1)　セリワノフ反応

〔操作〕　試験管に試料溶液1mLをとり，セリワノフ試薬[5] 3mLを加え，沸

---

1)　アンスロン0.2gを濃硫酸100mLに溶かす。
2)　フェーリングA液：硫酸銅（$CuSO_4 \cdot 5 H_2O$）69.28gを水に溶かして1Lとする。
　　B液：酒石酸カリウムナトリウム346gと水酸化ナトリウム130gを水に溶かして1Lとする。使用直前に両液を等量ずつ混合する。
3)　0.1mol/L硝酸銀溶液3mLに1％アンモニア水を滴下すると，褐色の濁りが生じる。さらに滴下し，この濁りが消えたところで用いる。
4)　酢酸銅13.4gを水200mLに溶かし，酢酸1.8mLを加える。
5)　レゾルシン0.1gを4mol/L塩酸200mLに溶かす。

騰浴中で加熱する。

〔結果〕　赤色ないし暗赤色を呈する。

5）五炭糖（ペントース）の識別反応

(1)　ビアル反応

〔操作〕　試料溶液1mLを試験管にとり，ビアル試薬[1] 4〜5mLを加え沸騰浴中で加熱する。

〔結果〕　五炭糖では緑色からさらに暗青色に変化する。六炭糖は赤紫色ないし褐色となる。

6）でん粉の検出

(1)　ヨウ素−でん粉反応

〔操作〕　試料溶液1mLを試験管にとり，ヨウ素ヨウ化カリウム溶液[2]数滴を滴下する。

〔結果〕　アミロースでは青色，アミロペクチンは赤紫色，グリコーゲンは赤色を呈する。

2.　糖類のペーパークロマトグラフィー

食品中に含まれる種々の糖類をペーパークロマトグラフィーで同定する。

〔試料〕　果汁，異性化糖入り飲料，はちみつ，砂糖水，牛乳

〔試薬〕　糖標準溶液（1％グルコース，1％果糖，1％乳糖，1％ショ糖），展開溶媒（n−プロパノール：酢酸エチル：水＝7：1：2），検出試薬[3]（アンモニア性硝酸銀*1，α−ナフトール試薬*2，アニリンフタル酸試薬*3，p−アニシジン−塩酸試薬*4）

〔操作〕

A．試料の調製

①果汁，異性化糖入り飲料：エタノールで10倍に希釈する。

---

1)　オルシン1gを30％塩酸50mLに溶かしたものに10％塩化第二鉄溶液0.4mLを加える。
2)　ヨウ素0.2g，ヨウ化カリウム1.0gを100mLの水に溶解する。
3)　*1　0.1mol/L硝酸銀と5mol/Lアンモニア水を1：1で混合，噴霧後105℃で5〜10分加熱；還元糖の検出。
　　*2　15％α−ナフトールエタノール溶液と1/200mol/L硫酸を1：10で混合；糖類一般。
　　*3　アニリン930mg，フタル酸1.6gを100mL水飽和ブタノールに溶解，噴霧後105℃で5分加熱；アルドースの検出。
　　*4　3％p−アニシジン塩酸塩ブタノール溶液，噴霧後100℃，5分加熱；ヘキソース（緑色），ペントース（赤紫色），メチルペントース（黄緑色），ウロン酸（褐色）。

②はちみつ：70%エタノールで50倍に希釈する。

③牛乳：①10%酢酸でpH 4.5に調整し，沈澱するカゼインをガーゼでろ過して除く。　②ろ液を加熱するとアルブミンが凝固して沈澱するので，ガーゼを用いてろ過し，ろ液を試料とする。

B．試料のスポットと展開

①各標準溶液および試料溶液を毛細管を用いて，PC用ろ紙のあらかじめ印をつけた原点にスポットする。　②スポットの終わったろ紙は筒状に丸め，両端を何か所か白色の木綿糸でしばる。　③展開槽の底に5 mmほどの深さに展開溶媒を入れ，しばらく放置して槽内を溶媒蒸気で飽和させた後，スポットした位置を下にして丸めたろ紙を入れ，展開する。　④上端近くまで展開したらとり出し，風乾する。

C．検出と結果のまとめ

①検出試薬を噴霧し発色させる。　②発色したスポットのRf値を求め，標準品のRf値と比較して各試料に存在が予想される糖を推定する。

3．でん粉の分離と性質

粳米，糯米，小麦粉，じゃがいもよりでん粉を分離し，性質を調べる。

〔試薬〕　0.2%水酸化ナトリウム溶液，ヨウ素―ヨウ化カリウム溶液，メタノール

1）でん粉の調製

〔操作〕

A．抽　　出

①米でん粉：精白した粳米と糯米をそれぞれ10 g乳鉢にとり，荒く砕いた後，ひたひたとなる程度に0.2%水酸化ナトリウム溶液を加える。しばらく放置してやわらかくなったところで磨砕し，大量の水を加えて静置する。でん粉粒が沈澱したら上澄みを捨て，新しい水を加えかき混ぜる。水による洗浄をくり返す。

②小麦粉でん粉：小麦粉50 gに水30mLを加え，練った後30分放置する。これをガーゼ2〜4枚を重ねたものに包み，水を入れたビーカーの中で揉む。揉み出されたでん粉が沈澱したら上澄みを捨て，新しい水で洗浄をくり返す。ガーゼの中に残るチュウインガム状のものはグルテンである。

③じゃがいもでん粉：じゃがいも100 gをおろし金ですりおろして，2〜4枚重ねたガーゼに包み水を入れたビーカー中に揉み出す。同様に水で洗浄する。

B．洗　　浄

得られた粗でん粉に0.2%水酸化ナトリウム溶液を加え，かき混ぜた後沈澱させ，上澄みを捨てる。この操作をビウレット反応がなくなるまでくり返す。次いで水で数回洗浄してアルカリを除く。

C．乾　　燥

得られたでん粉をメタノール中に懸濁し上澄みを捨てる。再度メタノールに懸濁し，これをブフナー漏斗でろ過した後，風乾する。

2）顕微鏡によるでん粉粒の観察

①精製でん粉の懸濁液をつくり，1滴をスライドガラスにとりカバーガラスをかけて200〜300倍で検鏡する。でん粉粒子の形状,大きさなどが観察できる。②懸濁液を60℃くらいに加熱し，濁りが薄くなったところで検鏡する。糊化によるでん粉粒の崩壊の様子が観察できる。

3）定 性 試 験

〈ヨウ素‐でん粉反応〉

①1％でん粉懸濁液を加温溶解し，冷却してから1 mLを試験管にとりヨウ素ヨウ化カリウム溶液を1,2滴加える。色調よりアミロースとアミロペクチンについて考察する。　②呈色した液を沸騰水浴中で加熱したらどうなるか観察する。　③呈色した液に2 mol/L水酸化ナトリウム溶液を滴下して色の変化を観察し，次にそこに1 mol/L硫酸を滴下してみる。

4）糊化温度の測定

〔操作〕　1％でん粉の懸濁液を大試験管にとり，図2‐2のように温度計を取りつけて，水の入ったビーカーにセットする。反対側より光を当てながら加熱し，でん粉液が透明になった温度を読みとる。

5）唾液 α‐アミラーゼによるでん粉の加水分解

〔操作〕　1％でん粉の懸濁液10mLを加温溶解し，40℃の恒温水槽に入れ定温にしておく。そこに0.5mLの唾液を加え，反応を開始する。一定時間（5分程度）ごとに，反応液の一部について次の試験をする。

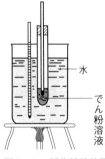

図2-2　糊化試験装置

A：反応液の1滴を滴定板または試験管にとり，ヨウ素-でん粉反応を行う。

B：反応液の1滴を試験管にとり，フェーリング反応を行う。

C：①ペーパークロマトグラフィー用のろ紙に，ほぼ同じ量の反応液を毛細管で順にスポットする。また，標準のD-グルコースをその隣りの原点にスポットする。　②展開溶媒（n-プロパノール：酢酸エチル：水＝7：1：2）で展開する。　③風乾後，アンモニア性硝酸銀を噴霧して検出する。

〔結果のまとめ〕　でん粉が減少し，還元糖が生成することを確認する。また，ペーパークロマトグラフィーでD-グルコースが生成増加することを確認する。

4．ペクチンの分離

　ペクチンは一般に柑橘類の果皮やりんごの搾りかすから，高温酸性溶液により抽出し，エタノールを加えて沈澱させて得られる。

〔試薬〕　エタノール，0.2％クエン酸溶液，ショ糖

〔操作〕

A．試　　料

①なつみかん：果皮の白い部分を細かく刻み，水で30分ほど煮出して苦みを
　　除いたもの。

②りんご：搾りかす。

B．抽　　出

①4倍量の0.2％クエン酸溶液を加え30分煮沸する。ペクチンが抽出されるので，これをガーゼでこす。　②ろ液に80％の濃度になるように4倍量のエタノールを加える。白い綿状の沈澱が生じるのでこれをろ過してとる。　③80％エタノールで洗浄をくり返した後，乾燥する。

〔ペクチンのゲル化〕　ペクチン粉末0.2gとショ糖30gを水30mLに加熱溶解する。さらに，クエン酸0.2gを加え約2/3量になるまで煮つめて放置するとゼリー状になる。

4.　ビタミンに関する実験

1.　ビタミンの定性反応

1）ビタミンA

レチノールやカロテンの共役二重結合は三塩化アンチモンと反応して青色を呈する（カール・プライス反応）。

〔試料〕　肝油またはビタミンA製剤

〔試薬〕　クロロホルム，20％三塩化アンチモン($SnCl_3$)クロロホルム溶液

〔操作〕　①試料少量をクロロホルムに溶かす。沈澱がある場合は上澄みを用いる。　②その1mLを試験管にとり，20％三塩化アンチモンクロロホルム溶液を数滴加える。

〔結果〕　青色を呈する。

2）ビタミンD

ビタミンAと同様，共役二重結合があり，同じ反応により検出できる。

〔試料〕　ビタミンD製剤

〔試薬および操作〕　ビタミンAに同じ。

〔結果〕　黄橙色を呈する。

3）ビタミンE

〔試料〕　胚芽油，ビタミンE製剤

〔試薬〕　メタノール，濃硫酸

〔操作〕　①試験管に試料の少量をとり，メタノール2mLに溶解する。　②濃硫酸1mLを加え，ウォーターバス中で加熱する。

〔結果〕　赤色を呈する。

4）ビタミンB_1, B_2

ビタミンB_1はフェリシアン化カリウム$K_3[Fe(CN)_6]$と反応すると，紫外線により青白色蛍光を発する。また，B_2はそのままで紫外線により黄緑色の蛍光を発する。

〔試料〕　米ぬか，酵母など

〔試薬〕　0.5mol/L硫酸，1 mol/L水酸化ナトリウム溶液，6 mol/L塩酸，

1％フェリシアン化カリウム溶液，ブタノール，リトマス試験紙

〔操作〕 ①試料約10gをビーカーにとり，これに0.5 mol/L 硫酸20mL を加えて，沸騰しているウォーターバス中で10分間加熱する。 ②室温に冷却後，ヒダ折りろ紙を用いてろ過し，ろ液をとる（全部ろ過しなくてもよい）。 ③ろ液に1 mol/L 水酸化ナトリウム溶液を加えてアルカリ性にする（pH試験紙）。 ④ろ液5mL を試験管にとり，0.5mL のフェリシアン化カリウム溶液を加える。⑤これに，ブタノール2mL を加え，よく混ぜた後，静置して2層に分離させる。 ⑥暗所で紫外線を照射する。 ⑦6 mol/L 塩酸を加え酸性にする（pH試験紙）。 ⑧暗所で紫外線を照射する。

〔結果〕 ビタミンB_1は⑥の操作で青白色蛍光を発する。B_2は⑧の操作で黄緑色蛍光を発する。

5）ビタミンC

還元型ビタミンCはインドフェノール色素を還元して無色にする。

〔試料〕 野菜，果実，果実飲料など

〔試薬〕 メタリン酸溶液[1]，インドフェノール溶液[2]

〔操作〕 ①液体試料はメタリン酸溶液で適宜希釈する。野菜や果物の試料は約5gをメタリン酸溶液約30mL と乳鉢などを用いて磨砕し，ろ過して抽出液を集める。 ②試料溶液数mL を試験管にとり，インドフェノール溶液を滴下する。

〔結果〕 滴下点に現れる紅色が消失する。

2．カロテンの分離

カロテノイド色素は活性アルミナカラムによって，相互に分離することができる。

〔試料〕 にんじん，かぼちゃ，みかん

〔試薬〕 アセトン，石油エーテル，無水硫酸ナトリウム，活性アルミナ

〔操作〕 ①試料約2gをみじん切りにしたものをビーカーにとり，10mL のアセトンを加えてよくかき混ぜる。 ②静置して沈澱が沈んだら上澄みを駒込

---

1) メタリン酸15 g，酢酸40 mL に水を加えて溶かし500 mL とする。
2) 2,6‐ジクロロフェノールインドフェノールナトリウム約50 mg を水に溶かし200 mL とする。（インドフェノールは）pH 5.2以上で濃青色，pH 4.2以下で紅色を呈する。

ピペットで試験管にとり，アスピレーターで吸引して，アセトンを蒸発させる。
③これに無水硫酸ナトリウム 1 g と石油エーテル 2 mL を加え，かき混ぜる。
④この石油エーテル層を径 1 cm，高さ10cm の活性アルミナのカラムに添加し，
0.4％のアセトンを含む石油エーテルを流して，展開する。

〔結果〕　疎水性の高いカロテンが先頭のほうに，キサントフィル類が後部に
帯状に分離されるのが観察される。

3.　ビタミン C の変化

1）インドフェノール法によるビタミン C の定量

還元型ビタミン C の定量が可能であるが，他の還元剤の影響を受ける。

〔試薬〕　2％メタリン酸溶液，6％ヨウ化カリウム溶液[1]，1％でん粉溶液[2]，
1/6,000mol/L ヨウ素酸カリウム溶液[3]，ビタミン C 標準溶液[4]，インドフェノ
ール溶液（DCIP 液）[5]

〔操作〕　①ビタミン C 標準溶液の濃度決定：ビタミン C 標準溶液 5 mL をホ
ールピペットで試験管にとり，これにヨウ化カリウム溶液0.5mL，でん粉溶液
数滴を加え，ミクロビュレットを用いて 1/6,000 mol/L ヨウ素酸カリウム溶
液で滴定する。ヨウ素酸カリウム溶液 1 mL は0.088mg の L－アスコルビン酸
に相当する。

$$\text{ビタミンC標準液濃度}\ (\text{mg/mL}) = 0.088 \times \text{KIO}_3\text{滴定値}\ /\ \text{C標準溶液採取量}$$

②DCIP 液のファクター決定：DCIP 液 5 mL を試験管にとり，ミクロビュ
レットを用いてビタミン C 標準溶液で滴定する。青色から赤色となり，この赤
色が完全に無色となる点が終点である。

$$\text{DCIP液 1 mLに相当するビタミンC量} = \text{C標準溶液滴定値} \times \text{C標準溶液濃度}\ /\ \text{DCIP液採取量}$$

---

1)　新しく調製したもので，でん粉溶液で着色しないもの。
2)　可溶性でん粉 1 g を水100mL に溶解。NaCl 30 g を加えると長期保存できる。
3)　KIO₃0.357 g を溶かし100mL としたものを調製し，それを正確に 1/100濃度に希釈して
　　調製する。
4)　L－アスコルビン酸 4 mg を 2％メタリン酸溶液に溶かし100mL とする。
5)　2,6－ジクロロフェノールインドフェノールナトリウム 2 mg を約100mL の温湯で溶か
　　し，ろ過した後200mL に定容する。

③試料溶液のビタミンＣ定量：DCIP液5mLを試験管にとって，試料溶液をミクロビュレットに入れて滴下し，無色になるまで滴定する。

試料溶液1mL中のビタミンＣ量＝DCIP液1mLが相当するＣ量×5/滴定値

2）茶の浸出時間とビタミンＣ

緑茶の浸出時間と溶出されるビタミンＣ量の関係を調べる。

〔試料〕　緑茶

〔試薬〕　ファクター既知インドフェノール溶液

〔操作〕　①500mL容三角フラスコに緑茶3gを入れ，これに別の容器で沸騰させた熱湯を注ぎ入れる。　②ゆるやかにかき混ぜながら放置し，1分後，5分後，10分後にこれより約10mLの浸出液を駒込ピペットでとり出し，ガーゼでろ過する。　③ろ液を直ちにミクロビュレットに入れ，インドフェノール法によりビタミンＣを定量する。　④縦軸にビタミンＣ濃度（mg/mL），横軸に浸出時間（分）の折れ線グラフを作成する。

〔結果〕　厳密には浸出液の減少を考慮しなければならないが，浸出時間によりビタミンＣ溶出量が増加することが示される。

3）アスコルビン酸オキシダーゼ（アスコルビナーゼ）による「もみじおろし」のビタミンＣの減少

「だいこんおろし」と「もみじおろし」をつくり，室温に放置してビタミンＣの減少を経時的に調べる。

〔試料〕　だいこん，にんじん

〔試薬〕　ファクター既知インドフェノール溶液

〔操作〕　①約200gのだいこんと約50gのにんじんをおろし金でおろす。②ビーカーを2つ用意し，約半分のだいこんおろしを一方のビーカーにとり分け，もう一つのビーカーにはだいこんおろし70gともみじおろし30gを入れかき混ぜる。　③両方のビーカーより，作成直後，10分後，20分後，30分後に約10gのおろしをとり分け，ガーゼでろ過してろ液を得る。　④ろ液を得たなら，直ちにインドフェノール法によりビタミンＣ量を定量する。　⑤縦軸にだいこんおろしともみじおろしのビタミン濃度（mg/mL），横軸に経過時間（分）の折れ線グラフを作成する。また，初期濃度と30分後の濃度より減少率を計算する。

〔結果〕　にんじんはアスコルビン酸オキシダーゼの活性が強く，だいこんおろしよりももみじおろしのビタミン C の減少率が高いことが示される。もみじおろしに酢や食塩を加えると酵素活性が阻害され，減少率が低下することを実験してもよい。

5. 食品の色素と変色

1. 非酵素的褐変反応

1）アミノ・カルボニル反応（メイラード反応）

アミノ酸などのアミノ基をもつ化合物と還元糖などのカルボニル基をもつ化合物は反応し，褐色色素のメラノイジンを生成する。

〔試薬〕　アミノ酸液（0.5 mol/L グリシン），還元糖液（0.5 mol/L D-グルコース），非還元糖液（0.5 mol/L スクロース），1 mol/L 塩酸，1 mol/L 水酸化ナトリウム溶液，pH 試験紙

〔操作〕　①目盛りつきの試験管またはスピッツ管を20本用意し，下記の表の組み合わせで，それぞれにアミノ酸液，還元糖液，非還元糖液またはそれらの2種を，各2 mL ずつ採取する。②pH 3のグループは1 mol/L 塩酸，pH 9のグループは1 mol/L 水酸化ナトリウム溶液を滴下し，pH 試験紙を用いて pH を調整する。　③水を加えて全量を5 mL とし，アルミホイルで蓋をする。　④70℃の恒温水層ならびに沸騰水浴中に30〜40分間放置する。　⑤液量が減少したものは水を加えて5 mL とした後，440 nm の吸光度を測定する。

表 2-1　主な pH 指示薬

					グリシン＋ グルコース	グリシン＋ スクロース
70℃放置	pH 3	グリシン	グルコース	スクロース	グリシン＋ グルコース	グリシン＋ スクロース
	pH 9	グリシン	グルコース	スクロース	グリシン＋ グルコース	グリシン＋ スクロース
100℃放置	pH 3	グリシン	グルコース	スクロース	グリシン＋ グルコース	グリシン＋ スクロース
	pH 9	グリシン	グルコース	スクロース	グリシン＋ グルコース	グリシン＋ スクロース

〔結果〕　アミノ・カルボニル反応はアミノ酸と還元糖で起こり，非還元糖では起こりにくいこと。また，温度が高く，アルカリ性で活発であることを確認する。糖のみの溶液の褐変はカラメル化反応である。

2. 酵素的褐変反応

りんごやじゃがいもの褐変は，ポリフェノールオキシダーゼによりポリフェノール類がキノンとなり，それらが酸化や重合してメラニン様色素を生成する反応である。

〔試料〕　りんご，じゃがいもなど

〔試薬〕　塩化ナトリウム，1％塩酸，炭酸水素ナトリウム，L-アスコルビン酸

〔操作〕　50mL 容ビーカーを7個用意し，試料をおろし金ですりおろし，表2-2に従った操作を行う。

表2-2

ビーカー1	そのまま放置	ビーカー5	炭酸水素ナトリウムを1％加える
ビーカー2	セラミック付金網上で加熱	ビーカー6	L-アスコルビン酸を0.5％加える
ビーカー3	NaCl を1％加える	ビーカー7	放置して褐変したものにL-アスコルビン酸を0.5％加える
ビーカー4	1％ HCl を加える		

〈注意点〉

①試料をおろし金ですりおろしたら，すぐに操作を行う。

②すりおろした試料は薬さじ1杯分をとる。これで約10g である。

③ビーカー2の加熱は焦げないようにかき混ぜながら行う。

④ビーカー3（NaCl 100mg），ビーカー4（1％ HCl 1 mL），ビーカー5（炭酸水素ナトリウム100mg），ビーカー6（L-アスコルビン酸50mg）にはあらかじめ試薬をはかって入れておき，試料を入れたら直ちにかき混ぜる。

〔結果〕　加熱による酵素の失活，塩化ナトリウムやビタミンCなどの阻害剤により酵素的褐変反応が抑制されること，アルカリ性で活発に起こり，酸性では抑制されることを確認する。また，ビタミンCのような還元剤は褐変したものでも脱色させる。

3．クロロフィルの変化

野菜などの緑色はクロロフィル色素の色である。

〔試料〕　ほうれんそう，えんどうまめなど

〔試薬〕　1％酢酸，1％塩化ナトリウム溶液，1％炭酸水素ナトリウム溶液，1％水酸化ナトリウム溶液，0.05％硫酸銅溶液

〔操作〕　300mL容ビーカーに各試薬を100mLずつとり，沸騰させた後，試料を数分間ゆでる。ピンセットで試料を引き上げて，色調を観察する。

〔結果〕　酸によるクロロフィルの変化，塩や弱いアルカリの場合と強いアルカリの場合の相違，銅イオンの効果などを成書を参考に考察する。

4．ミオグロビンの変化

畜肉，鶏肉，魚肉などの赤色は筋肉中の色素たんぱく質ミオグロビンや血液中の色素たんぱく質ヘモグロビンの色である。

〔試料〕　まぐろの赤身，牛肉など

〔試薬〕　亜硝酸カリウム，アスコルビン酸

〔操作〕　①肉厚の試料を包丁で切断して，切り口の色の変化を観察する。

②試料10gに10mLの水を加え，乳鉢で圧搾して肉汁を分離する。肉汁を試験管3本に分注し，以下の操作を行い，色の変化を観察する。

　a．そのまま放置する。

　b．加熱する。

　c．亜硝酸カリウム0.5gとアスコルビン酸0.5gを加える。

〔結果〕　ミオグロビンが酸素にあうと，酸素化され赤色のオキシミオグロビンとなる（ブルーミング）。さらに長く放置されると酸化され暗赤褐色のメトミオグロビンとなる（メト化）。

また，これらは加熱されると灰褐色のメトミオクロモーゲンとなる。亜硝酸とアスコルビン酸の添加ではニトロソミオグロビンとなり，これは加熱されても赤色が失われない（ハム，ソーセージ）。

5．アントシアニン色素

赤ワインやなす，赤かぶ，ブルーベリーなどの色はアントシアニン色素の色である。

〔試料〕　なすの皮，紫しその葉など

〔試薬〕　1％塩酸メタノール溶液，5％炭酸水素ナトリウム溶液，1％塩化第二鉄溶液

〔操作〕　①細かく切った試料の少量（2g程度）に塩酸メタノール溶液10mLを加えて，色素を抽出する。　②色素液2mLを試験管にとって，炭酸水素ナトリウム溶液を滴下し，色の変化を観察する。　③色素液2mLを試験管にとり，炭酸水素ナトリウム溶液を加えて中和し（BPB試験紙），そこに塩化第二鉄溶液を加える。

〔結果〕　アントシアニン色素は酸性のとき赤色，中性で紫，アルカリ性で青色となる。また，第二鉄イオンなどで安定な錯化合物となる。

6. 味成分の分析

1. 食塩の定量

　食品中の食塩を定量するにはナトリウムあるいは塩素の量を求めて塩化ナトリウムに換算する方法があるが，食品中ではいずれも塩化ナトリウムの形で存在するわけではないので，どちらか一方を求めて換算しても厳密には食塩の量にはならない。しかし，一般的には食塩添加物では塩素を定量し食塩量を求める方法が用いられる。

　『日本食品標準成分表2020年版（八訂）』では食品中のナトリウムの量に2.54を乗じて食塩相当量としている。

〔試薬と装置〕　0.02mol/L 塩化ナトリウム溶液（ファクター既知）[1]，0.02mol/L 硝酸銀溶液（ファクター既知）[2]，10％クロム酸カリウム溶液，ビュレット

---

1)　最純NaClを1.1690gになるようにはかりとり，水を加えて1Lとする。たとえばNaCl 1.1742gをはかった場合，1.1742/1.1690＝1.004になる。

2)　硝酸銀AgNO$_3$結晶3.4gを水1Lに溶かし，褐色びんに保存する。0.02mol/L 塩化ナトリウム溶液（ファクター既知）25mLを300mL容三角フラスコにとり，水100mLと10％クロム酸カリウム1mLを加え，0.02mol/L AgNO$_3$でクロム酸銀の赤褐色の沈殿を生じるまで滴定する。

$$硝酸銀のファクター ＝ \frac{25 \times 0.02\,mol/L\ NaClのファクター}{0.02\,mol/L\ AgNO_3の滴定値}$$

〔操作〕

〈試料の調製〉

①液体（しょうゆなど）の場合：試料5mLを水で500mLに希釈して試料溶液とする（100倍希釈）。

②固体（みそなど）の場合：試料10gを熱水100mLに溶かし，沸騰後1分間弱く煮沸する。熱いうちにろ過し，熱水で洗浄後250mLに定容し，試料溶液とする。

③濃厚液体（トマトケチャップなど）の場合：試料10gをとり，水で100mLとし，ろ紙でろ過する。ろ液10mLを水で100mLに希釈し，そのうち20mLをとって中和した溶液を試料溶液とする。

〔滴定〕　①300mL容三角フラスコにホールピペットで試料溶液を25mLとる。　②水100mLを加え，指示薬として10％クロム酸カリウム溶液を1mL加える。　③0.02mol/L硝酸銀溶液で微赤褐色になるまで滴定する。

〔計算〕

$$食塩（NaCl）（\%）= a \times f \times 0.00117^* \times D/25 \times 1/S \times 100$$

a：0.02mol/L硝酸銀溶液の滴定値

f：0.02mol/L硝酸銀溶液のファクター

$*$：0.02mol/L硝酸銀溶液1mLに相当するNaCl量（g）

D：希釈試料溶液全量（mL）

S：試料採取量（g）

2. 有機酸の定量

〔試料溶液の調製〕

液体試料の場合：試料10mLをホールピペットでとり，100mL容メスフラスコにいれ，水で定容する（10倍希釈）。試料により適宜希釈倍率を変える。

固体試料の場合：①試料10gを正確にはかりとり，乳鉢に試料と適量の海砂，温水を加え十分に磨砕する。　②試料をろ紙No.3で，100mL容メスフラスコにろ過する。乳鉢，乳棒を水でよく洗浄し，洗液もメスフラスコに入れる。ろ紙上の残さも洗浄し，全量を100mLとする。

〔滴定〕　①試料溶液25mLをホールピペットで100mL容三角フラスコにとる。　②三角フラスコにフェノールフタレイン指示薬を2，3滴加え，0.1mol/L水酸化ナトリウム溶液で滴定する。

〔計算〕　食品中の有機酸量は，表2－3に示す酸のうち，含有量の多い酸の
ものを代表して示す。

$$食品中の有機酸量(\%) = a \times f \times b \times 100/25 \times 1/S \times 100$$

a：0.1 mol/L 水酸化ナトリウム溶液の滴定値（mL）
b：0.1 mol/L 水酸化ナトリウム溶液1 mL に相当する有機酸量（g）
f：0.1 mol/L 水酸化ナトリウム溶液のファクター
S：試料採取量（g）

表2－3　0.1 mol/L 水酸化ナトリウム溶液1 mL に相当する有機酸量(g)

酸の種類	相当量	酸の種類	相当量
酢　酸	0.0060	リンゴ酸	0.0067
乳　酸	0.0090	酒石酸	0.0075
コハク酸	0.0059	クエン酸	0.0064

第3章

『食品成分表』策定に用いられている分析法

食品の成分は同一種類のものであっても，品種，産地，栽培条件，熟度，大きさ，貯蔵条件，加工方法などによって，大きな変動を示すことがある。また同一試料でも，その部位により著しい差があることがある。食品成分の分析にあたっては，このようなバラツキをなくすために試料の採取法に十分な注意をはらわなければならない。なるべく多くの試料を集め，よく混合し，採取した試料がその食品全体の平均組成を示し，均一になるようにすることが大切である。また，このように試料を採取しても，通常はそのまま分析を行うことが困難な場合や不適当な場合が多い。したがって，分析に入る前の操作，すなわち前処理（調製）が重要となる。さらに採取した試料を直ちに分析することができない場合には，試料を保存しなければならない。また，その際の保存方法，保存条件に十分に注意をはらう必要がある。適切な分析法を選び，細心の注意をはらって分析しても，試料の取り扱いが不適当であれば，その分析結果は意味のないものになってしまう。

食品の試料の取り扱いで特に注意すべき点は，次のとおりである。

①試料が全体を代表するもの，いいかえれば，平均組成をもつように試料を採取すること。

②試料調製中に変質しないよう，細心の注意をはらうこと。

③試料調製後，速やかに分析すること。分析が直ちに行えない場合には，変質しないよう適切な保存方法をとること。

④試料の取り扱いに関することを記録し，分析結果に付記すること。

1. 試料の採取

前述のように，試料の採取にあたっては，その試料がそのものの全体を代表

するようにすることが大切である。たとえば，A.O.A.C.法における小麦粉の採取にあたっては，①試料を採取する袋の数は全体の袋の数の平方根と同数とする。②積み重ねられた袋で10の袋を選ぶ場合，露出の程度により数を規定し，最も露出している部分から4，その次に露出している部分から3，次に2，最も露出していない部分から1を選び出す。③各袋から試料をとるには，先のとがった金属製試料採取器により袋の上部片隅から斜めに中心までの部分を抜きとる。次に，他の片隅から中心までの半分の距離の部分までを抜きとり，前のものと混合する。というように，なるべく多くの部分から試料を少量ずつとり，よく混合して全体を代表する試料となるよう考慮されている。

　国際酪農連盟のチーズの試料採取法では，エダムチーズ，ゴーダチーズなどはステンレス製のナイフで扇形に切断することが好ましく，エメンタール，チェダー，大型容器入りのカテージ，プロセスなどは，チーズトライヤー（チーズ試料採取管）により上部から中心部を通って底部まで数か所採取すること，また，スイスチーズ，クリームチーズなど小型のものは，チーズ全体を試料として採取し，よく混合後それぞれ試料とすることが好ましく，試料重量は50g以下であってはならないとしている。

　また箱詰の果実では，まず箱を図3-1のように8区分に分け，その各区分から平均的と思われる試料を1個ずつ選び，それを図3-2のように16分割し，その4片を切りとる。8個の試料から4片ずつ，すなわち32片の試料を磨砕して試料とすれば，個体，部位による差をできるだけ避けた1箱中の果実を代表する試料といえる。なおこの場合，8個の重さ，各切片の重さをはかっておけば，各成分の百分率とともに，1個当たりの平均組成が求められる。肉や野菜のように不定形のもの，成分が局部的に偏在するものでは，図3-3のように一定間隔ごとに一定量をとり出し，混合磨砕する必要がある。

　このように，その食品の平均組成を示すように採取した試料は通常，量が多くなるので，減らす必要がある。

　試料を減量する場合，注意すべきことは，減量した場合も，最初の試料と同じ組成をもつようにすることである。このためには人の主観を混じえずに減量する必要がある。一般に液体試料の場合には，よく混合してその適量をとるのが普通であるが，単なる撹拌でなく，ホモジナイザーなどにより十分に混合す

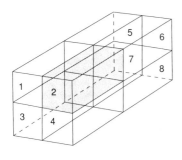

図3-1　ケース中の試料を
選ぶ場合（リンゴ）

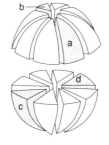

図3-2　対称形の試料の
裁断・分割法

図3-3　長形・扁平試料
の裁断・分割法

斜線部分を採取

る必要のあるもの，または逆に泡立ちを避けるため
やエマルションを壊さぬよう静かに撹拌する必要の
あるものがある。固体試料の場合，特に小麦粉や穀
類などのような粉状，粒状の試料では，これを4分
法で分割し，縮分していく。図3-4aのように試
料を円錐状に積み，次にbのように上を平らにし，
さらにcのようにA，B，C，Dの4区分に分け，対
角線上のAとDまたはBとCをとって混合する。
このようにすれば，もとの量の1/2とすることが
でき，さらにこれをくり返すことにより適当量に減
ずることができる。

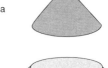

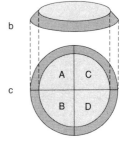

図3-4　円錐4分法

2.　試料の調製と保存

　試料の調製と保存の方法は，試料の種類や状態によって異なるので，主な食
品別に調製と保存の方法を簡単に述べる。

1）試料の調製

(1)　穀　　　粒

　採集した試料をよく混和する。200〜300 g を測定用試料としてフードプロ
セッサーなどを用いて粉砕する。

(2)　パン類（あんやクリームなどの固形異種素材を混ぜていないもの）

　試料を全部または4分割して対の2片をとる。フードプロセッサーで粉砕

し，測定用試料とする。

　(3)　いもおよびでん粉類

　①い　も　類：5個体以上を試料として縮分して，250〜300 g を採取する。フードプロセッサーで粉砕・混和する。

　②でん粉類：試料を混和し，200〜300 g を測定用試料とする。

　(4)　豆　　　類

　①だ　い　ず：均質に混和後，200〜300 g を試験用ミルで粉砕し試料とする。

　②あずき，いんげんまめ類：穀類に準ずる。

　③豆　　腐：1個全体をプラスチック製の250 μm 目の網にのせ30秒水きりする。ホモジナイザーで均質にし測定用試料とする。

　④納豆類：5個体以上をとり，全部を混ぜ，このうちから300 g をとり，フードプロセッサーで粉砕したものを測定用試料とする。

　(5)　野菜・果実類

　①野　菜　類：すりおろし可能な試料（かぼちゃ，きゅうり，かぶ，だいこん，にんじん，れんこんなど）は5個体，不ぞろいな試料は10個体を用いる。水洗し，ペーパータオルで水を拭き取り，廃棄部位を除去して4〜8分割して，対になる部位を採取して300〜500 g に縮分する。プラスチック製すりおろし器ですりおろし，二重のフィルム袋に入れ十分に混和する。フードプロセッサーを使用してもよい。

　大型の葉菜類のキャベツ，はくさい，たかななどは3個体をとり廃棄部位を除き縮分する。ほうれんそう，こまつななどは3把以上を用意して10株以上で700 g を採取し，廃棄部位を除く。いずれの野菜類も1〜2 cm に粗切りし，500 g を採取し，フードプロセッサーで2〜3 mm に細切する。

　ピーマン，オクラ，さやいんげん，さやえんどうなどは廃棄部位を除き，500 g を採取する。1〜2 cm に粗切りにして，フードプロセッサーで2〜3 mm 片に細切する。

　えだまめ，グリンピース，そらまめ，とうもろこしなどは300 g を採取し，廃棄部位を除きフードプロセッサーで2〜3 mm 片に細切する。

　②果　実　類：大型のすいか，パインアップル，メロンなどは3個体，かき，なし，もも，りんごなどは5個体，不ぞろいな試料は10個体を採取する。水洗，

水ぶき後，廃棄部位を除去する。縮分して300〜500 g をとり，フードプロセッサーで細切する。

　いちご，さくらんぼ，びわは1 kg を採取し，これから500 g をとる。廃棄部位を除きフードプロセッサーで細切する。ぶどうは5房をとり，各房とも上部から下部まで均等に粒を採取する。廃棄部位を除去し，フードプロセッサーで細切する。

(6)　き の こ 類

　廃棄部位を除き300 g を採取する。フードプロセッサーで細切する。乾燥きのこ類は50 g をとり，試験用ミルで2〜3 mm 片程度に破砕する。

(7)　藻　　　類

　塩蔵品は，飽和食塩水に入れ食塩を洗い落とす。水分を拭き取り，300 g をとり，1〜2 cm 片に切断し，フードプロセッサーで2〜3 mm 片に細切する。

　乾燥品は廃棄部位を除き50 g をとり，約5 mm に細切，試験用ミルで2〜3 mm 片に粗砕する。

(8)　し好飲料類

　①茶　　類：200〜300 g を採取する。粒度が1 mm 前後ならそのまま，大きい場合は約50 g を分取して試験用ミルで，試料の90％が0.5〜1.0 mm のふるいを通るように粉砕する。

　②コーヒー：コーヒー粉末はよく混和して，そのうちの200 g を採取する。コーヒー豆は200〜300 g を採取する。分析にあたり荒砕き後，ローラーミルで粗砕する。

(9)　獣 鳥 肉 類

　①肉　　類：骨を除いた300〜500 g を採取し，包丁で2〜3 cm 角に切り，フードプロセッサーで混和する。筋はあらかじめ包丁で細かく切る。

　②肉 製 品：300〜500 g を採取して，肉と同様に処理する。

(10)　魚 介 類

　①魚　　類：小型魚類（体長20 cm 未満のいわし，あゆ，はぜなど）は10匹を選ぶ。水洗後，水をペーパータオルで拭き取る。三枚におろして細切する。各個体から30 g をとり，フードプロセッサーで混和する。300 g を測定用試料とする。

　中型魚類（体長20〜60cmのたい，さば，はまちなど）は3〜5個体を選ぶ。軽く水洗い後，水をペーパータオルで拭き取る。三枚におろし代表的部位を約1cmに角切りする。その60〜100 gを採取して300 gとする。小型魚類と同じように処理して試料とする。

　大型魚類（体長60 cm以上のぶり，さけ，さめなど）は3個体を選ぶ。表面を水洗いしてペーパータオルで水を拭き取る。三枚におろして可食部を代表する部位を1 cm角に切る。各部位から100gずつを採取する。小型魚類と同様に処理して測定用試料とする。

　②貝類，いか，たこ，甲殻類など：小型魚類に準じて処理して，測定用試料とする。むき身を食する大型の貝類は開殻し可食部をとり出し，目の細かい金網で2分間水きりする。フードプロセッサーで混和して試料とする。

　いか，たこ類は魚類に準じて試料を集め，内臓などを除き混和し，測定用試料とする。甲殻類も魚類に準じて試料を集め，頭，殻，尾などを除き，混和し試料を調製する。あみ，小えびなど小型のものは全体を試料とする。

　冷凍食品はフィルム袋に入れて流水中で解凍し，それぞれの対応する魚介類と同じようにして測定用試料とする。

⑾　乳　　　類

　試料をよく混和して，均質化する。クリームが分離しているものは約40℃に加温して均質化し，室温まで冷却して試料とする。アイスクリームは3〜5個を室温で軟化させ，全量を合わせスプーンなどで十分に混和して試料とする。チーズは複数個から縮分して250〜300 gを採取する。チーズおろし器やフードプロセッサーなどで粉砕・均質化して試料とする。

⑿　卵　　　類

　5個体を試料として割卵する。フィルム袋に入れ密封し，よくもんで混和して測定用試料とする。卵黄・卵白は5個体をとり，卵黄はろ紙上で転がして卵白を除いてからフィルム袋に入れ，全卵と同様にして測定用試料とする。卵白はそのままフィルム袋に入れ，測定用試料を調製する。

⒀　調味料，香辛料類

　しょうゆ，ソース，トマト加工品類はよく混和してから200 gを採取して測定用試料とする。みそ類は袋詰，カップなどから全量をフィルム袋に入れ，よ

くもんで均質化した後200gをはかりとり，測定用試料とする。

⒁ 食品の廃棄率

『日本食品標準成分表』の食品分析では通常，食品の可食部について分析を行っており，食品可食部100g中の分析値が示されている。食品の可食部は食品の原材料から通常の食生活で廃棄される不可食部分を除いたものである。廃棄率は原材料食品全体に対して廃棄される部分の重量％で表される。食品の廃棄率については『日本食品標準成分表』を参照されたい。

2）試料の保存

調製した測定用試料は変質しやすいので可能な限り直ちに分析に供することが望ましい。保存するときは密閉できる試料びんなどに入れ低温で保存し，変質を防ぐようにする。

2. 水 分 (Water)

水分の定量法としては乾燥法，蒸留法，カールフィッシャー法[1]，電気的測定法[2]，物理的測定法[3]に大別できる。なかでも，乾燥法（常圧加熱および減圧加熱）は古くから多くの食品に適用されている方法であり，『日本食品標準成分表2020年版（八訂）』でも，食品の種類別に測定条件が設定されている。

1. 加熱乾燥法

一般に広く用いられている方法で，常圧または減圧のもとで試料を加熱乾燥して，その減量を水分とみなす重量分析法の一種である。食品ごとに，できるだけ水分のみが蒸発する条件が設定されている（表3-1）。

1）常圧加熱乾燥法（直接法）

穀類，種実類などの粉末状のもの，比較的水分の少ない食品に適用する。

〔器具〕　ハカリ皿（図3-5），熱風循環式電気定温乾燥器

〔操作〕　定められた温度に保った乾燥器に，蓋をずらしてハカリ皿を入れ，

---

1) 化学的定量法として，広く用いられている方法。油脂や砂糖，香辛料など水分の比較的少ない食品に適用される。
2) 電気水分計など。
3) 屈折計など。

表3-1　『日本食品標準成分表2020年版(八訂)』で用いられる水分定量法（抜粋）

食 品 名	採取量	測 定 方 法	測 定 条 件
1.　穀類（めし・もち）	5 g	常圧加熱・乾燥助剤法	135℃，2時間
（乾めん類, マカロニ・スパゲッティ）	3〜5 g	常圧加熱・直接法	135℃，3時間
（粉類）	3 g	常圧加熱・直接法	135℃，1時間
（パン・菓子パン類）	2〜3 g	常圧加熱・直接法	135℃，1時間
（生めん，ゆでめん）	3 g	常圧加熱・アルミ箔法	135℃，2時間
2.　いも及びでん粉類（いも類）	3〜5 g	常圧加熱・乾燥助剤法	100℃，5時間
（でん粉類）	3 g	常圧加熱・直接法	135℃，1時間
3.　砂糖および甘味類（砂糖類）	5 g	常圧加熱・直接法又は カールフィッシャー法	105℃，3時間
（はちみつ類）	2〜3 g	減圧加熱・乾燥助剤法	90℃，3時間
4.　豆類（あずき，いんげん豆）	5 g	常圧加熱・直接法	135℃，3時間
（だいず）	5 g	常圧加熱・直接法	130℃，2時間
（きな粉，脱脂だいず）	3 g	常圧加熱・直接法	130℃，1時間
（豆腐類，納豆類）	5 g	常圧加熱・乾燥助剤法	105℃，2時間
（みそ類）	1又は5g	カールフィッシャー法 又は減圧加熱・乾燥助剤法	70℃，5時間
5.　種実類（脂質少以外）	5 g	常圧加熱・直接法	130℃，2時間
6.　野菜類（生鮮野菜）	5〜7 g	減圧加熱・乾燥助剤法	70℃，5時間
7.　果実類（生果）	5 g	減圧加熱・乾燥助剤法	70℃，5時間
8.　きのこ類（生）	5 g	常圧加熱・乾燥助剤法	105℃，5時間
（乾燥）	2〜5 g	常圧加熱・直接法	105℃，5時間
9.　藻類（生・塩蔵品）	5 g	常圧加熱・乾燥助剤法	105℃，5時間
10.　魚介類	5〜7 g	常圧加熱・乾燥助剤法	105℃，5時間
11.　肉類	3〜5 g	常圧加熱・乾燥助剤法	135℃，2時間
12.　卵類	3〜5 g	減圧加熱・乾燥助剤法	100℃，恒量
13.　乳類（液状，アイスクリーム）	3 g	常圧加熱・乾燥助剤法	100℃，3時間
14.　油脂類	3〜5 g	常圧加熱・乾燥助剤法	105℃，3時間
16.　し好飲料類（茶類）	3 g	常圧加熱・直接法	100℃，恒量
（アルコール飲料）	5 g	減圧加熱・乾燥助剤法	70℃，恒量
17.　調味料（しょうゆ，ソース類）	5 g	減圧加熱・乾燥助剤法	70℃，恒量

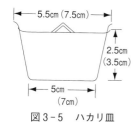

図3-5 ハカリ皿

1〜2時間乾燥後，蓋をして，デシケーターに入れる。放冷[1]後，直ちに秤量する。再び前の乾燥器に入れ，同様に1時間乾燥し，デシケーター中に放冷後，秤量する。これを恒量（W_0）[2]に達するまでくり返す。

　恒量となったハカリ皿に一定量の試料を上皿天びんではかって入れ，蓋をして0.1mgまで秤量（W_1）する。ハカリ皿の蓋をずらして乾燥器の中に入れる。所定の温度に達してから，定められた時間乾燥する。乾燥器内で蓋をしてデシケーター中に入れて放冷後，直ちに秤量する（W_2）。恒量になるまで乾燥するように測定条件が定められている場合は，再び同様にして乾燥器中で乾燥し，放冷後，秤量する。

〔計算〕

$$水分量(g/100g) = \frac{W_1 - W_2}{W_1 - W_0} \times 100$$

W_0：恒量としたハカリ皿の質量（g）
W_1：試料の入ったハカリ皿の乾燥前の質量（g）
W_2：試料の入ったハカリ皿の乾燥後の質量（g）

2）乾燥助剤添加法

粘質性食品，液状食品，ペースト状食品に適用する。

〔器具と試薬〕　精製ケイ砂[3]，ハカリ皿（図3-5大型），容器に蓋をしたとき斜めに入る小撹拌棒（ガラス棒など），他は直接法と同じ

〔操作〕　ハカリ皿に精製ケイ砂20〜30gと撹拌棒を入れ，所定温度で1〜2時間乾燥後デシケーター中で1時間放冷してから秤量する。これをくり返し恒量を求める（W_0）。試料を表3-1に従い採取し，0.1mgまではかる（W_1）。撹

---

1)　放冷時間は室温になるまでであるが，デシケーターの大きさ，入れる量により異なる。普通，45分間は必要である。
2)　くり返し測定した結果が一定となり，測定のたびに質量変化がないことを恒量という。食品分析においては，乾燥前後などの質量差が0.1％以内であれば恒量に達したと考えてよい。測定対象によっては，0.1％以内の質量差に達しないこともある。油類では3mg，ショ糖を多く含む試料では2mg以内になればよい。
3)　乾燥助剤として用いる。粒径200〜1,000μmのケイ砂を塩酸：水（1：1）に入れ80℃で加温し，1時間放置する。冷却後，水で塩酸を完全に洗い除き，風乾後105℃で1〜2時間乾燥する。

拌棒で混和[1]し，水浴上で混和しながらサラサラの状態になるまで予備乾燥する。その後，表3-1の測定条件に従い直接法と同様に操作し，秤量して（W_2），水分量を求める。

〔計算〕　常圧加熱乾燥法と同じように計算する。

3）アルミニウム箔法

粘質状の穀類加工品（めし，ゆでめんなど）類に用いる。水分が蒸発しにくく，高温加熱（105℃以上）の必要がある場合に適用する。

〔器具と試薬〕　アルミニウム箔，アルミニウム製トレイ，熱風循環式電気定温乾燥器

★ワンポイント━━━━━━★

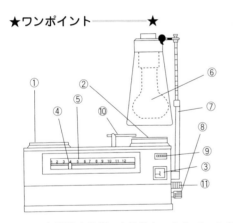

①おもり皿，②試料皿
③平衡指針，④水分指針
⑤水分目盛り，⑥赤外線ランプ
⑦ランプ支柱，⑧水分指針移動ハンドル
⑨平衡ダイヤル，⑩温度計
⑪温度調節ハンドル

図3-6　赤外線水分計の一例

赤外線水分計：水分計といわれているが，常圧加熱乾燥法の変形と考えられる。一般に精度のよい上皿天びんを備え，赤外線ランプ加熱による質量減を直接水分%に換算して読みとるようになっている。加熱条件は標準的な水分定量法を参考にして，食品の種類によって各自が定める必要がある。常圧加熱乾燥法で水分を定量できるほとんどの食品に適用可能であるが，精度，感度の点では劣る。この方法は概略の水分量を手早く知るのに便利である。

1）　粘度が高く混合ししにくい場合は，乾燥助剤が濡れる程度の少量の水を加える。

〔操作〕　アルミニウム箔を図3-7に示した展開図に従い，裁断して袋[1]を作製して精秤（0.1 mg まで）する（W_0）。それぞれの食品に応じて試料を採取して精秤する（W_1）。袋の口と底に約15mm の余裕を残し，試料を薄く圧延する。口を開き空気を入れ袋を膨らませるか，袋を開きアルミニウム製トレイにのせ，所定の条件に従い乾燥する。乾燥後，袋を平らにし，口を折って，30分間デシケーター中で放冷してから精秤する（W_2）。

〔計算〕　常圧加熱乾燥法と同様に，乾燥前後の質量の差を水分量とする。

4）減圧加熱乾燥法（直接法）

加熱により変化しやすい食品（粉末スープ，クッキーなど）に適用する。

〔器具〕　減圧電気定温乾燥器（図3-8），真空ポンプ，その他は常圧加熱乾燥法（p.71）と同じ。

〔操作〕　常圧加熱乾燥法に準ずる。あらかじめ恒量（W_0）を求めたハカリ皿または蒸発皿に試料適量を入れ，合計質量を秤量する（W_1）。これを必要に応じて前処理をしてから常圧のもとで所定の温度に設定した減圧乾燥器に入れ，所定の条件で減圧し，加熱して乾燥する。乾燥後，真空ポンプを止め，濃硫酸を通じて除湿した空気を静かに送り，器内を常圧にしてからハカリ皿をとり出し，デシケーター中で30～40分間放冷し秤量する。恒量（W_2）に達するまで減

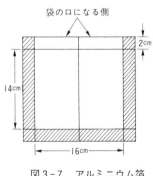

図3-7　アルミニウム箔
秤量容器の展開図

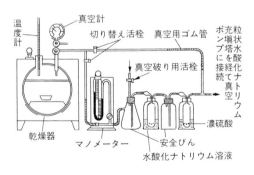

図3-8　減圧電気定温乾燥器

---

1)　アルミニウム箔は水分を吸収しないので使用前に乾燥する必要はない。使用時，袋が破れたときは乾燥後，ポリエチレンの袋に入れデシケーター中で放冷・秤量するとよい（この場合，袋の重量を差し引く）。

圧乾燥，放冷，秤量をくり返す。

〔計算〕　常圧加熱乾燥法と同じように計算する。

5）減圧加熱乾燥・乾燥助剤添加法

野菜類，果実類，魚介類など比較的水分量が多い食品，粘質状・液状・ペースト状食品で加熱により変化しやすい食品に適用する。

〔器具と試薬〕　器具は減圧加熱乾燥法（直接法），試薬は乾燥助剤添加法と同じ。

〔操作〕　ケイ砂20〜30 g を入れて加熱乾燥してハカリ皿の恒量を求める（W_0）。ハカリ皿に試料をとり，秤量する（W_1）。直接法と同様に操作して，減圧乾燥して恒量を求める（W_2）。

〔計算〕　常圧加熱乾燥法と同じように計算する。

2．蒸　留　法

香辛料に用いる。水以外の揮発成分や脂質を多く含む食品，多水分食品に適用する。水と混和しない有機溶媒中で試料を加熱すると，試料中の水分は溶媒との共沸混合蒸気として留出する。これを冷却し，溶媒と分離した水の容積をはかる方法である。多少精密さを欠くが，多数の試料を比較的短時間で測定できる利点がある。

〔試薬〕　表3-2に示す各種有機溶媒[1]

表3-2　水と溶媒の共沸混合物

溶　　媒	組成（水%）	共沸点（℃）	溶媒沸点（℃）
四塩化炭素	4.1	66	77
クロロホルム	2.8	56.1	61
トリクロロエチレン	5.4	73.6	88〜90
イソアミルアルコール	49.6	95.2	132
シクロヘキサン	9	68.95	81
ベンゼン	8.8	69.3	80
トルエン	19.6	84.1	111
m-キシレン	35.8	92	139

1）　試薬第1級を用いる。使用する前に溶媒150mL に対して水2〜3mL を加え，同様に操作して水を留去し，残った溶媒を測定に用いる。

〔装置〕　蒸留式水分定量装置（図3-9）

〔操作〕　装置全体を乾燥してから蒸留フラスコの重量を秤量し，この中へ試料（水分3〜4.5mLに相当する量）を正確にとる。次に，各種有機溶媒をフラスコの半分ぐらいまで入れる。

水分測定管にも前もって溶剤を入れておく。装置を組み立て，冷却管へ冷却水を通じてから加熱を開始する。蒸留速度は1秒間2〜3滴の水滴が落下する程度がよい。水滴が落下しなくなってから約20分ほど蒸留を続け，加熱を止める。冷却管の上部からスポイトで溶剤を強く流し込み，冷却管内に付着している水を測定管内へ落とす。ほぼ常温（25℃）となった後，測定管内に留出した水の容積を測定する。水1mLを1gとして計算する。

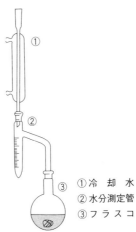

① 冷 却 水
② 水分測定管
③ フラスコ

図3-9　蒸留式水分
　　　定量装置

〔計算〕

$$水分（g/100g）= \frac{V}{S} \times 100$$

V：水分測定管中に留出した水の容積（mL）
S：試料採取量（g）

3. たんぱく質（Protein）

たんぱく質は，その構成成分として窒素を一定量含むことが特徴である。したがって，たんぱく質量を求めるには，食品中の窒素量を測定し，その窒素量に窒素-たんぱく質換算係数を乗じてたんぱく質量を算出することができる。

★ワンポイント━━━━━━━★

　窒素-たんぱく質換算係数（Nitrogen to protein conversion factor）：表3-3に示すように，たんぱく質は平均16%の窒素を含んでいる。したがって，たんぱく

表3-3　たんぱく質の元素組成

元　　　素	％
炭　　　素	50 〜 55
酸　　　素	19 〜 24
窒　　　素	12 〜 19
水　　　素	6.9〜7.3
イ　オ　ウ	0.3〜2.4

質量を求めるには，窒素を定量し，それに100/16＝6.25を係数として乗じて算出すればよい。この係数を窒素－たんぱく質換算係数という。ただ，窒素含量はたんぱく質の種類によって異なり，また食品によって含有されるたんぱく質の種類が異なる。したがって，すべての食品に6.25を係数として用いることはできない。このような理由から，食品の窒素－たんぱく質換算係数はその食品中の主要なたんぱく質の窒素含量を基礎として定められている。表3－4に各種食品の窒素－たんぱく質換算係数を示す。

表3－4　窒素－たんぱく質換算係数

食品群		食　品　名	換算係数
1　穀　類		アマランサス	5.30
		えんばく（オートミール），おおむぎ，こむぎ（玄穀，全粒粉），ライ麦	5.83
		小麦粉，フランスパン，めん類，マカロニ・スパゲッティ類，ふ類，小麦たんぱく，ぎょうざの皮，しゅうまいの皮	5.70
		小麦はいが	5.80
		こめ，こめ製品（赤飯を除く）	5.95
4　豆　類		だいず，だいず製品（豆腐竹輪を除く）	5.71
5　種実類		アーモンド	5.18
		ブラジルナッツ，らっかせい	5.46
		その他のナッツ類，あさ，あまに，えごま，かぼちゃ，けし，ごま，すいか，はす，ひし，ひまわりの各種実類	5.30
6　野菜類		えだまめ，だいずもやし	5.71
		らっかせい（未熟豆）	5.46
10　魚介類		ふかひれ	5.55
11　肉　類		ゼラチン，腱（うし），豚足，軟骨（ぶた，にわとり）	
13　乳　類		液状乳類，チーズを含む乳製品，その他（シャーベットを除く）	6.38
14　油脂類		バター類，マーガリン類	
17　調味料および香辛料類	しょうゆ類，みそ類		5.71
上記以外の食品			6.25

『日本食品標準成分表2020年版（八訂）』による。

1. 粗たんぱく質（Crude protein）の定量

食品中に存在している窒素化合物の大部分はたんぱく質であるが，その他少量の非たんぱく質窒素化合物[1]も含まれている。この方法では，これらの非たんぱく質窒素化合物もたんぱく質とみなして定量しているので，真のたんぱく質よりやや多く算出される。このようにして定量されたたんぱく質を粗たんぱく質という。

1）マクロ改良ケルダール法

食品中の窒素の定量法としては，古くからケルダール（Kjeldahl）法が知られている。多種多様な改変・改良が重ねられており，食品分析では，一般に以下に述べるマクロ改良ケルダール法が用いられる。

たんぱく質を含む試料に濃硫酸と分解促進剤を加え高温で加熱分解すると，有機物は硫酸によって脱水分解される。このとき，たんぱく質の窒素[2]はアンモニアに変換される（分解）。分解液に過剰のアルカリを加えて加熱すると，アンモニアが遊離蒸発してくる。このアンモニアをホウ酸溶液などに吸収させる（蒸留）。このアンモニア捕集液を硫酸標準溶液で滴定する。この結果から，遊離アンモニア量がわかり，したがって窒素量が計算できる。ただし，たんぱく質以外の窒素化合物を含むものは，それぞれに定量し，差し引く必要がある（例；コーヒーはカフェイン，野菜類は硝酸態窒素など）。

〔試薬と装置〕　濃硫酸，銅・カリ触媒[3]，ショ糖，沸とう石（1.7〜1.4mm目の粒度），砂状亜鉛（850μm目よりも大きい粒度），30〜40%水酸化ナトリウム溶液，4%ホウ酸溶液[4]，0.05mol/L硫酸標準溶液（ファクター既知），メチルレッド・ブロムクレゾールグリーン混合指示薬[5]，300〜500mL容ケルダール分解フラスコ，分解用加熱装置（図3-10），ケルダール蒸留装置（図3-11）

〔操作〕　①試料の分解：(a)分解の準備；ケルダール分解フラスコを洗浄して

---

1) アミド化合物，プリン塩基，クレアチニンなど。
2) NO，NO_2，N_2の形の窒素は定量できない。
3) 分解促進剤。K_2SO_4：$CuSO_4$・$5H_2O$ ＝9：1の混合触媒，乳鉢で粉砕混和する。
4) ほう酸40 gを水960mLに加熱溶解後，冷却する。
5) 0.1%メチルレッド，0.2%ブロムクレゾールグリーンの95%エタノール溶液を2：1の割合で混合する。酸性で赤紫色，変色点で灰色，塩基性で緑色に変化する。変色点の灰色が鮮明でないときは，指示薬の混合比を少し変えて調製する。

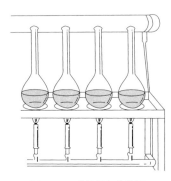

図3-10 分解用加熱装置

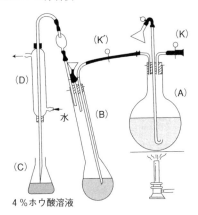

4％ホウ酸溶液

図3-11 ケルダール蒸留装置

よく乾燥させ，試料適量（窒素約10〜40 mg に相当する量，例：穀類では1〜2 g, 肉類では1 g）を正確にはかりとり，銅・カリ触媒10 g と濃硫酸25mL，沸とう石5〜6粒を加え[1]，穏やかにフラスコを振り混ぜ，硫酸を試料に浸透させる。

(b)**加熱分解**；各フラスコをドラフト内の分解装置に乗せて小火炎で加熱し，発生するガスを接続した水流ポンプで吸引排気する。間もなく内容物は黒変し，最初は泡立つが次第に発泡はおさまる。分解が進んで全体が黒色液状となり，大きな泡立ちがみられなくなり，小さな発泡が安定して発生するような状態になったらバーナーの火炎を強めて沸騰させて分解を続ける。徐々に黒色が消え，黒褐色→茶褐色→緑褐色を経て青・黄緑色の透明液[2]となる。完全に緑色透明になってからさらに約1時間加熱を続けて分解を完全にし，加熱を終了する。

(c)**試料溶液の調製**；室温近くまで冷却後，約50mL の水を徐々に加え，フラスコの内壁を洗いながら中の硫酸を希釈する[3]。十分に水冷した後，フラスコの内容物を漏斗を用いて100mL 容メスフラスコに静かに移す。分解フラスコは水約10mL を用いて内部を3回以上洗浄し，洗液はすべてメスフラスコに入れ，最後に漏斗を洗いながら標線まで水を加えて全量を100mL[4]にし，共栓をして

---

1) 試料，触媒，硫酸の順序で入れると，フラスコの内壁に試料が付着しないでよい。
2) 触媒として加えた硫酸銅のためである。
3) 発熱するので操作に十分に注意する。
4) 触媒が多いので，これが溶解しないときがある。この場合は200mLとする。蒸留時50mLをとる。

よく混和し，これを試料溶液とする[1]。〔フローシート〕

②蒸　留（図 3 -11）：(a)蒸留の準備；
水蒸気発生フラスコAに水道水を約
2/3容入れ，濃硫酸[2]を 1 ～ 2 滴加えて
微酸性にし，突沸防止用の亜鉛粒[3]の
小片を少量加えておく。ピンチコック
K を開き，他のコックは閉じて加熱す
る。分解フラスコBに分解試料溶液
25mL をホールピペットでとり，水100
mL を加える。300mL 容三角フラスコ
C に 4 ％ホウ酸溶液25mL をメスシリ
ンダーでとり，混合指示薬 5 ～ 6 滴を
加え，冷却管 D の先端が 4 ％ホウ酸
溶液中に浸るようにする。D に冷却
水を通す。

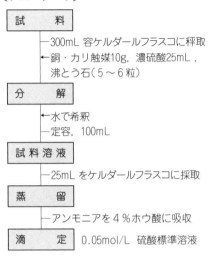

(b)アンモニア発生と捕集；B の上部の漏斗を通して，30～40％水酸化ナトリウム
溶液60～70mL を B 中に流下し，内容を強アルカリ性にする[4]。A から水蒸気
が出始めたら K′コックを開き，K コックを閉じて水蒸気を B 中に通じて蒸留
を開始する[5]。次第に B 中は沸騰状態となり，アンモニアが発生して水蒸気と
ともに冷却管に達する。ここでアンモニアは水蒸気とともに冷却され， 4 ％ホ
ウ酸溶液中に捕集される。C に留出し始めてから15～20分間程度蒸留を続け
る[6]。次いで C を下げて 4 ％ホウ酸溶液から D の先端を離し，さらに 1 ～ 2 分
蒸留を続ける。次に，D の先端を水少量で洗浄し，洗液は C 中に受ける。K コッ
クを開き K′コックを閉じてから B をとりはずし，次の蒸留に備える。

---

1) 自動分析装置を用いる場合などは，定容しないで，蒸留・滴定の操作を行うこともある。
2) 水中に遊離の NH_3 があるとき，これを NH_4^+ に変え，また炭酸を駆逐するため。なお酸
　性確認のためメチルレッドで赤色にしておく。
3) 沸とう石，または一端を閉じた毛細管でもよい。
4) 試料溶液中に Cu^{2+} が存在するため，NaOH によって青色の $Cu(OH)_2$ の沈澱ができる。
5) B 中の $Cu(OH)_2$ は CuO となって濃茶褐色に変化する。
6) C 中の留出液が約100mL になれば十分である。

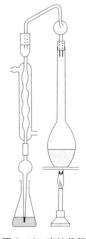

③滴　　定：アンモニアを捕集した三角フラスコ C の内容液を0.05 mol/L 硫酸標準溶液で滴定する。混合指示薬の色が青色→青緑色→灰色（汚無色）→桃色になった点を終点とする。指示薬の色が薄い場合は，少量追加すると終点が判定しやすい。

蒸留，滴定の操作は2回以上くり返し，それらの滴定値の平均を求める。

空試験として，別の分解フラスコに試料の代わりに試料と同量のショ糖を採取し，試料と同様に操作を行う。

〔計算〕　粗たんぱく質(g/100g) $= \dfrac{(a-b) \times f \times 0.0014^* \times D}{S} \times 100 \times Nf$

a：本試験の0.05 mol/L 硫酸標準溶液の滴定値（mL）
b：空試験の0.05 mol/L 硫酸標準溶液の滴定値（mL）
f：0.05 mol/L 硫酸標準溶液のファクター
$*$：0.05 mol/L 硫酸溶液 1 mL に相当する窒素量[1]（g）
D：希釈倍数（この場合，100/25 = 4 ）
S：試料採取量（g）
Nf：窒素 - たんぱく質換算係数

★ワンポイント━━━━━━━━━★

サリチル酸添加 - マクロ改良ケルダール法：野菜類のうち葉菜類，根菜類などの硝酸態窒素化合物の多い食品に適用する。ケルダール法では硝酸態窒素を安定的に回収できない。そこで，あらかじめサリチル酸を加え，硝酸態窒素化合物をケルダール法で回収できる形に変えた後，たんぱく質由来の窒素とともに測定する。測定値から別に測定した硝酸態窒素量[2]を差し引いて，たんぱく質に由来する窒素量を算出し，これに窒素 - たんぱく質換算係数を乗じてたんぱく質量を求める。

〔試薬と装置〕　チオ硫酸ナトリウム五水和物，サリチル酸，サリチル酸硫酸溶液[3]，その他はマクロ改良ケルダール法と同じ。

図 3-12　直接蒸留装置

---

1)　$H_2SO_4 + 2NH_3 \longrightarrow (NH_4)_2SO_4$　　∴ $H_2SO_4 \equiv 2 \times N$（原子量14.0067）
　　したがって，0.05mol/L H_2SO_4（= 0.1mol/L NaOH）1 mL は窒素0.0014 g に相当する。
2)　HPLC 法またはイオンクロマトグラフ法で測定した硝酸イオンから求める。HPLC 法では，アミノカラム（Asahipak NH2P-50・4E 内径4.6mm ×長さ250mm など）で測定する。
3)　サリチル酸10 g を濃硫酸300mL に溶解する。

〔操作〕 試料2gを正確にはかり，ケルダールフラスコに入れる。サリチル酸硫酸溶液30〜40mL（試料1gに対して15〜20mL）を加える。ときどき混和しながら，30分以上おいてサリチル酸をニトロ化する。チオ硫酸ナトリウム3gを加え，混和して5分間以上放置する。泡立ちが静かになるまでゆっくり加熱して，ニトロ基をアミノ基に還元する。

冷却後，マクロ改良ケルダール法と同様にして，窒素を定量する。分解時，新たな濃硫酸を加えず分解促進剤（銅・カリ触媒）と沸とう石を加えて加熱する。

〔計算〕

$$\text{たんぱく質量}\atop\text{(g/100 g)} = \left\{ {\text{窒素量}\atop\text{(g/100 g)}} - {\text{硝酸態窒素量}\atop\text{(g/100 g)}} \right\} \times \text{窒素 - たんぱく質換算係数}$$

〔フローシート〕

2. アミノ酸組成によるたんぱく質

たんぱく質はアミノ酸により構成されている。食品中のアミノ酸組成にもとづいてアミノ酸の脱水縮合物の量（＝アミノ酸残基の総量）として，より正確なたんぱく質量を求めることができる。

『日本食品標準成分表2020年版（八訂)』には，『アミノ酸成分表編』の各アミノ酸量にもとづき算出された"アミノ酸組成によるたんぱく質"が収載されている。アミノ酸の測定方法については，第4章「2. アミノ酸，たんぱく質の分析」（pp.153-161）を参照されたい。

アミノ酸組成によるたんぱく質（g/100g）

アミノ酸組成によるたんぱく質は，アミノ酸量を測定し，それぞれに脱水縮合物係数を乗じたもの（アミノ酸残基）を合計して算出する。

アミノ酸の脱水縮合物係数

＝（そのアミノ酸の分子量−18.02)/そのアミノ酸の分子量

アミノ酸残基

＝そのアミノ酸の量×{(そのアミノ酸の分子量−18.02)/そのアミノ酸の分子量}

4. 脂 質 (Lipid)

1. 脂質の定量

　脂質は水に不溶で，エーテルなどの有機溶媒に可溶である。有機溶媒による抽出では，エネルギー源である脂質以外にロウ，炭化水素，色素類，有機酸なども含まれるので，粗脂肪とも呼んでいる。代表的な抽出法はソックスレー抽出法であり，これ以外に酸分解法，クロロホルム－メタノール混液抽出法などがあり，含まれる脂質の種類や食品の種類，性質によって定量法を使い分ける必要がある。また，乳類の脂質定量ではレーゼ・ゴットリーブ法などがある。表3-5に代表的な食品の脂質定量法を示す。

1）ソックスレー (Soxhlet) 抽出法

　食品の脂質定量ではジエチルエーテルを溶剤とするソックスレー抽出法が代表的な脂質定量法であり，多数の食品で用いられている。比較的脂質含量が高く，組織成分と結合している脂質が少ない食品に適する。試料の乾燥が不十分であると脂質の抽出が不完全となり，また糖などの低分子成分は脂質の抽出を妨害したり，抽出物に混入し誤差の原因となる。したがって食品により，これらの除去に前処理が必要とされる。

〔試薬と装置〕　ジエチルエーテル[1]，ソックスレー抽出器（図3-13），円筒ろ紙，脱脂綿，電気恒温水槽，電気定温乾燥器

〔操作〕　試料採取量は表3-5を参照する。

A．試料の前処理

　魚介類，獣鳥鯨肉類，油脂（脂身），香辛料類（練り）はケイソウ土2〜3gとともにビーカーに入れ，ウォーターバス上で乾燥後乳鉢に移し，ケイ砂および無水硫酸ナトリウムを2〜3g加え磨砕する。砂糖および甘味類，あめ玉，果汁などは水100mLを加え加温し試料を溶解させ，7％硫酸銅溶液約10mL，次いで1％水酸化ナトリウム溶液を微酸性から中性になるまで滴下し，水酸化銅の沈澱を生成させる。沈澱をろ紙でろ過し，さらに水200mLで洗浄後乾燥させ

---

1)　引火しやすいので取り扱いには注意する。目的によっては，石油エーテルを用いる場合もある。

表 3 − 5　『日本食品標準成分表2020年版（八訂）』で用いられる脂質定量法（抜粋）

食　品　名	試料採取量	測 定 方 法
1.　穀　類		
粉体	1〜2 g	酸分解法
めし，ゆで麺などの多水分試料	4〜5 g	酸分解法
2.　いも及びでん粉類		
粉状	2〜3 g	酸分解法
生（多水分）	4〜5 g	酸分解法
3.　砂糖及び甘味類	5〜15 g	加水溶解，ソックスレー抽出法
4.　豆　類		
だいずを除く一般の豆類	1〜2 g	酸分解法
だいず，きな粉，豆腐	2〜5 g	クロロホルム−メタノール混液抽出法
みそ，納豆	3〜10 g	ソックスレー抽出法
5.　種実類	1〜3 g	酸分解法，ソックスレー抽出法
6.　野菜類	3〜5 g	酸分解法
7.　果実類	5〜7 g	酸分解法，ソックスレー抽出法
8.　きのこ類	3〜7 g	酸分解法
9.　藻　類	3〜7 g	酸分解法
10.　魚介類	1 g，10 g	ヘキサン−イソプロパノール法，フォルチ法
11.　肉　類	3〜5 g	ソックスレー抽出法
12.　卵　類	2〜5 g	クロロホルム‐メタノール混液抽出法
13.　乳　類		
乳および乳製品全般	1〜5 g	レーゼ・ゴットリーブ法
チーズ	1〜2 g	酸・アンモニア分解法
14.　油脂類		
液体，固体脂	5〜10 g	計算。100−（水分＋石油エーテル不溶分）
脂身	1〜2 g	ソックスレー抽出法
15.　菓子類	1〜10 g	酸分解法，加水溶解，ソックスレー抽出法
16.　し好飲料類		
飲料，浸出液	10〜30 g	ソックスレー抽出法
乳成分を含むもの	5〜7 g	レーゼ・ゴットリーブ法
17.　調味料および香辛料	2〜30 g	液−液抽出法，酸分解法，ソックスレー抽出法
18.　調理加工食品類	2〜7 g	原則として主食材の試験方法を用いる。

る。みそ，納豆は水100mL を加えて加温し，ケイソウ土2〜3g を加えてかき混ぜながら桐山漏斗で吸引ろ過。熱水で十分に洗浄後乾燥。ろ紙ごと乳鉢に移し，ケイ砂，無水硫酸ナトリウムとともに磨砕する。

B. 抽　　出

①試料 (S) を円筒ろ紙に入れ，上に脱脂綿を軽く詰める。前処理のしていない試料は100〜105℃の電気定温乾燥器で1〜2時間乾燥する。　②円筒ろ紙を抽出管に入れ，冷却管に連結する。　③受器はあらかじめ恒量（W_0）を求めておく。　④受器にジエチルエーテルを約2/3入れて，抽出管に連結して電気恒温水槽上で8〜16時間抽出を行う。受器中のエーテルは蒸気となって側管を通って冷却管に達し，ここで冷却されて液滴となり，抽出管内に貯留する。1分間にエーテルが80滴ぐらい滴下するように温度調節する。抽出管にエーテルが溜まり，試料中の脂質を溶出する。エーテルの液面がサイホンの高さを超えると，サイホンを通じて脂質を溶かしたエーテルは全部受器に戻る。受器中のエーテルは脂質を残して再び蒸発し，試料中の脂質を抽出する。　⑤抽出終了後，冷却管と抽出管の連結をはずし，抽出

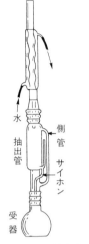
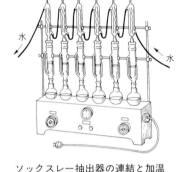

ソックスレー抽出器　　ソックスレー抽出器の連結と加温
図 3-13　ソックスレー抽出装置

〔フローシート〕

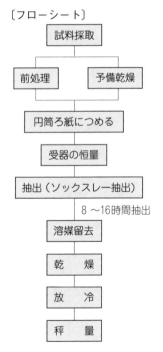

管より円筒ろ紙をピンセットで抜き出し，抽出管は再び冷却管と連結し加温する。　⑥受器中のジエチルエーテルがほとんど抽出管に移ったら受器をとり外す。抽出管に溜まったエーテルは空きびんなどに回収する。　⑦受器は加温または清浄空気を吹きつけるなどしてエーテルの残りを完全に除く。　⑧受器の外側をきれいな布でふき，100〜105℃の電気定温乾燥器で1時間乾燥し，デシケーター中で放冷後秤量する（W_1）。

〔計算〕　受器に抽出された油の量を求めて，それを試料100g当たりに換算する。

$$脂質(\%) = (W_1 - W_0) \times 100 / S$$

W_0：恒量とした受器の質量（g）
W_1：脂質を抽出し乾燥後の受器の質量（g）
$\ S$　：試料採取量（g）

2）酸分解（Acid hydrolysis）法

脂質含量の少ない食品やでん粉含量の高い穀物などでは，脂質が組織中に包合されたり組織成分と強固に結合し，ソックスレー抽出法では十分に抽出されない。そこで試料中のでん粉やたんぱく質を塩酸で加水分解し，脂質の抽出を容易にする酸分解法が採用されている。

〔試薬と装置〕　濃塩酸（36%），塩酸（25：11）[1]，塩酸（2：1）[2]，エタノール，ジエチルエーテル，石油エーテル，ジエチルエーテル—石油エーテル混液[3]，無水硫酸ナトリウム，電気定温乾燥器，電気恒温水槽，マジョニア管用遠心分離器，ロータリーエバポレーター，マジョニア管（図3-14），時計皿，分液漏斗，漏斗，

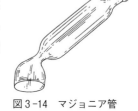

図3-14　マジョニア管

ろ紙（5種A），脂肪びん（ソックスレー抽出法の受器またはナス型フラスコでもよい），デシケーター

〔操作〕　①試料採取量は表3-5を参照する。試料（S）を50mL容ビーカーにはかりとり，エタノール2mLを加えてガラス棒で混和する。　②粉体，乾燥

---

1)　濃塩酸：水＝25：11（V/V）
2)　濃塩酸：水＝2：1　（V/V）
3)　ジエチルエーテル：石油エーテル＝1：1　（V/V）

〔フローシート〕

```
                    ┌──────────┐
                    │  試料採取  │
                    └──────────┘
                        │── エタノール 2 mL
                        │── 塩酸10mL（25：11 または 2：1 または濃塩酸）
                    ┌──────────────────────┐
                    │ 分解（70〜80℃，30〜40分）│
                    └──────────────────────┘
                        │
                    ┌────────────────┐
                    │ 抽出（マジョニア管） │
                    └────────────────┘
                        │── 少量の水
                        │── エタノール 8 mL
                        │── ジエチルエーテル 25mL
                    ┌──────────┐
                    │ 振とう混和 │
                    └──────────┘
                        │── 石油エーテル 25mL
                    ┌──────────┐
                    │ 振とう混和 │
                    └──────────┘
                        │
                    ┌──────────┐
                    │ 遠心分離  │
                    └──────────┘
```

水層（マジョニア管）
　　│── エーテル混液 30mL
振とう混和
遠心分離
〕2回くり返す

エーテル混液層（分液漏斗）

エーテル混液層　　　水　層

　　│── 水 30mL
水　洗
〕2回くり返す

　　│── 無水硫酸ナトリウム10g
脱水ろ過

秤量びんの恒量

ろ液の溶媒留去

乾　燥

放　冷

秤　量

試料の場合は塩酸（25：11），ココア，チョコレートなどは塩酸（2：1），多水分試料の場合は濃塩酸を10mL加える。　③時計皿でおおって70〜80℃の湯浴中で30〜40分加温し，ときどき混合する。　④放冷後，内容物をマジョニア管に移す。　⑤ビーカーとガラス棒は少量の水とエタノール8mL，さらにジエチルエーテル25mLで洗う。洗液もマジョニア管に集める。　⑥ゆるく混和後マジョニア管の栓を回し，エーテルのガスを抜く。　⑦再び栓をし，栓の頭部を押さえ，30秒間激しく縦に振り動かす。　⑧ガス抜き後，石油エーテル25mLを加え，同様に30秒間激しく振る。　⑨ガス抜き後，マジョニア管用遠心分離器を用いエーテル抽出液と水層を分離させる。　⑩マジョニア管を傾け，エーテル抽出液を水30mLの入った分液漏斗に移す。　⑪マジョニア管の水層にジエチルエーテル—石油エーテル混液30mLを加え，⑥⑦と同様に抽出し，ガス抜き後，遠心分離してエーテル抽出液を分液漏斗に移す。　⑫⑪の抽出をもう一度くり返す。抽出は全部で3回行う。　⑬マジョニア管の口と栓の部分を少量のエーテル混液で洗い，分液漏斗のエーテル抽出液と合わせる。　⑭分液漏斗を十分に振り混ぜ静置し，分離した水層は捨てる。　⑮分液漏斗に水30mL加え，⑭と同様に操作する。　⑯漏斗にろ紙，無水硫酸ナトリウム約10gを入れ，水洗後のエーテル抽出液を分液漏斗から流し入れ，ろ液を前もって恒量（W_0）とした脂肪びんに集める。　⑰分液漏斗，漏斗はジエチルエーテル約20mLで洗い，これも脱水ろ過し，脂肪びんに集める。　⑱抽出液の溶媒をロータリーエバポレーターを用いて留去する。　⑲脂肪びんはきれいな布でふき，100〜105℃の電気定温乾燥器で1時間乾燥し，デシケーター中で放冷後，秤量する。　⑳恒量（W_1）になるまで乾燥，放冷をくり返す。

〔計算〕　　　　　脂質(%) $= (W_1 - W_0) \times 100/S$

W_0：恒量とした脂肪びんの質量（g）
W_1：脂質を抽出し乾燥後の脂肪びんの質量（g）
S　：試料採取量（g）

3）クロロホルム—メタノール（Chloroform-Methanol）混液抽出法

クロロホルム—メタノール混液抽出法は，ソックスレー抽出法の試料の乾燥，酸分解法の塩酸による加水分解といった前処理を必要としないため，脂質をほとんど変化させることなく抽出することができる。またクロロホルムは脂質の

溶解性が高く，一方メタノールは組織への浸透性が高いことから，この混合液は複合脂質を含む脂質の定量，特にリン脂質を多く含む食品や水分量が高い食品の定量に効果的である。

〔試薬と装置〕 クロロホルム—メタノール混液[1]，石油エーテル，無水硫酸ナトリウム，電気定温乾燥器，電気恒温水槽，ロータリーエバポレーター，遠心分離器，共栓付き遠心管，抽出装置（図3-15の冷却管および共通摺り合わせ三角フラスコ），ナス形フラスコ，秤量びん，ガラスろ過器（11G-3），デシケーター

〔操作〕 ①試料採取量は表3-5を参照する。試料（S）を抽出装置の三角フラスコにはかり入れ，クロロホルム—メタノール混液60mL を加えて，図3-15のようにフラスコと冷却管を連結し，60℃の恒温水槽に入れる。 ②穏やかに沸騰させ約1時間加温し，ときどき静かに振り動かす。③抽出終了後フラスコをはずし，ガラスろ過器を用いて抽出物をろ過し，ろ液をナス形フラスコにとる。 ④三角フラスコはクロロホルム—メタノール混液約5mL で3回，ガラスろ過器の試料は同混液約30mL を用いて洗浄し，洗液はナス形フラスコに合わせる。 ⑤ナス形フラスコの中の抽出液の溶媒をロータリーエバポレー

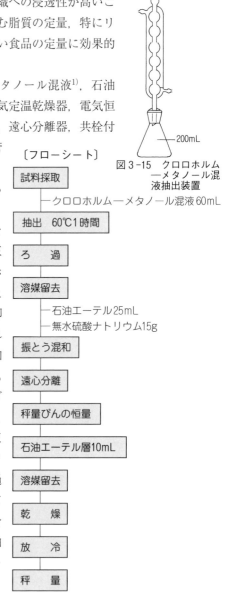

—200mL

図3-15 クロロホルム
　　　—メタノール混
　　　液抽出装置

〔フローシート〕

試料採取

　—クロロホルム—メタノール混液60mL

抽出　60℃1時間

ろ　過

溶媒留去

　—石油エーテル25mL
　—無水硫酸ナトリウム15g

振とう混和

遠心分離

秤量びんの恒量

石油エーテル層10mL

溶媒留去

乾　燥

放　冷

秤　量

---

1) クロロホルム：メタノール＝2：1 (V/V)

ターを用いて留去するが，濃縮の程度は0.5〜1 mL 程度の水が残っているくら
いとし，乾固させない。　⑥冷却後，石油エーテル25mL を正確に加え，次いで
無水硫酸ナトリウムを15 g 加え，共栓をして 1 分間 振り混ぜる。　⑦石油エー
テル層を遠心管に移し，遠心分離（3,000 rpm，約5分）する。　⑧前もって恒量
（W_0）とした秤量びんに，石油エーテル層を10mL 正確に採取し，水浴上で石油
エーテルを留去する。　⑨秤量びんを100〜105℃の電気定温乾燥器中で30分間
乾燥し，デシケーター中で放冷し秤量（W_1）する。

　〔計算〕　石油エーテル層25mL のうち10mL が秤量びんに採取されたので，
採取試料中には25/10倍の脂質が含まれている。

$$脂質(\%) = (W_1 - W_0) \times 25/10 \times 100/S$$

　　W_0：恒量とした脂肪びんの質量（g）
　　W_1：脂質を抽出し乾燥後の脂肪びんの質量（g）
　　S　：試料採取量（g）

4）レーゼ・ゴットリーブ（Roese-Gottlieb）法

　この方法は，乳の脂肪球膜をアンモニアによって破壊し，遊離した脂肪をア
ンモニア性アルコール溶液からエーテルによって抽出する方法である。「乳等
省令」では簡便なゲルベル法を採用しているが，正確な定量を必要とする場合
は重量法であるレーゼ・ゴットリーブ法を用いる。

　〔試薬と装置〕　アンモニア水（28%），エタノール，ジエチルエーテル，石油
エーテル，ジエチルエーテル―石油エーテル混液[1]，レ
ーリッヒ管（図3-16）またはマジョニア管，電気定温乾
燥器，電気恒温水槽，ロータリーエバポレーター，脂肪
びん（ソックスレー抽出法の受器またはナス型フラスコでも
よい）

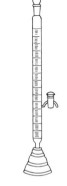

　〔操作〕　①試料採取量は表3-5を参照する。試料（S）
をレーリッヒ管にはかりとり，全体が10〜11mL になる
よう水を加え試料を溶かす。　②アンモニア水 2 mL を
加え栓をしてよく混ぜ，さらにエタノール10mL を加え
十分に混合する。　③ジエチルエーテル25mL を加え栓

図3-16　レーリッヒ管

───────────────
1)　ジエチルエーテル：石油エーテル＝1：1 （V/V）

〔フローシート〕

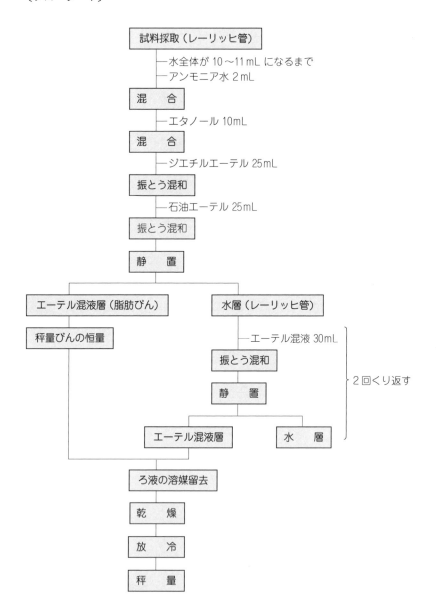

をして軽く振り，栓をまわしてガス抜き後，再び栓をして上下に１分間激しく振る。 ④ガス抜き後，石油エーテル25mL を加え栓をして30秒間激しく振る。⑤ガス抜き後，２層がはっきり分離するまで静置し，栓および抽出管の内側を少量のエーテル混液で洗浄し，洗液は管内に流し入れる。 ⑥レーリッヒ管のコックを開け，エーテル抽出液をあらかじめ恒量（W_0）とした脂肪びんに移す。⑦残りの水層にエーテル混液30mL を加え④⑤⑥の操作をくり返し抽出する。⑧ ⑦の抽出をもう一度くり返す。抽出は全部で３回行う。 ⑨脂肪びん中の抽出液を，ロータリーエバポレーターを用いてエーテル混液を留去する。 ⑩脂肪びんの外側はきれいな布でふき，びんの中に清浄空気または窒素を吹きつけるなどしてエーテルを完全に除く。 ⑪102 ± 2℃の乾燥器に入れ１時間乾燥後，デシケーター中で放冷し秤量（W_1）する。

〔計算〕　　　　　　　　脂質(%) $= (W_1 - W_0) \times 100/S$

　　　W_0：恒量とした受器の質量（g）
　　　W_1：脂質を抽出し乾燥後の受器の質量（g）
　　　S ：試料採取量（g）

2. 脂肪酸（Fatty acids）の定量

　カルボキシ基１個をもつカルボン酸（R-COOH）のうち，鎖式構造をもつものを総称して脂肪酸といい，大部分はグリセリンにエステル結合したトリグリセリドの形で存在している。脂肪酸の鎖長部分は，二重結合がない飽和脂肪酸と二重結合をもつ不飽和脂肪酸に分かれ，不飽和脂肪酸には二重結合を１つもつ一価不飽和脂肪酸と２つ以上の多価不飽和脂肪酸がある。多価不飽和脂肪酸は二重結合の位置が，メチル基末端から３番目にある $n-3$ 系脂肪酸と６番目にある $n-6$ 系脂肪酸に分かれ，食品中での $n-3$，$n-6$ 系脂肪酸の比率は非常に関心がもたれている。

　脂肪酸組成分析のための脂質の抽出は，細胞壁やでん粉が抽出の妨げとなる植物性食品では酸分解法を用いるが，それ以外はクロロホルム─メタノール混液抽出法を用いる。還流抽出中や加熱乾燥中に脂質の劣化による重量，組成の変化が起こらないように，窒素ガスを吹き込みながら抽出，溶媒の留去を行い，さらに真空デシケーター中で乾燥させる必要がある。

　脂肪酸の分析は，抽出脂質に水酸化ナトリウム─メタノール溶液を加えてけ

ん化し，脂肪酸のカルボキシ基を三フッ化ホウ素―メタノール試薬でメチルエステル化後，ガスクロマトグラフィー（GLC）に注入し測定するものである。乳脂肪を含む脂質は炭素鎖の短い酪酸などの脂肪酸を含むため，メチルエステル化の代わりにプロピルエステル化を行う。食品の脂肪酸は種類も多く，すべての食品の脂肪酸を1つのカラムで分析することはむずかしい。したがって，食品の種類および目的に応じて，パックドカラム，または分解能の高いキャピラリーカラムを使い分けることが望ましい。ここでは一般的な GLC 分析法を説明する。

〔試薬と装置〕　0.5 mol/L 水酸化ナトリウム―メタノール溶液，ヘプタデカン酸(内部標準用)[1]，三フッ化ホウ素―メタノール試薬(GLC 分析用,濃度約14%)，飽和食塩水，無水硫酸ナトリウム，n-ヘキサン，ジエチルエーテル―n-ヘキサン混液[2]，シリカゲル（C-200)[3]，共栓付き三角フラスコ，還流冷却器，電気恒温水槽，クロマト管（内径10mm)，ナス形フラスコ，ロータリーエバポレーター，ガスクロマトグラフ（水素炎イオン化検出器つき，キャピラリーカラムを使用する場合はスプリット／スプリットレス注入口つき）

〔操作〕　①共栓付き三角フラスコ2個に抽出脂質を20〜300mg 正確にはかりとり，一方[4]にヘプタデカン酸を脂質の約1／5量，正確に加える。　②両方の三角フラスコに0.5mol/L 水酸化ナトリウム―メタノール溶液を表3-6に従って加え，冷却管をつけ5〜10分間電気恒温水浴上で油滴が消失し均一な溶液となるまでけん化する。　③三フッ化ホウ素―メタノール試薬を表3-6に

表3-6　脂質量とけん化，メチルエステル化試薬使用量

脂質量　（mg）	20〜100	100〜250	250〜500
0.5mol/L 水酸化ナトリウム―メタノール溶液　（mL）	2	4	6
三フッ化ホウ素―メタノール試薬　（mL）	2.5	5.0	7.0

1）　内部標準物質はヘプタデカン酸などの，炭素数が奇数で食品中にあまり含まれていない脂肪酸を用いる。
2）　ジエチルエーテル：n-ヘキサン＝2：98（V/V）
3）　使用前に130℃，16時間活性化する。
4）　植物油などのヘプタデカン酸を明らかに含まないものについては，これを加えないものは必要ない。

従って加え2分間沸騰後，n-ヘキサン2〜5mLを冷却管の上部より加え，さらに1分間沸騰を続ける。　④冷却後，フラスコの首まで飽和食塩水を加え，n-ヘキサン層2〜5mLをとり，無水硫酸ナトリウムを加えて脱水する。　⑤あらかじめクロマト管にシリカゲル8gをn-ヘキサンを用いて充填したカラムに，脱水後のヘキサン層を吸着させ，n-ヘキサン100mLで洗浄後，ジエチルエーテル—n-ヘキサン混液100mLを用いてナス形フラスコに溶出させる。　⑥ロータリーエバポレーターを用いて溶媒を留去後，n-ヘキサンに溶解して一定量とする（10〜40mg/mL程度の濃度がよい）。　⑦この1〜2μLをガスクロマトグラフで測定する。ガスクロマト

〔フローシート〕

```
┌─────────────────────────────┐
│ 試料採取　20〜300mg              │
└─────────────────────────────┘
  ├─ 1個のみにヘプタデカン酸（脂質の 約1/5量）
  ├─ 0.5mol/L 水酸化ナトリウム ― メタノール溶液
┌─────────────────────────────┐
│ ケン化（油滴が消失し均一になるまで 5〜10分）│
└─────────────────────────────┘
  ├─ 三フッ化ホウ素 ―メタノール試薬（2分沸騰）
  ├─ n―ヘキサン 2〜5mL（1分沸騰）
┌──────────┐
│ 冷　　却   │
└──────────┘
  ├─ 飽和食塩水
┌─────────────────────────────┐
│ n―ヘキサン層 2〜5mL 採取          │
└─────────────────────────────┘
  ├─ 無水硫酸ナトリウム
┌──────────┐
│ 脱　　水   │
└──────────┘
┌─────────────────┐
│ シリカゲルカラム       │
└─────────────────┘
  ├─ n―ヘキサン100mLで洗浄
  ├─ ジエチルエーテル -n-ヘキサン混液 100mL
┌──────────┐
│ 溶　　出   │
└──────────┘
┌──────────┐
│ 溶媒留去   │
└──────────┘
  ├─ n―ヘキサン
┌──────────┐
│ 定　　容   │
└──────────┘
┌─────────────────┐
│ ガスクロマトグラフ     │
└─────────────────┘
```

グラフについては，第1章「10.クロマトグラフィー」（p.27）を参考にし，操作方法は使用機器の取り扱い説明書を参照されたい。図3-17，図3-18にパックドカラムとキャピラリーカラムの分析例を示す。

〔計算〕　基本は初めに添加した内部標準物質の添加量（mg）とピーク面積から，面積1当たりの量（mg）を求め（F/D），求めたい脂肪酸の面積を乗し（$\times E$），脂質1g（1,000mg）当たりに換算（$\times 1,000/G$）することである。

それに各脂肪酸ごとの内部標準物質に対する感度補正係数を乗じる（$\times H$）

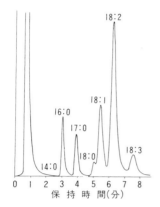

カラム：10% DEGS，1.5m
カラム温度：210℃
キャリアーガス：N₂，約60 mL/分

内部標準物質（ヘプタデカン酸）を添加

図3-17　だいず脂肪酸のガスクロマトグラム

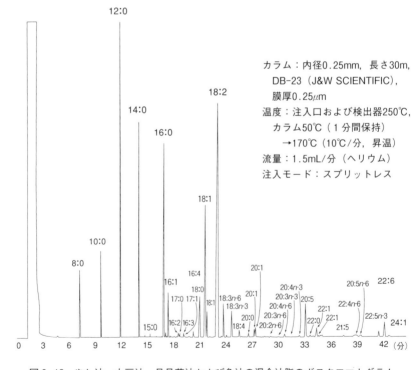

カラム：内径0.25mm，長さ30m，
　　　　DB-23（J&W SCIENTIFIC），
　　　　膜厚0.25μm
温度：注入口および検出器250℃，
　　　カラム50℃（1分間保持）
　　　　　→170℃（10℃/分，昇温）
流量：1.5mL/分（ヘリウム）
注入モード：スプリットレス

図3-18　やし油，大豆油，月見草油および魚油の混合油脂のガスクロマトグラム
（日本食品分析センター編集：分析実務者が書いた五訂日本食品標準成分表分析
　マニュアルの解説，p.255，中央法規出版，2001）

が，標準品がなく求めることができない場合は，$H = 1$ とする。つまりヘプタデカン酸が全く含まれない脂質（植物性油など）では以下のようになる。

脂質中の各脂肪酸含量(mg/g) = *F/D* × *E* × *H* ×1,000/*G*

- *D*：内部標準物質添加試料の内部標準物質の面積
- *E*：内部標準物質添加試料の求めたい脂肪酸の面積
- *F*：内部標準物質添加量（mg）
- *G*：脂質採取量（mg）
- *H*：各脂肪酸の内部標準物質に対する感度補正係数

　しかし，動物性脂質などではわずかながらほとんどの試料にヘプタデカン酸が含まれている。そのため並行して内部標準物質を加えないものの分析を行い，空試験補正が必要である[1]。つまり真の内部標準物質の面積は，内標添加試料の内部標準物質面積（*D*）から，無添加試料の内部標準物質の保持時間に一致するピーク面積（*B*）を基準値補正したもの（× *C/A*）を減じる（*D* − *B* × *C/A*）ことで求めることができる。したがって以下のようになる。

脂質中の各脂肪酸含量(mg/g) = *F* / (*D* − *B* × *C/A*)× *E* × *H* ×1,000/*G*

- *A*：内部標準物質無添加試料のパルミチン酸[1]の面積
- *B*：内部標準物質無添加試料の内部標準物質の保持時間に
　　一致するピーク面積
- *C*：内部標準物質添加試料のパルミチン酸の面積
- *D*：内部標準物質添加試料の内部標準物質の面積
- *E*：内部標準物質添加試料の求めたい脂肪酸の面積
- *F*：内部標準物質添加量（mg）
- *G*：脂質採取量（mg）
- *H*：各脂肪酸の内部標準物質に対する感度補正係数

　脂肪酸のトリアシルグリセロール当量は，次式を用いてトリアシルグリセロールに換算した量として計算する。なお，『日本食品標準成分表2020年版（八訂）』よりこの値はエネルギー値算出のために使用されている。

可食部100g 当たりの脂肪酸のトリアシルグリセロール当量（g）

= Σ {可食部100g 当たりのある脂肪酸の量×（その脂肪酸の分子量＋12.6826[*])/その分子量}

＊脂肪酸をトリアシルグリセロール当量に換算する際の，脂肪酸当たりの式量の増加量。

1）　空試験補正のための基準脂肪酸は，パルミチン酸でなくても，ほとんどすべての試料に含まれる脂肪酸であれば他の脂肪酸でもよい。

12.6826＝グリセロールの分子量×1/3−(脂肪酸とグリセロールがエステル結合する際に失われる) 水の分子量

3. コレステロール (Cholesterol) の定量

コレステロールは生体内で細胞膜の構成成分として, また胆汁酸やホルモンの生合成にも利用されている。必要量の大部分は生体内で合成されるが, 食品から過剰に摂取されると血中濃度に影響を与える。食品中のコレステロールは遊離でも存在するが, 脂肪酸や他の成分とも結合して存在しているため, 試料にアルカリを加えたんぱく質や脂質を分解後, 石油エーテルで抽出する。

コレステロールの分析は, コレステロールとその他のステロール類を分離することのできるガスクロマトグラフ法を用いる。その際キャピラリーカラムは, コレステロールを誘導体化せずに測定することができるので, 現在では主流になっている。ここでは肉類, 魚介類 (さつま揚げは除く), 乳類, 卵類の分析法について記載する。

〔試薬および装置〕 1 mol/L 水酸化カリウム―エタノール溶液, 5 α-コレスタン―エタノール溶液 (内部標準物質用)[1], コレステロール標準溶液[2], 石油エーテル, n-ヘキサン, 無水硫酸ナトリウム, 共栓付き三角フラスコ, 冷却管, 電気恒温水槽, 分液漏斗, 漏斗, ろ紙, ナス形フラスコ, ロータリーエバポレーター, ガスクロマトグラフ (水素炎イオン化検出器つき)

〔操作〕 ①共栓付き三角フラスコに試料を0.3〜5 g (S) (試料は検量線の範囲に入るようにする) 正確にはかりとり, 5 α-コレスタン―エタノール溶液1 mL, 1 mol/L 水酸化カリウム―エタノール溶液50mL を加える。 ②冷却管をつけて湯浴上で穏やかに沸騰させながら1時間加熱しけん化する。 ③冷却後水50mL, 石油エーテル50mL で三角フラスコを洗いながら内容物を分液漏斗に移し, 振とう抽出する。 ④石油エーテル抽出液を別の分液漏斗に移し, 残った水層に石油エーテル50mL を加え, 振とう抽出する。 ⑤ ④の抽出をもう一度くり返し, すべての石油エーテル抽出液を1つの分液漏斗に合わせる。抽出は全部で3回行う。 ⑥石油エーテル抽出液に水40mL を加え, 分液漏斗を十分に振

---

1) 5 α-コレスタンを0.5mg/ 1 mL となるようにエタノールに溶解する。
2) コレステロール0.20mg, 1.0mg, 2.0mg にそれぞれ5 α-コレスタン0.5mg を加え, n-ヘキサンで10mL に定容する。

〔フローシート〕

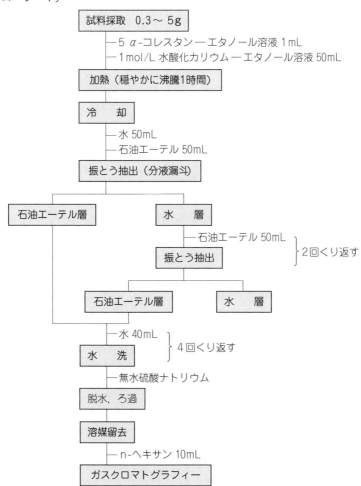

り混ぜ静置し，分離した水層は捨てる。 ⑦ ⑥の水洗の操作をさらに3回くり
返す。水洗は全部で4回行う。 ⑧漏斗にろ紙，無水硫酸ナトリウム約10ｇを
入れ，水洗後の石油エーテル抽出液を分液漏斗から流し入れて，ろ液をナス形
フラスコに集める。 ⑨ナス型フラスコの石油エーテルを，ロータリーエバポ
レーターを用いて留去する。 ⑩残留物に n-ヘキサン10mL を加えて溶解し，

1 μL をガスクロマトグラフで測定する。 ⑪あらかじめ濃度の異なるコレステロール標準溶液 1 μL をガスクロマトグラフに注入し，横軸にコレステロールの濃度（mg），縦軸に内部標準物質に対するコレステロールの面積比を記した検量線を作成しておく。

〔計算〕

$$コレステロール含量（mg/100 g）= A \times 100/S$$

> A：検量線から求めた試料溶液中のコレステロール量（mg）
> S：試料採取量（g）

〔ガスクロマトグラフの分析条件例〕
> カラム：内径0.53mm，長さ15m，フューズドシリカキャピラリーに5％ジフェニル-95％ジメチルシロキサンのポリマーを結合させたもの，膜厚1.0〜1.5μm
> 温度：注入口および検出器280℃，カラム250℃
> 流量：15mL/分（ヘリウム，コレステロールの保持時間約8.5分）
> 注入モード：スプリットレス

5. 炭水化物（Carbohydrate）

1. 炭水化物

『日本食品標準成分表2015年版（七訂）』（以下，成分表2015年版）の炭水化物の成分値は原則として食品全体(100 g)から水分，たんぱく質，脂質，灰分量(g/100 g)を差し引いた値として算出されている。さらに，『日本食品標準成分表2020年版（八訂）』（以下，成分表2020年版）では，でん粉，砂糖（ショ糖），ブドウ糖など，エネルギーになる炭水化物量を足したものであり，「利用可能炭水化物」で示されている。

1）利用可能炭水化物

(1)　高速液体クロマトグラフ法（単糖，二糖，オリゴ糖，糖アルコールの定量）

食品中の単糖，二糖，オリゴ糖および糖アルコールを水またはエタノールで抽出し，高速液体クロマトグラフを用いて分別定量する。糖類は化学的・物理的に類似した成分であるため，クロマトグラフ上の測定ピークが目的成分であること，他の成分の影響がないことを確認する必要がある。

〔試薬〕 各成分（D-グルコース，D-フルクトース，スクロースなど）の標準品[1]，高速液体クロマトグラフ用（または残留農薬・PCB 試験用）アセトニトリル，特級石油エーテル，50%（v/v）エタノール[2]，10%（w/v）水酸化ナトリウム溶液[3]，各成分の標準溶液[4]

〔器具，装置〕 高速液体クロマトグラフ（示差屈折率検出器付き）[5]，カラム〔単糖，二糖，オリゴ糖：アミノプロピル基を結合させたシリカゲルを充填したカラム／糖アルコール：配位子交換カラム〕，超音波洗浄器，ロータリーエバポレーター，遠心分離機，遠心管

〔操作〕 ①抽出：試料0.5〜5 g を50mL 容ビーカーに正確にはかりとり（S），水約30mL を加える。液性が酸性の場合には10%水酸化ナトリウム溶液で中和する[6]。超音波洗浄器を用いて30分間抽出した後，全量を50mL 容メスフラスコに移して水で定容する（V）。不溶物がある場合は，ろ紙でろ過する。また，測定成分の濃度が，検量線の範囲内となるように，水で希釈あるいは濃縮して調整する。メンブランフィルター（0.45μm）でろ過し，液体クロマトグラフ分析用試料溶液とする。

たんぱく質または多糖類を多く含む試料の場合は，水の代わりに50%エタノールを用いて同様に操作を行う。抽出後，ロータリーエバポレーターで減圧乾固した後，水に再溶解し50mL に定容する。また，脂質を多く含む試料の場合は抽出前に脱脂を行う。50mL 容遠心管に試料を正確にはかりとり，石油エーテル40mL を加えて，ときどき撹拌しながら15分間放置後，遠心分離（2000rpm/分，10分間）して上澄み液を除去する。この操作を再度繰り返した後，40℃の水浴中で残存する石油エーテル分を完全に蒸散させる。残留物に水または50%エタノールを加えて超音波抽出する。

---

1) カールフィッシャー法により水分を測定し，無水物に換算する。
2) 特級99.5%（v/v）エタノールと水を 1：1 の割合で混合する。
3) 特級水酸化ナトリウム10g を水で溶かして100mL に定容する。
4) 標準溶液の濃度は，使用する検出器の感度を考慮して設定する。例）標準品約100mg を採取し水で25mL に定容する。この溶液（4 mg/mL）を2，5，10mL 採取し水で20mL に定容し，段階的に濃度の異なる標準溶液を調製する。
5) 蛍光検出器（蛍光誘導体化が必要）やパルス電気化学検出器などを利用しても測定できる。
6) 酸性では糖の一部が分解する可能性があるため，pH 5〜7 に調整しておく。

②**測定**：試料溶液を下記条件の高速液体クロマトグラフに注入し，各糖または各糖アルコールのピーク面積（または高さ）を測定する。同様に標準溶液を注入し，検量線を作成する。

〔高速液体クロマトグラフの条件（例）〕

＜単糖・二糖＞

カラム：シリカ系アミノカラム（Inertsil NH2〔内径3.0mm ×長さ150mm〕など），ポリマー系アミノカラム（Shodex Asahipak NH2P-50 4E〔内径4.6mm ×長さ250mm〕など）

移動相：アセトニトリル/水（8：2）

検出器：示差屈折率検出器

流　速：0.7mL/分

温　度：室温

注入量：20μL

＜オリゴ糖＞

カラム：シリカ系アミノカラム（Inertsil NH2〔内径3.0mm ×長さ150mm〕など），ポリマー系アミノカラム（Shodex Asahipak NH2P-50 4E〔内径4.6mm ×長さ250mm〕など）

移動相：アセトニトリル/水（73：27）

検出器：示差屈折率検出器

流　速：0.5mL/分

温　度：25℃

注入量：5μL

＜糖アルコール＞

カラム：配位子交換カラム（Shodex SUGAR SP0810〔内径8.0mm ×長さ300mm〕など）

移動相：水

検出器：示差屈折率検出器

流　速：0.6mL/分

温　度：80℃

注入量：5μL

〔計算〕

　　糖または糖アルコール含量(g/100g)＝$(C \times V \times D \times 100)/(S \times 1000)$

　　C：検量線より求めた各糖または各糖アルコールの濃度（mg/mL）
　　V：試料溶液量（定容量）（mL）
　　S：試料採取量（g）
　　D：希釈倍数

〔フローシート〕

　　（抽出溶媒が水の例）

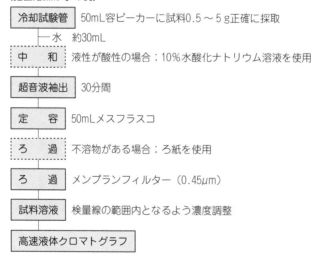

冷却試験管｜50mL容ビーカーに試料0.5〜5ｇ正確に採取
　├─水　約30mL
中　和｜液性が酸性の場合：10％水酸化ナトリウム溶液を使用
超音波袖出｜30分間
定　容｜50mLメスフラスコ
ろ　過｜不溶物がある場合：ろ紙を使用
ろ　過｜メンブランフィルター（0.45μm）
試料溶液｜検量線の範囲内となるよう濃度調整
高速液体クロマトグラフ

(2) 酵素法（でん粉の定量）[1]

食品中の単糖，二糖，オリゴ糖類をエタノールで除去した後，酵素（アミラーゼおよびアミログルコシダーゼ）を反応させて得られるグルコースを分光光度計で定量する。得られたグルコース含量からでん粉含量を換算する。

〔試薬〕　80%（v/v）エタノール[2]，3-（N-モルホリノ）プロパンスルホン酸緩衝液（50 mol/L，pH 7.0）[3]，耐熱性アミラーゼ溶液[4]，200 mmol/L酢酸ナトリウム緩衝液[5]，アミログルコシダーゼ溶液[6]，グルコース標準溶液（1.0mg/mL）[7]，GOPOD溶液[8]

〔器具，装置〕　分光光度計，遠心分離機，ボルテックスミキサー，沸とう水浴，恒温水槽，マイクロピペット，抽出管（耐熱性の遠心管などが便利）

〔操作〕　①抽出：単糖・少糖の除去；試料90〜100mgを抽出管に正確にはかりとり（S），80%エタノール10mLを加え，80℃で10分間加温する。加温後，遠心分離（1000 ×g，10分間）し，上澄みを除去する。沈殿物に，新たに80%エタノール10mLを加え，同様の操作を繰り返す。**酵素によるでん粉の分解**；得られた沈殿物に，80%エタノール0.2mLを加え，ボルテックスミキサーを用いて激しく撹拌する。耐熱性アミラーゼ溶液3mLを加え，ボルテックスミキサーを用いて撹拌する。直ちに沸とう水浴で2分間加温する。加温後，ボルテックスミキサーで撹拌し，再び沸とう水浴で3分間加温する。加温後，ボルテック

---

1)　本法は，McCleary, B. V., Gibson, T.S. & Mugford, D.C. (1997). *J. AOAC Int*, 80: 571-579.を参考とし，Megazyme社製のTotal Starch Assay Kitを用いることを前提としている。

2)　特級95%（v/v）エタノール80mLを水で95mLにする。

3)　3-（N-モルホリノ）プロパンスルホン酸ナトリウム塩（純度99.5%以上）11.55gを水900mLに溶解し，1mol/L塩酸（容量分析用）を用いてpH7.0に調整する。特級塩化カルシウム二水和物0.74gを加えて溶解し，水で1Lに定容する。

4)　Total Starch Assay Kit付属のBottle 1を3-（N-モルホリノ）プロパンスルホン酸緩衝液で30倍に希釈する。

5)　水900mLに特級氷酢酸11.8mLを加え，1mol/L水酸化ナトリウム（容量分析用）でpH4.5に調整する。

6)　Total Starch Assay Kit付属のBottle 2を使用する。

7)　Total Starch Assay Kit付属のBottle 5を使用する。

8)　Total Starch Assay Kit付属のBottle 3を水に溶かし1Lに定容した溶液に，同Kit付属のBottle 4を加え溶解する。

スミキサーで撹拌する。抽出管を50℃の恒温水槽で5分間加温後，200mmol/L
酢酸ナトリウム緩衝液4mLとアミログルコシダーゼ溶液0.1mLを加える。ボ
ルテックスミキサーで撹拌後，栓をして50℃の恒温水槽で30分間加温する。**定
容**；加温後，直ちに抽出管の内容物を100mL容メスフラスコに移し，水で抽出
管内を洗い込みながら定容する（V）（試料のでん粉含量が10g/100g未満の場
合は，10mL容メスフラスコに変更する）。その一部を遠心分離（1000 ×*g*, 10
分間）し，上澄みを採取して測定用試料溶液とする。

　②**測定**：測定用試料溶液0.1mLを2本の試験管に採取する。別の試験管に水
0.1mLを2本，グルコース標準溶液0.1mLを4本，それぞれ採取する。すべて
の試験管にGOPOD溶液3mLを加え，50℃の恒温水槽で20分間加温する。水
を反応させた液を対照として，510nmにおける吸光度を測定する。

　〔計算〕

$$でん粉含量(g/100g) = A \times f \times V/0.1 \times 1/1000 \times 100/S \times 162/180$$

　　A：測定用試料溶液の吸光度の平均値（n=2）
　　f：100÷グルコース標準溶液の吸光度[1]の平均値（n=4）
　　　　（＝吸光度をグルコース（μg）に換算するファクター）
　　V：試料溶液量（定容量）（mL）
　　$V/0.1$：VmLから0.1mLを採取して測定したことの係数
　　$1/1000$：μgをmgに換算
　　S：試料採取量（mg）
　　$162/180$：グルコースをでん粉量に換算（でん粉の定量 p.173〜参照）

---

1)　1.0mg/mL濃度のグルコース標準溶液を0.1mL採取して反応させているので，グルコー
　ス0.1mg（=100μg）当たりの吸光度を測定している。

〔フローシート〕

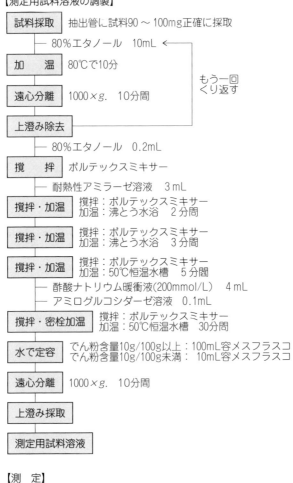

【測定用試料溶液の調製】

| 試料採取 | 抽出管に試料90〜100mg正確に採取 |

— 80%エタノール　10mL ←

| 加　温 | 80℃で10分 |

| 遠心分離 | 1000×g.　10分間 |

もう一回
くり返す

| 上澄み除去 |

— 80%エタノール　0.2mL

| 撹　拌 | ボルテックスミキサー |

— 耐熱性アミラーゼ溶液　3mL

| 撹拌・加温 | 撹拌：ボルテックスミキサー
加温：沸とう水浴　2分間 |

| 撹拌・加温 | 撹拌：ボルテックスミキサー
加温：沸とう水浴　3分間 |

| 撹拌・加温 | 撹拌：ボルテックスミキサー
加温：50℃恒温水槽　5分間 |

— 酢酸ナトリウム緩衝液(200mmol/L)　4mL
— アミログルコシダーゼ溶液　0.1mL

| 撹拌・密栓加温 | 撹拌：ボルテックスミキサー
加温：50℃恒温水槽　30分間 |

| 水で定容 | でん粉含量10g/100g以上：100mL容メスフラスコ
でん粉含量10g/100g未満：10mL容メスフラスコ |

| 遠心分離 | 1000×g.　10分間 |

| 上澄み採取 |

| 測定用試料溶液 |

【測　定】

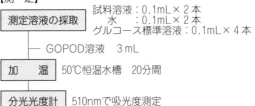

| 測定溶液の採取 | 試料溶液：0.1mL×2本
水　　　：0.1mL×2本
グルコース標準溶液：0.1mL×4本 |

— GOPOD溶液　3mL

| 加　温 | 50℃恒温水槽　20分間 |

| 分光光度計 | 510nmで吸光度測定 |

(3) 単糖当量と質量計

単糖当量は，直接分析または推計した各利用可能炭水化物量（でん粉，ブドウ糖，果糖，ガラクトース，ショ糖，麦芽糖，乳糖，トレハロース，イソマルトース，80%エタノールに可溶性のマルトデキストリン，マルトトリオース等のオリゴ糖類等）を単糖に換算した量の総和である。各成分の成分値は単純に合計した質量ではなく，でん粉と80%エタノールに可溶性のマルトデキストリンには1.10，マルトトリオース等のオリゴ糖には1.07，二糖類には1.05の係数を乗じて単糖の質量に換算してから合計する。質量計は，直接分析または推計した各利用可能炭水化物量（でん粉，ブドウ糖，果糖，ガラクトース，ショ糖，麦芽糖，乳糖，トレハロース，イソマルトース，80%エタノールに可溶性のマルトデキストリン，マルトトリオース等のオリゴ糖類等）の合計であり，実際の摂取量として利用可炭水化物の栄養計算に用いる。また，成分表2020年版では，この成分値を含む組成に基づく一般成分等の値の合計量から水分量を差し引いた値と100gから水分量を差し引いた乾物量の比が一定の範囲に入るかどうかで成分値の確からしさを評価し，エネルギーの計算に用いる計算式の選択に利用している。

(4) 差引き法による利用可能炭水化物

100gから水分，アミノ酸組成によるたんぱく質（またはたんぱく質），脂肪酸のトリアシルグリセロール当量として表した脂質（または脂質），食物繊維総量，有機酸，灰分，アルコール，硝酸イオン，ポリフェノール（タンニンを含む），カフェイン，テオブロミン，加熱により発生する二酸化炭素等の合計（g）を差し引いて求めたもの。

> 差引き法による利用炭水化物(g/100g)＝100(g)−(水分＋アミノ酸組成によるたんぱく質＋脂肪酸のトリアシルグリセロール当量＋食物繊維総量＋有機酸＋灰分＋ *A*)(g)

> *A* ＝アルコール，硝酸イオン，ポリフェノール（タンニン含む），カフェイン，テオブロミン，加熱により発生する CO_2 等の合計（g）

2) 炭水化物 − 差引き法

100gから水分，たんぱく質，脂質，灰分の合計（g）を差し引いた値である。硝酸イオン，アルコール分，酢酸，タンニン，カフェイン，テオブロミンまたはポリフェノールを含む食品ではこれらも差し引く。ただし，魚介類，肉類，

卵類などは，一般的に炭水化物が微量であり，この方法で求めるのは適切ではないため，原則として次項のアンスロン–硫酸法により求めた全糖量を炭水化物としている。

3）アンスロン–硫酸法

〔原理〕　強酸とともに加熱すると脱水閉環してフルフラール誘導体が生成される。このフルフラールとアンスロンが反応して緑色を呈するので比色定量できる。また，濃い硫酸で加熱処理するため，ほとんどの多糖類が加水分解を受け，よって全糖量が測定できる。成分表2020年版では，トリクロロ酢酸で除たんぱく質を行いながら糖を抽出し，抽出液中の全糖量を測定している。

〔試薬〕　10％，5％トリクロロ酢酸溶液[1]，0.2％アンスロン硫酸試薬[2]，グルコース標準溶液[3]

〔操作〕　①細かくきざみ，均一にした試料の5gを正確に採取し（S），冷却したホモジナイザーの容器にとる。　②冷却した10％トリクロロ酢酸溶液を20mL加えてホモジナイザーを動かし，破砕分散させ，均一の乳状液とする。③乳状液を遠心管に移す。ホモジナイザー容器に付着している乳状液は冷却した5％トリクロロ酢酸溶液20mLを用いて洗い，洗液も遠心管に入れる。　④2,000 rpmで5分間遠心分離し，上澄み液を200mL容メスフラスコに集める。⑤遠心管の残さに冷却した5％トリクロロ酢酸溶液を20mL加え，ガラス棒でつき崩して，よくかき混ぜ再度同様に遠心分離し，上澄み液を④のメスフラスコに入れて，合わせる（この操作は2回行う）。　⑥メスフラスコ中に得られた抽出液に水を加えて200mLとする（この抽出液に濁りがあれば，ろ紙でろ過する）。⑦氷水中で冷却した試験管に，冷却したアンスロン硫酸試薬5mLをとり，試料溶液（ブドウ糖として5～50μg/mLの濃度が適当であり，濃いときには希釈する）0.5mLを静かに試験管壁を伝わらせて加える。　⑧直ちに混和し，沸騰水浴中に正確に10分間保ち加熱した後，水で急冷する。　⑨分光光度計で波長620 nmの吸光度を測定する。　⑩検量線用の標準溶液についても⑦⑧⑨の操作を行い，

---

1)　トリクロロ酢酸 CCl_3COOH 10 g，5 gを水90mL，95mLに溶かす。
2)　アンスロン 200mgを氷冷75％硫酸〔濃硫酸：水＝3：1（V/V）〕100mLに加え溶かす。
3)　グルコース（無水）$C_6H_{12}O_6$　100mgを正確にはかりとり，水に溶かして，メスフラスコで正確に1,000mLとする（100μg グルコース/mL）。これを希釈し0～50μg/mL濃度の5段階程度の標準液とし，検量線を作成する。

〔フローシート〕

【試料調製】①〜⑥

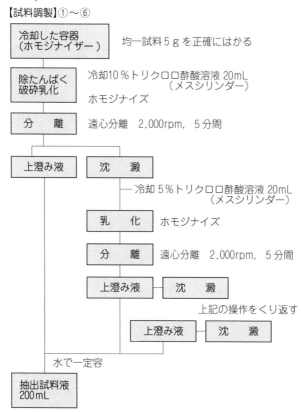

冷却した容器 （ホモジナイザー）	均一試料 5 g を正確にはかる
除たんぱく 破砕乳化	冷却10％トリクロロ酢酸溶液 20mL （メスシリンダー） ホモジナイズ
分　　離	遠心分離　2,000rpm，5分間

上澄み液　　沈　　澱

— 冷却 5 ％トリクロロ酢酸溶液 20mL
（メスシリンダー）

乳　　化　　ホモジナイズ

分　　離　　遠心分離　2,000rpm，5分間

上澄み液　　沈　　澱

上記の操作をくり返す

上澄み液　　沈　　澱

水で一定容

抽出試料液
200mL

【発色，測定】

冷却試験管

— アンスロン試薬 5 mL（ホールピペット，または分注器）
— 抽出試料溶液，または検量線作成用標準溶液
　0.5mL（ホールピペット）

混　和

沸騰水浴　　加熱10分間

冷　　却　　水中で急冷

可視分光光度計　620nm で吸光度測定

吸光度を測定する。

〔計算〕　検量線用標準溶液による検量線から試料中の糖量を求める。

$$全糖量(g/100\,g) = A \times \frac{200}{0.5} \times \frac{1}{1,000}^{*1} \times \frac{1}{1,000}^{*2} \times \frac{100}{S}$$

A：検量線より求められた糖量（μg）　　　$1/1,000^{*1}$：μg を mg に換算するために乗じる
S：試料採取量（g）　　　　　　　　　　　$1/1,000^{*2}$：mg を g に換算するために乗じる

2.　食物繊維（Dietary Fiber：DF）

　食物繊維は「ヒトの消化酵素で消化されない食物中の難消化性成分の総体」と定義されている。成分表2020年版では，食物繊維総量は，プロスキー変法による高分子量の「水溶性食物繊維」と「不溶性食物繊維」を合計した値，プロスキー法による値，あるいは AOAC.2011.25法による「低分子量水溶性食物繊維」，「高分子量水溶性食物繊維」，「不溶性食物繊維」を合計した値が用いられている。

1）プロスキー変法(1)

　試料を耐熱性α-アミラーゼ，プロテアーゼおよびアミログルコシダーゼで酵素処理し，エタノール，アセトンで洗浄後，乾燥し秤量する。乾燥残さから非消化性たんぱく質と灰分を差し引いて総食物繊維（TDF）を定量する。水溶性食物繊維（SDF）と不溶性食物繊維（IDF）を分別定量する方法である。

　〔試薬〕　95%（V/V）エタノール，　78%（V/V）エタノール：95%エタノール800mL に水200mL を加えたもの，　アセトン：特級，　0.08 mol/L リン酸緩衝液（pH 6.0）：リン酸水素二ナトリウム1.400 g（二水和物の場合は1.753 g）とリン酸二水素ナトリウム・一水和物9.68 g（二水和物の場合は10.94 g）を水に溶かし，pH 6.0に調整して1L としたもの，　耐熱性α-アミラーゼ[1]：（Novo 社　ターマミル120 L），　プロテアーゼ[2]：（Sigma 社 P-3910 または P-5380）を，0.08 mol/L リン酸緩衝液に50 mg/mL の濃度に溶かしたもの（使用時調製する），アミログルコシダーゼ[3]：（Sigma 社 P-9913），0.275 mol/L 水酸化ナトリウム溶液：水酸化ナトリウム11.00 g を水に溶かし1L としたもの，0.325 mol/L 塩酸溶液：36%塩酸を28mL とり，水を加えて1L としたもの，セライト545（ケ

---

1)～4)　3種類の酵素およびセライトの組み合わせの試薬キット Sigma 社 TDF-100A が市販されている。

イソウ土）$^{4)}$：酸洗浄済みのものを購入するか，あらかじめ酸洗浄して使用

〔器具と装置〕 コニカルビーカー（500mL 容），ガラスフィルター 2G-2（Pyrex），2G-2用アダプター，ろ過鐘，アスピレーター，振とう機つき恒温槽（沸騰，60℃で使用できるもの），乾燥器，電気炉，デシケーター，たんぱく質定量装置

〔操作〕 水分および脂質の少ないもの（穀類，だいずを除く豆類）はそのまま粉砕し，500μm（32メッシュ）のふるいに通したものを試料とする。水分の多い試料は凍結乾燥したもの，脂質の多いものは石油エーテルあるいはクロロホルム—メタノール（2：1）混液で脱脂したものを試料とする。

①2G-2 ガラスフィルターの準備：フィルターを 525±5℃で 1 時間加熱し放冷後，セライトを 1 g 加え，水，78%エタノールで順次洗浄しながら，平らな層をつくる。さらに135℃で 1 時間乾燥後秤量し，使用するまでデシケーター中で保存する。 ②試料採取：1 試料につき 2 点ずつ採取し，一方をたんぱく質定量用，他方を灰分定量用とする。試料は約 1 g を0.1mg 単位まで秤量し，コニカルビーカーにとる（W_1，W_2）。 ③耐熱性アミラーゼ処理：各コニカルビーカーに0.08mol/L リン酸緩衝液50mL（液状試料の場合は全量が50mL）とターマミル120L を0.1mL 加え，アルミ箔で蓋をし，沸騰水浴中で 5 分ごとにかき混ぜながら，30分間反応させる。 ④プロテアーゼ処理：室温まで放冷後，0.275mol/L 水酸化ナトリウム溶液を約10mL 加え，pH 7.5±0.1に調整する。プロテアーゼ溶液0.1mL を加え，アルミ箔で蓋をし，60℃で振とうしながら，30分間反応させる。 ⑤アミログルコシダーゼ処理：室温まで放冷後，0.325mol/L 塩酸溶液を約10mL 加え，pH 4.3±0.3に調整する。アミログルコシダーゼ0.3mL を加えて，アルミ箔で蓋をし，60℃の湯浴中で振とうしながら，30分間反応させる。

〈TDF のみ定量の場合〉

⑥室温まで放冷後，60℃に加温した 4 倍量の95%エタノールを加え，室温で 1 時間放置し，食物繊維を沈澱させる。セライトをひいた 2G-2 フィルターを用いて吸引ろ過する。フィルター中の残さを78%エタノール20mL で 3 回，95%エタノール10mL で 2 回，アセトン10mL で 2 回，順次洗浄する。残さをフィルターごと105℃±5℃で一夜乾燥し，デシケーター中で放冷後，秤量する

〔フローシート〕

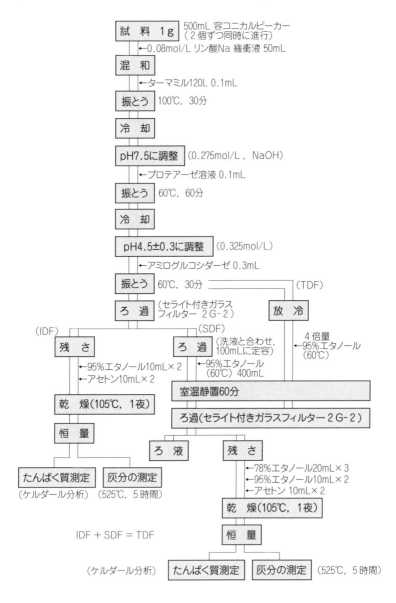

試料　1g　500mL 容コニカルビーカー（ 2 個ずつ同時に進行）
　←0.08mol/L リン酸Na 緩衝液 50mL
混和
　←ターマミル120L 0.1mL
振とう　100℃，30分
冷却
pH7.5に調整　(0.275mol/L，NaOH)
　←プロテアーゼ溶液 0.1mL
振とう　60℃，60分
冷却
pH4.5±0.3に調整　(0.325mol/L)
　←アミログルコシダーゼ 0.3mL
振とう　60℃，30分　　　　　　　(TDF)
ろ過　(セライト付きガラスフィルター 2 G-2)　　放冷
(IDF)　　　　　　　(SDF)　　　　　　　　4 倍量
残さ　　　ろ過　(洗液と合わせ，100mLに定容)　−95%エタノール(60℃)
　←95%エタノール10mL× 2　　←95%エタノール(60℃)400mL
　←アセトン10mL× 2
乾燥(105℃， 1 夜)　　　室温静置60分
恒量　　　ろ過(セライト付きガラスフィルター 2 G- 2)
　　　　ろ液　　　残さ
　　　　　　　←78%エタノール20mL× 3
たんぱく質測定　灰分の測定　　←95%エタノール10mL× 2
(ケルダール分析) (525℃， 5 時間)　←アセトン 10mL× 2
　　　　　　　　乾燥(105℃， 1 夜)
IDF ＋ SDF ＝ TDF　　恒量

(ケルダール分析)　たんぱく質測定　灰分の測定　(525℃， 5 時間)

（たんぱく質定量用 R_1，灰分定量用 R_2）。 ⑦残さ中のたんぱく質の定量：残さを
セライトとともにかきとり，ケルダール法により窒素量を求める。その窒素量
に6.25を乗じてたんぱく質量とする（P_1）。 ⑧残さ中の灰分の定量：残さをセ
ライトごと電気炉525±5℃で5時間灰化し，灰分量を求める（A_1） ⑨空試験：
試料を含まずに①〜⑧の操作を行い，空試験値として，RB_1，RB_2，PB，AB を
求める。

〔計算式〕　　　TDF（g/100g）＝ $(R - P_1 - A_1 - B)/W \times 100$

R：残さの質量平均値（mg）＝ $(R_1 + R_2)/2$
P_1：残さ中のたんぱく質（mg）　　　A_1：残さ中の灰分（mg）
B：空試験（mg）＝ $RB - PB - AB$
RB：空試験の残さの平均質量（mg）＝ $(RB_1 + RB_2)/2$
PB：空試験のたんぱく質（mg）
AB：空試験の灰分（mg）
W：試料採取量平均値（mg）＝ $(W_1 + W_2)/2$

〈SDF と IDF の分別定量の場合〉

⑥ろ過：セライトをひいた2G-2フィルターを用いて吸引ろ過し，残さ（IDF）
とろ液（SDF）に分ける。フィルター上の残さは水10mLで2回洗い，洗液はろ
液と合わせる。 ⑦SDFの定量：⑥で得られたろ液を水で100mLに調製し，
60℃に加温した4倍量の95％エタノールを加え，室温で1時間放置し，食物繊
維を沈澱させる。セライトをひいた2G-2フィルターを用いて吸引ろ過する。
フィルター中の残さを78％エタノール20mLで3回，95％エタノール10mLで
2回，アセトン10mLで2回，順次洗浄する。残さをフィルターごと105±5℃
で一夜乾燥し，デシケーター中で放冷後，秤量する（たんぱく質定量用 R_1，灰分
定量用 R_2）。残さ中のたんぱく質（P_1），灰分（A_1）をTDFの⑦⑧と同様に定量
する。 ⑧IDFの定量：⑥で得られたフィルター上の残さを95％エタノール
20mLで2回，アセトン10mLで2回，順次洗浄する。残さをフィルターごと
105±5℃で一夜乾燥して，デシケーター中で放冷後，秤量する（たんぱく質定
量用 R_3，灰分定量用 R_4）。残さ中のたんぱく質（P_2），灰分（A_2）をTDFの⑦⑧
と同様に定量する。 ⑨空試験：試料を含まずに①〜⑧の操作を行い，空試験値
として，RB_1，RB_2，RB_3，RB_4と PB_1，AB および PB_2，AB_2を求める。

〔計算式〕　　SDF（g/100 g）＝ $(R - P_1 - A_1 - B)/W \times 100$

R：残さの質量平均値（mg）＝ $(R_1 + R_2)/2$

P_1：残さ中のたんぱく質（mg）

A_1：残さ中の灰分（mg）

B：空試験（mg）＝ $RB - PB - AB$

RB：空試験の残さの平均質量（mg）＝ $(RB_1 + RB_2)/2$

PB：空試験のたんぱく質（mg）

AB：空試験の灰分（mg）

W：試料採取量平均値（mg）＝ $(W_1 + W_2)/2$

$$IDF(g/100\,g) = (R - P_2 - A_2 - B)/W \times 100$$

R：残さの質量平均値（mg）＝ $(R_3 + R_4)/2$

P_2：残さ中のたんぱく質（mg）

A_2：残さ中の配分（mg）

B：空試験（mg）＝ $RB - PB - AB$

RB：空試験の残さの平均質量（mg）＝ $(RB_3 + RB_4)/2$

PB：空試験のたんぱく質（mg）

AB：空試験の灰分（mg）

W：試料採取量平均値（mg）＝ $(W_1 + W_2)/2$

6. 灰分と無機質

1. 灰　分（Ash）

　灰分は食品を550℃で加熱して，有機物を燃焼除去した残留物の量として求められ，無機質の総量に相当するとされる。しかし，無機質のうち揮散しやすい元素の塩素などはその一部が失われる。逆に，陽イオン過剰の場合，有機物からの炭素が炭酸塩として多量に残ることもあり，試料の組成や灰化温度によって異なる。したがって，厳密には粗灰分ということになる。

　『日本食品標準成分表2020年版（八訂）』の灰分の数値は「差引き法による利用可能炭水化物」を計算するための値としても重要な意味をもっている。

　〔原理〕　食品の一定量をほぼ一定の温度で灼熱灰化して得られる残量の質量が，それ以上減じなくなったときの質量を測定する。

　〔操作〕　①番号を控えたルツボを蓋とともに洗浄，乾燥後，あらかじめ550℃に調節した電気炉に蓋をずらして入れ，2時間加熱する。デシケーターに移して30分間放冷後質量を測定する。　②再び電気炉で1時間加熱し，放冷し，質量を測定する。以後，恒量（質量の差が0.3 mg以下になったとき）に達するまでく

り返す。　③恒量になったルツボに試料 2 〜 3 g（灰分の少ないものは10 g）[1]を正確に電子天びんを用いてはかりとる。　④蓋をあけて電気炉に入れ，初め200℃程度で煙が出なくなるまで焼く，その後550℃で数時間加熱し内容物が灰白色になるまで灰化する。強加熱に移行したときルツボの蓋をルツボにずらして置き加熱する。　⑤灰化後，加熱を止め，約200℃まで炉中で冷やし，次にデシケーターに移して30分間放冷後，電子天びんで質量を測定する。　⑥再び550℃で2時間の灼熱，30分の放冷，質量の測定を恒量になるまでくり返す。

〔計算〕　　　灰分(%) = $\dfrac{W_1 - W_2}{S} \times 100$

W_1：試料灰化後のルツボの恒量値（g）
W_2：ルツボの恒量値（g）
S ：試料採取量（g）

〔フローシート〕

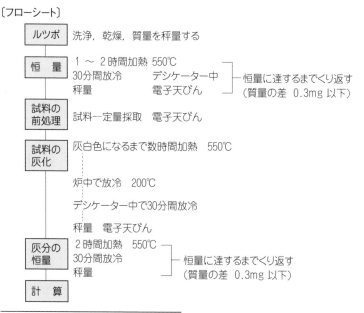

---
1)　水分の多い試料はあらかじめ電気オーブンで予備乾燥する。液体試料は湯浴上で蒸発乾固する。砂糖，牛乳，卵白など，加熱灰化すると著しく膨れる試料はバーナーの弱い炎で熱し，少しずつ温度を上げて炭化し，もはや膨れ上がらなくなるまで下焼きをした後，通常に灰化する。油脂類，バターなどは油を燃やしておく。

2. ナトリウム(Sodium, Na)とカリウム(Potassium, K)

1) 試料溶液の調製

磁製器具やガラス器具などからナトリウムが溶出し混入する可能性がある。そのためプラスチック容器を用いて1％塩酸で抽出する。

〔試薬〕 1％塩酸[1]

〔操作〕 ①100mL 容量のプラスチック（ポリエチレンまたはポリプロピレン）製試薬びんに，細切して均質化した試料の 〔フローシート〕
数 g（乾燥重量として1～2g）を採取する。
②1％塩酸100mL をプラスチック製全量
ピペットで加える。 ③ときどき振り混ぜ
ながら室温または80℃で1時間抽出する。
④抽出液をプラスチック製遠心分離管に移
し，3,000rpm，15分間遠心分離し，上澄み
液を採取して試料溶液とする。あるいは，
プラスチック製漏斗を用い，定量用ろ紙（東
洋 NO.5）を用いてろ過し，ろ液を試料溶
液とする。このとき，試料溶液はプラス
チック製試薬びんに集める。

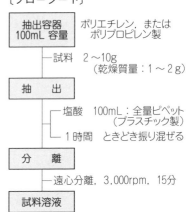

2) 原子吸光法

試料溶液を原子吸光分光光度計のフレーム中に吸入，噴霧し，炎で元素を原子化させ，ナトリウムは589.0 nm，カリウムは766.5 nm のそれぞれ特有の分析線波長をもっているので，この光の吸光度を測定する。

〔試薬〕 1％塩酸[1]，ナトリウム標準溶液[2]，カリウム標準溶液[3]

---

1) 精密分析用塩酸を超純水で希釈して調製する。このとき，使用器具はすべてプラスチック製を用い，同一試験は同一試薬で行えるよう，十分量を調製する。

2) 市販の原子吸光分析用標準溶液（1 mg/mL）。検量線用ナトリウム標準溶液：ナトリウム標準溶液を一定量とり1％塩酸で100µg/mL，10µg/mL と順次プラスチック製メスフラスコで希釈調製する。さらに10µg/mL 溶液を1％塩酸で希釈し，0，0.5～10µg/mL の範囲で段階的に検量線用標準溶液を調製する。

3) 市販の原子吸光分析用標準溶液（1,000µg/mL）。検量線用カリウム標準溶液：上記2)の検量線用ナトリウム標準溶液と同様に順次希釈調製し，0，2～20µg/mL の範囲で段階的に検量線用標準溶液を調製する。

〔操作〕　①調製した試料溶液の濃度が濃い場合は1％塩酸で，検量線用標準溶液の濃度範囲になるように希釈（1/D 倍濃度）する。　②使用する原子吸光分光光度計の取り扱い法に従って操作する。　③ナトリウムの場合はナトリウム用ホローカソードランプを使用し589.0 nm で，カリウムはカリウム用ホローカソードランプを使用し766.5 nm で測定する。　④検量線用標準溶液の濃度の薄いほうから測定し，測定後試料溶液を測定する。　⑤作成した検量線から試料溶液中の濃度を求める。

【注意】・検量線の作成は実験のたびごとに毎回調製する。

　　　　・検量線が曲線になる場合は標準溶液の数を増やして作成する。

〔計算〕

$$\text{測定元素含有量}(\text{mg/100 g}) = A \times V \times D \times \frac{1}{1,000} \times \frac{100}{S}$$

A：検量線から求めた元素濃度（μg/mL）

V：試料溶液量（mL）

D：希釈倍率

S：試料採取量（g）

$\dfrac{1}{1,000}$：μg を mg に換算，　$\dfrac{100}{S}$：100 g 中の含有量に換算

〔フローシート〕

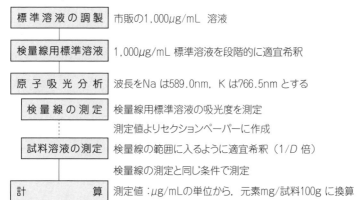

標準溶液の調製	市販の1,000μg/mL 溶液
検量線用標準溶液	1,000μg/mL 標準溶液を段階的に適宜希釈
原子吸光分析	波長をNa は589.0nm，K は766.5nm とする
検量線の測定	検量線用標準溶液の吸光度を測定
	測定値よりセクションペーパーに作成
試料溶液の測定	検量線の範囲に入るように適宜希釈（1/D 倍）
	検量線の測定と同じ条件で測定
計　算	測定値：μg/mLの単位から，元素mg/試料100g に換算

3）炎光光度法

　試料溶液を炎光分光光度計のバーナーに導入し霧化し，比較的低温の炎で励起状態とし，発光線の波長をナトリウムは589nm に，カリウムは768nm に設定し，この発光強度を測定する。

　〔試薬〕　1 ％塩酸[1]，ナトリウム標準溶液[2]，カリウム標準溶液[3]

　〔操作〕　①使用する炎光分光光度計の取り扱い法に従って操作する。ナトリウムは589nm に，カリウムは768nm に波長を合わせる。

　②試料溶液の元素の濃度に基づいて標準溶液の濃い濃度の発光強度が100％を示し，水が 0 ％を示すように調整する。

　③装置にもよるが定量範囲は200～500μg/mL であるので，検量線用標準溶液の濃度範囲になるように試料溶液を 1 ％塩酸で希釈（D 倍）する。

　④段階的に希釈した検量線用標準溶液の発光強度を順次測定し，検量線を作成する。

　⑤試料溶液を測定し，作成した検量線から元素の濃度を求める。

　〔計算〕　前頁（p.117）の原子吸光法の〔計算〕を参照。

〔フローシート〕

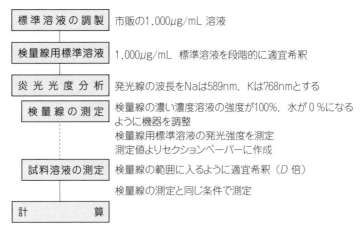

―――――――――――――――――――
1)～3)　p.116，原子吸光法の項を参照。

3. 乾式灰化による無機成分測定用試料溶液の調製

試料中の無機成分の測定には，まず試料中の有機物を分解除去しなければならない。分解除去方法には，乾式灰化法と湿式灰化法がある。ここでは乾式灰化法で有機物を除去した残さの灰から試料溶液を調製する方法を述べる。

〔試薬〕　20％塩酸，1％塩酸

〔操作〕　①均質化した試料の適量2～40gをルツボまたは磁製蒸発皿にはかりとる。必要があれば灰分の測定法と同様に前処理を行う。　②電気マッフル炉に入れ，550℃で5時間から1夜灼熱し，完全に灰化する。③放冷後，得られた灰分を少量の水で湿らせ，20％塩酸5mLを加え，湯浴上で加熱し蒸発乾固する。　④これに1％塩酸10mLを加え，10分間

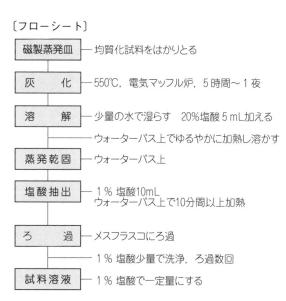

〔フローシート〕

- 磁製蒸発皿 ── 均質化試料をはかりとる
- 灰　化 ── 550℃，電気マッフル炉，5時間～1夜
- 溶　解 ── 少量の水で湿らす　20％塩酸5mL加える
  ── ウォーターバス上でゆるやかに加熱し溶かす
- 蒸発乾固 ── ウォーターバス上
- 塩酸抽出 ── 1％塩酸10mL
  　　　ウォーターバス上で10分間以上加熱
- ろ　過 ── メスフラスコにろ過
  ── 1％塩酸少量で洗浄，ろ過数回
- 試料溶液 ── 1％塩酸で一定量にする

以上湯浴上でときどき揺り動かしてかき混ぜながら残さをできるだけ溶かす。⑤100mL容メスフラスコにろ紙でろ過する。蒸発皿の内部を1％塩酸で加温しながら洗浄ろ過する操作を数回くり返し，得られたろ液に1％塩酸を加えて定容とし，よく混和して無機成分測定用試料溶液とする。

4. カルシウム（Calcium, Ca）

1）原子吸光法

〔原理〕　カルシウム含量が少なく，リン含量も少ない試料には干渉除去剤添加による原子吸光法が適用される。少量の試料溶液で測定できるが，高感度のため共存イオンの化学干渉を受けやすいので，試料溶液調製や標準溶液調製に際して，調製時に用いる試薬やろ紙などからの無機物の混入などに十分注意し

なければならない。カルシウム422.7 nm に特有の分析線波長をもっているので，この光の吸光度を測定する。

　〔試薬〕　10%塩化ランタン[1]，1％塩酸[2]，カルシウム標準溶液[3]

　〔操作〕　①調製した試料溶液の濃度が濃い場合は，試料溶液の適量を20mLメスフラスコにとり，10%塩化ランタン溶液2 mL を添加し，1％塩酸で検量線用標準溶液の濃度範囲になるように希釈（*D*倍）する。　②使用する原子吸光光度計の取り扱い法に従って操作する。　③カルシウムはカルシウム用ホローカソードランプを使用し422.7 nm で測定する。　④検量線用標準溶液の濃度の薄いほうから測定し，測定後試料溶液を測定する。　⑤作成した検量線から試料溶液中の濃度を求める。

〔フローシート〕

標準溶液の調製	市販の1,000μg/mL 溶液
検量線用標準溶液	1,000μg/mL 標準溶液を一定濃度の塩化ランタンが添加されて段階的に適宜希釈された溶液とする
原子吸光分析	波長をCa は 422.7nm とする
検量線の測定	検量線用標準溶液の吸光度を測定 測定値よりセクションペーパーに作成
試料溶液の測定	検量線の範囲に入るように塩化ランタンを添加して適宜希釈（*D*倍） 検量線の測定と同じ条件で測定
計　　算	測定値：μg/mLの単位から，元素 mg /試料100g に換算

---

1)　原子吸光分析用試薬として市販されている。または塩化ランタン LaCl₃・7H₂O 10 g を水90 g に溶かす。

2)　濃塩酸27mL をメスシリンダーではかりとり，水で希釈して1 L とする。

3)　市販の原子吸光分析用標準溶液（1,000μg/mL）。検量線用カルシウム標準溶液：カルシウム標準溶液（1,000μg/mL）を一定量とり100μg/mL，10μg/mL と順次メスフラスコを用い，1％塩酸で希釈調製する。さらに10μg/mL 溶液を1％塩酸で希釈し，0，0.5～5 μg/mL の範囲で段階的に検量線用標準溶液を調製する。

【注意】

　　・検量線は実験のたびごとに毎回作成する。

　　・検量線が曲線になる場合は標準溶液の数を増やして作成する。

〔計算〕　$測定元素含有量 \atop (mg/100g)$ $= A \times V \times D \times \dfrac{1}{1,000} \times \dfrac{100}{S}$

　　A：検量線から求めた元素濃度（μg/mL）

　　V：試料溶液量（mL）

　　D：希釈倍率

　　S：試料採取量（g）

　　$\dfrac{1}{1,000}$：μg を mg に換算　　$\dfrac{100}{S}$：100 g 中の含有量に換算

2）過マンガン酸カリウム滴定法

〔原理〕　カルシウムイオン（Ca^{2+}）は微酸性下でシュウ酸イオン（$C_2O_4^{2-}$）と反応して難溶性のシュウ酸カルシウム（CaC_2O_4）の白色沈澱を生成する。沈澱のみを分離して硫酸で溶かし、溶液中のシュウ酸イオンを過マンガン酸カリウム標準溶液で滴定することで、カルシウム量を求める。

〔試薬〕　乾式灰化試料溶液、3％シュウ酸アンモニウム溶液[1]、0.1％メチルレッド指示薬[2]、尿素[3]、希アンモニア水[4]、希硫酸[5]、0.004 mol/L 過マンガン酸カリウム溶液[6]、0.01mol/L シュウ酸ナトリウム溶液[7]

〔操作〕　①試料溶液（カルシウム 1〜5 mg）の一定量をホールピペットで正確にコニカルビーカーにとり、メチルレッド指示薬数滴、3％シュウ酸アンモ

---

1) 特級シュウ酸アンモニウム（NH₄）₂C₂O₄・H₂O 約 3 g を水100mL に溶かし、1 夜放置する。沈澱が生じた場合、ろ紙でろ過する。

2) メチルレッド0.1 g を95％エチルアルコール100mL に溶かす。

3) 特級尿素 NH₂CONH₂を70〜80℃で加熱乾燥し、デシケーター中に保存する。

4) 濃アンモニア水を水で50倍に希釈する。

5) 硫酸 H₂SO₄：水＝1：25の割合とする。水の中に硫酸を徐々にかき混ぜながら加える。

6) 特級 KMnO₄、約3.2 g をとり、水で溶かして全量を 1 L とした0.02mol/L を約 1 週間暗い場所に放置する。その後ガラスフィルターでろ過、褐色びんに保存する。これを一定量とって 5 倍に薄めて0.004mol/L 溶液とする。p.11を参照して0.01mol/L シュウ酸ナトリウム標準溶液により標定する。過マンガン酸カリウム溶液は希薄なものほど分解が早いので、使用のつど標定を必要とする。

7) シュウ酸ナトリウム Na₂C₂O₄ 1.3400 g を精秤し、水で溶かしてメスフラスコで 1 L とする。

ニウム溶液10mL をメスシリンダーで加え，尿素２～５ｇを加え水で全量
100mL とし，振り混ぜて溶かす。　②コニカルビーカーを時計皿でおおい，メ
チルレッドの赤色が橙黄色に変わるまで穏やかに加熱し，放冷する。シュウ酸
カルシウムの沈澱が結晶状に析出してくる。　③２時間以上放置後，上澄み液
をガラスろ過器で吸引ろ過する（結晶はできるだけビーカーに残すようにする）。
④希アンモニア水でコニカルビーカーおよびガラスろ過器を洗浄する（少量５
mL 程度で多数回，希アンモニア水は30～40mL 用いる）。　⑤ろ液，洗液の入った
ビーカーと沈澱を生成し結晶の残ったコニカルビーカーを取り換え，ゆるく吸
引しながら70℃以上に加熱した熱希硫酸を５～７mL ずつフィルターに注ぎ入
れる。約５回くり返し，フィルター上の沈澱を溶かし，ろ液はコニカルビーカ
ーに受ける。　⑥シュウ酸カルシウム結晶を溶かしたコニカルビーカーの溶液
を60～80℃に加熱し，熱いうちに過マンガン酸カリウム標準溶液で微紅色が15
秒間持続するまで滴定する。

〔フローシート〕

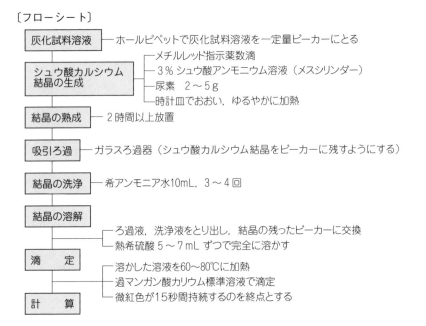

〔計算〕

$$カルシウム(mg/100\,g) = 40.08 \times f \times \frac{5}{2} \times a \times D \times \frac{B}{b} \times \frac{100}{S}$$

40.08：カルシウムの原子量
　　f：過マンガン酸カリウム標準溶液の濃度（mol/L）＝0.004×ファクター
　　a：過マンガン酸カリウム標準溶液の滴定量（mL）
　　D：希釈倍率
　　B：採取試料 S より調製された試料溶液量（mL）
　　b：シュウ酸カルシウム結晶を生成するのに用いたコニカルビーカーに採取した
　　　　試料溶液量（mL）
　　S：灰化に用いた試料採取量（g）

5. リン（Phosphorus, P）

1）バナドモリブデン比色法

リンは試料を前処理してリン酸溶液とし，リン酸として定量する。

〔原理〕　リン酸イオンがバナドモリブデン酸試薬中で反応してモリブディバナドリン酸を生成する，この黄色の化合物の濃度はリンの濃度に比例するので，410 nm の吸光度を測定し，定量する。

〔器具，装置〕　50mL 容メスフラスコ，ホールピペット，分光光度計

〔試薬〕　バナドモリブデン酸試薬[1]，2％水酸化ナトリウム溶液，リン標準溶液[2]

〔操作〕　①無機成分定量用の試料溶液 1～5 mL（リンの量として0.01～0.2mg）をピペットで正確に50mL 容メスフラスコに採取する。　②2％水酸化ナトリウム溶液で中和後，水30mL を加えよく混合し，バナドモリブデン酸試薬10mL を加える（試料溶液 1 mL を中和するのに必要な 2％ NaOH 量をあらかじめ求めておく）。　③水を標線まで加えて定容にした後，栓をして上下転倒をゆっ

1）　モリブデン酸アンモニウム 4 水和物 $(NH_4)_6Mo_7O_{24}\cdot 4\,H_2O$　27 g を熱水 200mL に溶かし，冷却する。メタバナジン酸 NH_4VO_3　1.12 g を熱水125mL に溶かした後冷却し硝酸250mL を徐々に加える。ここに先に溶かした，モリブデン酸アンモニウム溶液を徐々に加える。冷却後，水で 1 L にする。

2）　特級リン酸二水素カリウム KH_2PO_4を105℃で 2 時間乾燥させたあと，デシケーター中で放冷後，4.394 g を精秤し，水で溶かし，1 L のメスフラスコで一定量とする。すなわち，リン1,000μg/mL の溶液となる。ホールピペットとメスフラスコを用いて正確に10倍に希釈する（100μg/mL）。この溶液は0.1 mg/mL のリンを含有する。

くり10回くり返し，よく混合する。　④30分間[1)]放置して，十分に発色させる。⑤可視分光光度計の波長を410nmとし，吸光度[2)]を測定する。　⑥100μg/mL リン標準溶液の 1，2，4，6，8，10mL をメスピペットで採取し50mL のメスフラスコに入れ同様の方法で発色させて，吸光度を測定し，検量線を作成する。

〔計算〕

$$リン(mg/100\,g) = A \times D \times \frac{1}{1,000} \times \frac{100}{S}$$

A ：検量線から求めたリン量（μg）

D ：希釈倍率（灰化試料溶液量/発色に使った試料量）

$\dfrac{1}{1,000}$ ：μg を mg に変換する

$\dfrac{100}{S}$ ：100 g 中の含有量に換算

〔フローシート〕

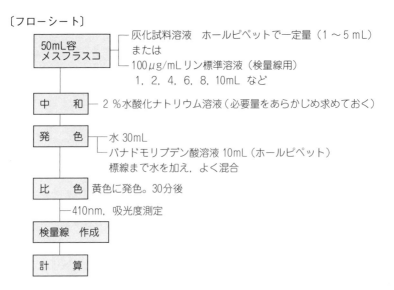

---

1)　発色は10分後に最大となり，5時間は安定である。

2)　分光光度計の操作は機器分析の項を参照し，機器の取り扱い説明書を参照。

6. 食塩相当量

　食塩相当量は食品中のナトリウム量に2.54（NaClの式量/Naの原子量）を乗じて算出されたものである。調味料として添加されているうま味成分のグルタミン酸ナトリウム，5′-イノシン酸ナトリウムや酸化防止剤のアスコルビン酸ナトリウム，膨張剤の炭酸水素ナトリウム，発色剤の亜硝酸ナトリウムなどの添加物中のナトリウムの食塩として見積もられる。

　食塩の栄養・生理的な作用は主にナトリウムイオンによるもので，食塩以外のナトリウム含有化合物のナトリウムも体内ではナトリウムイオンと同様の作用を示すというのが定説である。

7. 鉄（Iron，Fe）

1）原子吸光法

　〔原理〕　試料溶液を原子吸光分光光度計のフレームに吸入または炭素炉に注入し，元素を原子化させ，鉄の分析線波長248.3nmの吸光度を測定する。

　〔器具，装置〕　原子吸光分光光度計，鉄用ホローカソードランプ

　〔試薬〕　1％塩酸，鉄標準溶液[1]

　〔操作〕　①調製した灰化試料溶液から検量線の濃度範囲になるように一定量を分取し，1％塩酸で希釈（*D*倍）して一定容積とし，測定用試料溶液とする。②測定用試料溶液，検量線用標準溶液の系列について，使用する原子吸光分光光度計の取り扱い法に従って操作する（「4.カルシウム」p.119参照）。③作成した検量線から試料溶液中の鉄濃度を求める。

　〔計算〕　カルシウムと同じように計算する（p.121参照）。

2）1,10-フェナントロリン比色法

　〔原理〕　1,10-フェナントロリンの3分子が1原子の鉄（Ⅱ）〔鉄（Ⅲ）はアスコルビン酸などで還元して鉄（Ⅱ）とする〕と結合し深紅色の錯化合物を生成す

---

1)　市販の原子吸光分析用標準溶液（1,000μg/mL）。または硫酸鉄（Ⅱ）アンモニウム六水和物（NH$_4$）$_2$Fe（SO$_4$）$_2$・6 H$_2$O の7.021 gを正確にはかりとり，1％塩酸に溶かして1 L メスフラスコ中で一定量とする。

　　検量線用鉄標準溶液：鉄標準溶液（1,000μg/mL）10mLをホールピペットで100mLメスフラスコにとり，1％塩酸で一定容積とする。これをさらに10倍に希釈して，10μg/mL溶液を調製する。さらに10μg/mL溶液を1％塩酸で希釈し，0，0.5〜5μg/mLの範囲などで段階的に検量線用標準溶液を調製する。

る。この紅色は pH 3 ～ 9 の間において鉄の濃度と比例するので，この紅色溶液の吸光度を測定し，比色定量する。また，本法の発色は1時間後から48時間は安定であり，塩酸の影響も受けにくい。

〔器具，装置〕 25mL 容メスフラスコ，ホールピペット，可視分光光度計

〔試薬〕 0.5% 1 ,10-フェナントロリン溶液[1]，1 % L-アスコルビン酸溶液[2]，5 ～10%クエン酸ナトリウム溶液[3]，B.P.B 指示薬[4]，鉄標準溶液[5]

〔操作〕 ①調製した灰化試料溶液10mL をホールピペットで100mL 容三角フラスコに正確に採取し，B.P.B 指示薬を数滴加えて，黄色とし，5 ～10%クエン酸ナトリウム溶液で青色になるまで滴定し，これに要した滴定量を求める（*X*mL）。 ②25mL メスフラスコに灰化試料溶液をホールピペットで10mL（鉄として0.2 mg 以下）を正確に採取し，1 % L-アスコルビン酸溶液を1 mL 加えよく混合して15分間放置する。 ③0.5% 1 ,10-フェナントロリン溶液2 mL を加えてよく混合し，これに先に①で求めたクエン酸ナトリウム溶液 *X*mL を加えて混合し，標線まで水を加える。 ④20℃で1 時間放置後，波長510nm で吸光度を測定する。 ⑤10 μg/mL の鉄標準溶液から0，1，2，5，10，15mL などを順次25mL メスフラスコに採取し，上記と同様の方法で発色させて吸光度を測定し，検量線を作成する。試料溶液中の鉄濃度（mg/100 g）を求める。

〔計算〕
$$\text{鉄(mg/100g)} = a \times \frac{V}{v} \times \frac{100}{S}$$

a：検量線から求めた発色液全量中の鉄（mg）
V：灰化試料溶液の全量（mL）
v：灰化試料溶液の分取量（発色用に用いた量，mL）

---

1) 1 ,10-フェナントロリン塩酸塩 $C_{10}H_8N_2 \cdot HCl \cdot H_2O$ の結晶0.5gを200mL の水に溶かす。褐色びんに入れて，冷暗所の保存（長期間安定）。
2) L-アスコルビン酸の0.5 g を50mL の水に溶かす。使用のつど調製する。
3) クエン酸三ナトリウム $Na_3C_6H_5O_7 \cdot 2 H_2O$ 10～20 g を水200mL に溶かす。ポリエチレンびんに入れ冷所に保存する。
4) ブロムフェノールブルー $C_{19}H_{10}O_5Br_4S$ の0.05gを乳鉢に入れ0.05mol/L 水酸化ナトリウム溶液1.53mL を加え，すり混ぜ溶かし，水120mL を加えて希釈する。ポリエチレンあるいはポリプロピレン製試薬びんに保存し，その一部を滴びんにとって用いる。
5) 鉄の原子吸光法の項（p.125）参照。
　　検量線用鉄標準溶液：鉄標準溶液（1,000 μg/mL）から正確に順次希釈して10 μg/mL 溶液を調製する。

S：試料採取量（g）

〔フローシート〕

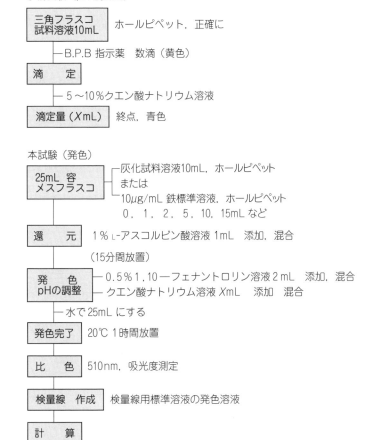

予備試験（pH 調整用）

| 三角フラスコ
試料溶液10mL | ホールピペット，正確に |

―B.P.B 指示薬　数滴（黄色）

| 滴　　定 |

― 5〜10％クエン酸ナトリウム溶液

| 滴定量（XmL） | 終点，青色 |

本試験（発色）

| 25mL 容
メスフラスコ | ―灰化試料溶液10mL，ホールピペット
または
―10μg/mL 鉄標準溶液，ホールピペット
　 0，1，2，5，10，15mL など |

| 還　　元 | 1 ％ L-アスコルビン酸溶液 1mL　添加，混合 |

（15分間放置）

| 発　　色
pHの調整 | ― 0.5％1,10―フェナントロリン溶液 2 mL　添加，混合
― クエン酸ナトリウム溶液 XmL　添加　混合 |

― 水で 25mL にする

| 発色完了 | 20℃ 1 時間放置 |

| 比　　色 | 510nm，吸光度測定 |

| 検量線　作成 | 検量線用標準溶液の発色溶液 |

| 計　　算 |

7. ビ タ ミ ン

1. ビタミンA(レチノール)の定量

　試料をけん化してすべてのレチノールを遊離型とした後，抽出，アルミナカラムによる精製を行い，高速液体クロマトグラフィー(HPLC)により定量する。

　〔試薬〕パルミチン酸レチノール標準品高速液体クロマトグラフ用：1カプセル約0.2g（レチノールとして190,000～240,000IU/g)[1]（和光純薬工業㈱)，活性アルミナ（Merck, Art.1097)，酢酸エチル，ヘキサン，石油エーテル，ジエチルエーテルおよびエタノール：(酢酸エチル～エタノール）残留農薬試験用，メタノール：HPLC用，2,6-ジ-t-ブチル-4-メチルフェノール(BHT)：特級，他の試薬はすべて市販品特級，1%(W/V)塩化ナトリウム溶液，60%(W/V)水酸化カリウム溶液，0.05g/L dl-α-トコフェロール—エタノール溶液，ヘキサン—2-プロパノール—酢酸エチル混液（9：1.5：1 V/V/V，約24mg/L BHT含有)，弱活性化したアルミナ[2]，ジエチルエーテル—石油エーテル混液（5：95 V/V)，ジエチルエーテル—石油エーテル混液（2：8 V/V)

　〔装置および器具〕　高速液体クロマトグラフ（紫外部吸収検出器付き)，弧動式振とう器，遠心分離器，ロータリーエバポレーター，60mL容褐色遠心管，100mL容褐色ナス形フラスコ

　〔操作〕

　(1) け ん 化

　①試料0.5～1.5g (*S*) を容量60mL共栓付き褐色遠心管にはかりとる。

　②1%(W/V)塩化ナトリウム溶液2mL，ピロガロール0.3g，エタノール10mL，水酸化カリウム2gおよび60%(W/V)水酸化カリウム溶液1mLを加える。

　③70℃水浴中でガラス棒でときどきかき混ぜながら，30分間加熱する。

---

1) 　パルミチン酸レチノールは0.550μgが1国際単位(IU)に相当する。20カプセル入りで市販している。1 IU =0.3μg レチノール。

2) 　活性アルミナに約10%の水を加え，よく混合振とうした後，密閉容器中に一夜放置し，平衡状態にして用いる。

④冷水中で速やかに室温まで冷却する。

(2) 抽　　出

①１％（W/V）塩化ナトリウム溶液20mL を加えた後，ヘキサン―２-プロパノール―酢酸エチル混液（９：1.5：１ V/V/V，約24mg/L　BHT 含有）14mL を加える。　②振とう器で５分間振とうし，1,500rpm で５分間遠心分離する。③上層を駒込ピペットで褐色ナス形フラスコに移す。　④下層にヘキサン―２-プロパノール―酢酸エチル混液（９：1.5：１ V/V/V，約24mg/L BHT 含有）14mLを加え，同様に抽出する。これを２回くり返す。　⑤抽出液はすべて褐色ナス形フラスコに集め，ロータリーエバポレーターを用いて，40℃で溶媒を留去する。　⑥残留物に石油エーテル５mL を加えて溶解し，カラム試験溶液とする。

(3) アルミナカラムクロマトグラフィー

①内径１cm のクロマト管に，あらかじめ弱活性化したアルミナを石油エーテルに懸濁させて流し込み，約７cm の高さに詰める。　②カラム試験溶液を流し入れ，約１mL/分の速さで流出する。フラスコ内部を約１mL の石油エーテルで３回以上洗い，これもカラムに流し入れる。　③カラム上部の液がなくなる直前に石油エーテル５mL を追加する。これをさらに３回行う。　④ジエチルエーテル―石油エーテル混液（５：95V/V）20mL を流し，不純物を溶出させる。　⑤受器に100mL 容褐色ナス型フラスコを置き，ジエチルエーテル―石油エーテル混液（２：８ V/V）25mL を流して，レチノールを溶出させる。　⑥溶出液をロータリーエバポレーターを用いて40℃で濃縮，溶媒を留去する。残留物にレチノールが検量線の範囲に入る濃度になるようにエタノール（*V*mL）を加え，溶解して試料溶液とする。

(4) 標準溶液の調製

①パルミチン酸レチノール１カプセル分（約0.2g）を上記(1)，(2)の試料についての操作と同様にけん化，抽出を行う。　②溶媒留去後，残留するレチノールを２-プロパノール100mL に溶解し，標準原液とする（114〜144*μ*g レチノール/mL）。この溶液は冷凍すれば４か月は保存可能である。　③標準原液を，２-プロパノールでレチノール濃度２〜３*μ*g/mL となるように適宜希釈し，希釈標準液を調製する。希釈標準液の325nm の吸光度を測定し，次式によりレチノール濃度を求める。

〔フローシート〕

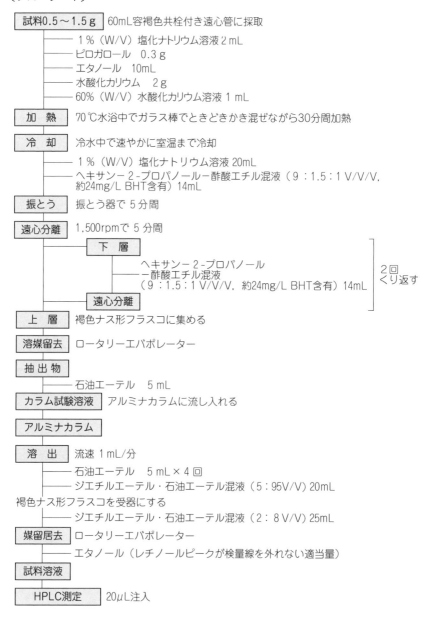

| 試料0.5〜1.5g | 60mL容褐色共栓付き遠心管に採取 |

—— 1％（W/V）塩化ナトリウム溶液2mL
—— ピロガロール　0.3g
—— エタノール　10mL
—— 水酸化カリウム　2g
—— 60％（W/V）水酸化カリウム溶液1mL

| 加　熱 | 70℃水浴中でガラス棒でときどきかき混ぜながら30分間加熱 |

| 冷　却 | 冷水中で速やかに室温まで冷却 |

—— 1％（W/V）塩化ナトリウム溶液20mL
—— ヘキサン−2-プロパノール−酢酸エチル混液（9：1.5：1 V/V/V，約24mg/L BHT含有）14mL

| 振とう | 振とう器で5分間 |

| 遠心分離 | 1,500rpmで5分間 |

| 下　層 |

—— ヘキサン−2-プロパノール−酢酸エチル混液（9：1.5：1 V/V/V，約24mg/L BHT含有）14mL

| 遠心分離 |

2回
くり返す

| 上　層 | 褐色ナス形フラスコに集める |

| 溶媒留去 | ロータリーエバポレーター |

| 抽出物 |

—— 石油エーテル　5mL

| カラム試験溶液 | アルミナカラムに流し入れる |

| アルミナカラム |

| 溶　出 | 流速1mL/分 |

—— 石油エーテル　5mL×4回
—— ジエチルエーテル・石油エーテル混液（5：95V/V）20mL
褐色ナス形フラスコを受器にする
—— ジエチルエーテル・石油エーテル混液（2：8V/V）25mL

| 媒留居去 | ロータリーエバポレーター |

—— エタノール（レチノールピークが検量線を外れない適当量）

| 試料溶液 |

| HPLC測定 | 20μL注入 |

$$レチノール濃度(\mu g/mL) = E \times 549/100$$

　　E：希釈標準溶液の325nm の吸光度（対照：2-プロパノール・1cm セル）

　④標準原液を0.05g/L dL-トコフェロール―エタノール溶液で希釈し（③の希釈倍率と希釈標準溶液の濃度を用いて計算），レチノール濃度約0.006〜3$\mu g/mL$ の範囲の濃度で5点程度の HPLC 用標準溶液を調製する。

　(5) HPLC による測定

　① HPLC の測定条件

　　　カラム：内径4.6mm　長さ15cm　ODS 系カラム
　　　移動相：メタノール―水混液（92：8 V/V）
　　　流　速：1.0mL/分
　　　カラム温度：40℃
　　　検　出：紫外部吸収検出器，測定波長325nm

　② HPLC 標準溶液の20μL を HPLC に注入し，レチノールのピーク面積を測定する。これをもとに横軸にレチノール濃度，縦軸にピーク面積の検量線を作成する。

　③試料液20μL を HPLC に注入し，レチノールのピーク面積を測定する。

〔計算〕

$$レチノール含量(\mu g/100g) = (A \times V/S) \times 100$$

　　A：検量線より求めた試料溶液のレチノール濃度（$\mu g/mL$）
　　V：試料溶液量（mL）
　　S：試料採取量（g）

2.　カロテンの定量

　『日本食品標準成分表2020年版（八訂）』ではβ-カロテン，α-カロテンおよびβ-クリプトキサンチン量よりβ-カロテン当量として表示している。野菜類，果実類，藻類，香辛料および調理加工食品類は HAET（試薬の項参照）抽出法，穀類，いもおよびでん粉類，種実類，豆類，きのこ類，菓子類，し好飲料類，油脂類，魚介類，肉類，卵類，乳類，ならびに調味料類は直接けん化法を行う。

　〔試薬〕α-カロテン標準品：HPLC 用（和光純薬工業㈱），β-カロテン標準品：HPLC 用（和光純薬工業㈱），β-クリプトキサンチン標準品（Extrasynthese. Inc），酢酸エチル，ヘキサン，石油エーテル，アセトニトリルおよびエタノール：（酢酸エチル〜エタノール）残留農薬試験用，メタノール：HPLC 用，2,6-ジ-ｔ-ブ

チル‐4‐メチルフェノール（BHT）：特級，他の試薬はすべて市販品特級，HAET（ヘキサン―アセトン―エタノール―トルエン混液10：7：6：7 V/V/V/V），エタノール―HAET混液（6：4 V/V），60％（W/V）水酸化カリウム溶液，1％（W/V）塩化ナトリウム溶液，ヘキサン―2‐プロパノール―酢酸エチル混液（9：1.5：1 V/V/V，約24mg/L BHT含有），アセトニトリル―メタノール―テトロヒドロフラン―酢酸混液（55：40：5：0.1 V/V/V/V，0.05g/L dL‐α‐トコフェロール含有）

〔装置および器具〕高速液体クロマトグラフ（可視部吸収検出器付），弧動式振とう器，遠心分離器，ロータリーエバポレーター，褐色遠心管，褐色ナス形フラスコ

〔操作〕

(1) α‐カロテン標準溶液の調製

①α‐カロテン標準品5 mgを石油エーテルに溶解し，100mLに定容して，標準原液とする。 ②標準原液2 mLを50mLのメスフラスコにとり，石油エーテルで定容する。この溶液の444nmの吸光度を測定し，α‐カロテンの吸光係数（$E_{1cm}^{1\%} = 2800$）を用いて以下の式よりα‐カロテン濃度を求める。

$$\alpha\text{-カロテン濃度}(\mu g/mL) = E \times 10000/2800$$

E：444nmの吸光度（対照：石油エーテル）

③標準原液をエタノール―HAET混液（6：4 V/V）で希釈し（上の結果より希釈倍率を計算）1 mL中0.006～3μgを含む溶液数点を調製し，HPLC用標準溶液とする。

(2) β‐カロテン標準溶液の調製

①β‐カロテン標準品20mgを100mL容メスフラスコにとり，シクロヘキサンに溶解，定容して標準原液とする。 ②標準原液2 mLを100mL容メスフラスコにとり，シクロヘキサンで定容して，455nmの吸光度を測定する。この溶液のβ‐カロテン濃度を，β‐カロテンの吸光係数（$E_{1cm}^{1\%} = 2500$）を用い，次式を用いて算出する。

$$\beta\text{-カロテン濃度}(\mu g/mL) = E \times 10000/2500$$

E：455nmの吸光度

③標準原液をエタノール―HAET混液（6：4 V/V）で希釈し（②の結果よ

り希釈倍率を計算），β-カロテンを 1 mL 中約0.006〜8 μg を含む溶液数点を調製し，HPLC 用標準溶液とする。

(3) β-クリプトキサンチン標準溶液の調製

①β-クリプトキサンチン標準品 1 mg を HAET 5 mL で溶解した後，ヘキサンで50mL に定容し，標準原液とする。　②標準原液をヘキサンで10倍に希釈し，450nm の吸光度を測定する。この溶液のβ-クリプトキサンチン濃度を，β-クリプトキサンチンの吸光係数（$E_{1cm}^{1\%}=2460$）を用い，次式を用いて算出する。

$$\beta\text{-クリプトキサンチン濃度}(\mu g/mL)= E \times 10000/2460$$

E：450nm の吸光度

③標準原液をエタノール—HAET 混液（6：4 V/V）で希釈し（②の結果より希釈倍率を計算），β-カロテンを 1 mL 中約0.006〜1.5μg を含む溶液数点を調製し，HPLC 用標準溶液とする。

(4) 前処理

HAET 抽出法

①野菜類，果実類，藻類，香辛料および調理加工食品類に適用。　②試料を十分に均質化し乾燥藻類や茶葉では0.2〜1.0g，生鮮野菜や果実など水分の多いものは 5〜8 g（試料重量 S）を100mL 容白色広口全量フラスコにはかりとる。③ピロガロール 2 g，水 5 mL（水分全量が 8 mL を超えないようにする。藻類の場合は，水を加えた後, 70℃の水浴で 5 分程度加熱する），HAET40mL（10mL ずつ加え，そのたびによく撹拌する）およびエタノール20mL を加える。栓をして振とう機で15分間振とうする。エタノールで定容し，超音波槽に10分間置く。　④抽出液10mL を60mL 容共栓褐色遠心管にとり，エタノール10mL および60％（W/V）水酸化カリウム溶液 2 mL を加え（カロテン類の含量が少ない試料の場合, 抽出液を20mL 採取し，水酸化カリウム溶液 2 mL および水酸化カリウム 1 g を加え，エタノールは加えない），70℃の水浴でときどき撹拌しながら，30分間加熱けん化する。

直接けん化法

①穀類，いもおよびでん粉類，種実類，豆類，きのこ類，菓子類，し好飲料類，油脂類，魚介類，肉類，卵類，乳類，ならびに調味料類に適用。ただし，

ジャムを含む菓子類，野菜を含む水産練り製品は HAET 抽出を行う。　②試料約0.5〜2g（試料重量 S）を60mL 容共栓付褐色遠心管にはかりとり（穀類，いもおよびでん粉類の乾燥品には試料量の数倍の水を加え，膨潤後にけん化する。ただし，でん粉の多いものは膨潤を行わない），ピロガロール0.3g，1％（W/V）塩化ナトリウム溶液2mL，エタノール10mL を加えてかき混ぜる。　③水酸化カリウム2gおよび60％（W/V）水酸化カリウム溶液1mL を加える。　④ガラス棒でときどきかき混ぜながら，70℃の水浴中で30分間加熱けん化する。

(5) 抽　　出

①けん化反応液を冷水中で室温まで冷却する。1％（W/V）塩化ナトリウム溶液20mL，ヘキサン―2-プロパノール―酢酸エチル混液（9：1.5：1 V/V/V，約24mg/L BHT 含有）14mL を加える。　②5分間振とうし，1,500rpm で5分間遠心分離後，上層を駒込ピペットで100mL 容褐色ナス形フラスコに移す。③下層にヘキサン―2-プロパノール―酢酸エチル混液（9：1.5：1 V/V/V，約24mg/L BHT 含有）を14mL 加え，5分間振とうし，②と同様に遠心分離して上層を同じナス形フラスコにとる。これを2回くり返す。　④ナス形フラスコの抽出液をロータリーエバポレーターを用いて濃縮，溶媒を留去する。⑤残留物に試料の濃度が検量線の範囲になるようにエタノール（VmL）を加え，溶解して試料溶液とする。

(6) HPLC による測定

① HPLC の測定条件

カラム：内径4.6mm　長さ25cm　ODS 系カラム

移動相：アセトニトリル―メタノール―テトロヒドロフラン―酢酸混液（55：40：5：0.1 V/V/V/V，0.05g/L dL-α-トコフェロール含有）

流　速：1.5mL/分

カラム温度：40℃

検　出：可視部吸収検出器，測定波長455nm

② HPLC 標準溶液の20μL を HPLC に注入し，α-カロテン，β-カロテン，β-クリプトキサンチンのピーク面積を測定する。これをもとに横軸にα-カロテン，β-カロテン，β-クリプトキサンチンの濃度，縦軸にピーク面積の検量線を作成する。　③試料溶液の20μL を HPLC に注入し，α-カロテン，β-カロ

〔フローシート〕

HAET抽出

| 均質化試料 0.2〜8 g | 100mL 容白色広口全量フラスコに採取
└── ピロガロール 2 g，水 5 mL，HAET40mL，エタノール20mL

| 振とう | 15分間

| エタノールで定容100mL |

| 超音波槽 | 10分間

| 60mL 容褐色遠心管 | 定容100mLのうち10mLを移す
├── エタノール 10 mL
└── 60％（W/V）水酸化カリウム溶液 2 mL

＊位に続く

直接けん化法

| 均質化試料 0.5〜2 g | 60mL 容褐色遠心管
├── ピロガロール 0.3g
├── 1％塩化ナトリウム溶液 2 mL
├── エタノール 10 mL
├── 水酸化カリウム 2 g
└── 60％（W/V）水酸化カリウム溶液 1 mL

＊位に続く

＊

| 加熱けん化 | 70℃の水浴中，30分間

| 水　冷 |
├── 1％（W/V）塩化ナトリウム溶液 20mL
└── ヘキサン－2-プロパノール－酢酸エチル混液（9：1.5：1 V/V/V，約 24mg/L，BHT含有）14mL

| 振とう | 5分間

| 遠心分離 | 1,500rpm，5分間
　　├── | 下　層 |
　　│　　├── ヘキサン－2-プロパノール－酢酸エチル混液（9：1.5：1 V/V/V，約24mg/L BHT含有）14mL　⎤ 2回
　　└── | 5分間振とう，遠心分離 |　　　　　　　　　　　　　　　　　　　　　　　　　　　　　　⎦ くり返す

| 上　層 | 褐色ナス形フラスコに集める

| 溶媒留去 | ロータリーエバポレーター
└── エタノール（検量線の範囲となるよう適当量 V mL）

| HPLC用試料溶液 |

| HPLC測定 | 20μLを注入

テン，β-クリプトキサンチンのピーク面積を測定する。

〔計算〕

α-カロテン，β-カロテン，β-クリプトキサンチン含量（μg/100g）

$= (A \times V/S) \times 100$

> A：検量線より求めた試料溶液の α-カロテン，β-カロテン，β-クリプトキサンチン
> 　　濃度（μg/mL）
> V：試料溶液量（mL），HEAT 抽出の場合 $V \times 10$（または $V \times 5$）
> S：試料採取量（g）

3. ビタミンE（トコフェロール）の定量

　『日本食品標準成分表2020年版(八訂)』のビタミンEの値は，高速液体クロマトグラフィーで定量した α，β，γ，δ-トコフェロール量を mg で示している。

　〔試薬〕α，β，γ，δ-トコフェロール標準品（エーザイ㈱），酢酸エチル：残留農薬試験用，n-ヘキサン：残留農薬試験用，他はすべて市販品特級，6-エトキシ-2，2，4-トリメチル-1，2-ジヒドロキノリン（エトキシキン），1％（W/V）塩化ナトリウム溶液，60％（W/V）水酸化カリウム溶液，ヘキサン―2-プロパノール―酢酸エチル混液（9：1.5：1 V/V/V，約24mg/L BHT 含有），ヘキサン―2-プロパノール―酢酸混液（1000：6：5 V/V/V，約5 μg/mL BHT 含有）

　〔装置，器具〕高速液体クロマトグラフ（蛍光分光検出器付き），弧動式振とう器，ロータリーエバポレーター，遠心分離器

　〔操作〕

　(1) トコフェロール標準溶液

　α，β，γ，δ-トコフェロールそれぞれ約200mg を個別に100mL の褐色メスフラスコに正確にはかりとり，エタノールで100mL に定容する。それぞれから20mL ずつを100mL の褐色メスフラスコにとり，エタノールで定容して混合原液とする。混合原液より計算量をいくつかの褐色ナス形フラスコに分取し，ロータリーエバポレーターで乾固後，0.1g/L エトキシキンのヘキサン溶液に，各トコフェロール濃度が0.1〜50μg/mL の濃度となるように溶解した，数点のHPLC 用標準溶液を作成する。

　(2) け　ん　化

　①試料0.5〜3g（S）を容量60mL 共栓付褐色遠心管にはかりとる。

②1％（W/V）塩化ナトリウム溶液2mL，ピロガロール0.3g，エタノール10mL および60％（W/V）水酸化カリウム溶液2mL を加える。

③70℃水浴中でガラス棒でときどきかき混ぜながら，30分間加熱する。

④冷水中で速やかに室温まで冷却する。

(3) 抽　　出

①1％（W/V）塩化ナトリウム溶液20mL を加えた後，ヘキサン—2-プロパノール—酢酸エチル混液（9：1.5：1 V/V/V，約24mg/L BHT 含有）14mL を加える。

②振とう器で5分間振とうし，1,500rpm で5分遠心分離する。

〔フローシート〕

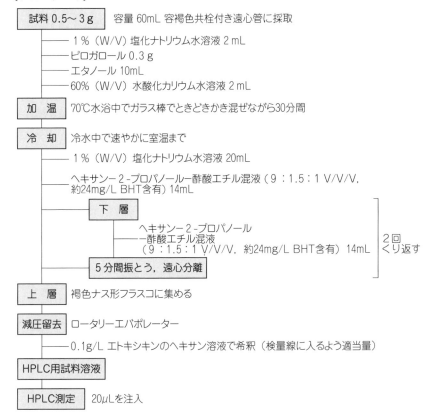

③上層を駒込ピペットで褐色ナス形フラスコに移す。

④下層にヘキサン―2-プロパノール―酢酸エチル混液（9：1.5：1 V/V/V, 約24mg/L BHT 含有）14mL を加え，同様に抽出する。これを2回くり返す。抽出液を合わせ，ロータリーエバポレーターで溶媒を留去する。

残留物を0.1g/L エトキシキンのヘキサン溶液にピーク面積が検量線の範囲になるように溶解し（試料溶液量 VmL），HPLC 用試料溶液とする。

（4）HPLC による測定

① HPLC 測定条件

カラム：内径4.6mm　長さ25cm，シリカゲル，順相系カラム

移動相：ヘキサン―2-プロパノール―酢酸混液（1000：6：5 V/V/V, 約5 μg/mL BHT 含有）

流　速：1.5mL/分

カラム温度：40℃

検　出：蛍光検出器，励起波長298nm，蛍光波長325nm

②検量線の作成

標準溶液の20μL を HPLC に注入し，各トコフェロールのピーク面積を求める。各トコフェロールごとに横軸に濃度，縦軸にピーク面積の検量線を作成する。

③試料液の20μL を HPLC に注入し，各トコフェロールのピーク面積を測定する。

〔計算〕

$$\alpha, \beta, \gamma, \delta\text{-トコフェロール含量(mg/100g)} = A \times V \times 100/(S \times 1000)$$

　A：検量線より求めた試料液の各トコフェロール濃度（μg/mL）
　V：試料溶液量（mL）
　S：試料量（g）

4．ビタミンB$_1$（チアミン）の定量

ビタミンB$_1$は，試料をリン酸加水分解酵素で処理してチアミンを遊離させ抽出する。抽出液をパームチットにより精製した後，HPLC により分析している。なお，精製にはカラムスイッチング HPLC 法や固相抽出ミニカラムの利用なども可能である。

〔**試薬**〕チアミン塩酸塩標準品：日本薬局方標準品「チアミン塩化物塩酸塩」

((一財)医薬品医療機器レギュラトリーサイエンス財団頒布)，リン酸加水分解酵素：ビタミンB_1・B_2定量用酸性フォスファターゼ(和光純薬工業㈱)，パームチット：陽イオン交換樹脂，ビタミンB_1(和光純薬工業㈱)，ヒドロキシエチルアミン(HET)塩酸塩(和光純薬工業㈱)，1 mol/L 塩酸溶液，0.1mol/L 塩酸溶液，10％チオ尿素溶液，25％(W/V)塩化カリウム—0.1mol/L 塩酸溶液。pH4.5酢酸緩衝液[1]，2.5％(W/V)酵素溶液[2]

〔装置，器具〕高速液体クロマトグラフ(蛍光検出器付)，100mL 容褐色抽出びん，褐色クロマト管(内径約7mm)，25mL 容褐色メスフラスコ

〔操作〕

(1) チアミン塩酸塩標準溶液の調製[3]

①チアミン塩酸塩標準品を105℃で2時間乾燥し，30分間デシケーターで放冷する。

②100mgを1L容メスフラスコに正確にはかりとり，1mol/L 塩酸溶液100mLを加えて溶解し，水で定容する。これを標準原液(100μg/mL)とする。

③標準原液を0.1mol/L 塩酸溶液で希釈し，1μg/mLの標準溶液を調製する。

④標準溶液を，加熱済み25％(W/V)塩化カリウム・0.1mol/L 塩酸溶液で希釈し，0.1μg/mL，0.02μg/mLを調製する。これをHPLC用チアミン塩酸塩標準溶液とする。

(2) 抽　　出

①試料2～6g(試料重量S)を容量100mLの褐色抽出びんにはかりとり，1mol/L 塩酸溶液5mL，10％チオ尿素溶液1mLを加え，水を加えて約50mLにした後，ときどきかき混ぜながら沸騰水浴中で15分間加熱抽出する。

②室温になるまで水冷し，4mol/L 酢酸ナトリウム水溶液でpH4.5に調整する[4]。

---

1) 水1Lに50％酢酸10mLと4mol/L 酢酸ナトリウム溶液20mLを加える。
2) 2.5％(W/V)酸性ホスファターゼ溶液：pH4.5酢酸緩衝液に用時溶解し，ろ過または遠心分離して上澄みを用いる。
3) 豚肉や魚介類のヒドロキシエチルチアミン(HET)を含むものではHET標準溶液を作成する必要がある。
4) にんにくのようなネギ属植物ではアリチアミンを含むのでpH6.0に調整した後，塩酸システイン50mgを添加，60℃に30分加熱して遊離型にする。ついで，酵素処理を行う。

③2.5％（W/V）酸性ホスファターゼ溶液3mLを加え，pH4.5酢酸緩衝液で100mLに定容後，38〜42℃の恒温器中で16〜17時間反応し，酵素分解する。

④室温まで水冷し，乾燥ろ紙を用いてろ過して（全部ろ過しなくてもよい），試料溶液とする。

（3）パームチットによる精製

①精製用クロマト管の下部に脱脂綿を詰め，水洗したパームチット1.6〜1.7gを水と共に流し込み，カラムを作成する。

②試料溶液25mLを正確に加え，1mL/分の流速で流す。カラム上部の液がなくなる寸前に酢酸緩衝液約5mLを管壁を洗うように加える。さらに，水30〜60mLを流しカラムを洗浄する。

③沸騰水約90mLを注ぎ入れ，カラムのコックを全開して流出させ，カラムを温める。

④カラムが熱いうちに，沸騰直前の25％（W/V）塩化カリウム—0.1mol/L塩酸溶液を注ぎ入れ，流速約2mL/分で流し，チアミンを溶出させる。溶出液は25mL容褐色メスフラスコに受ける。

⑤室温に冷却した後，25％（W/V）塩化カリウム—0.1mol/L塩酸溶液で定容する。

⑥チアミン塩酸塩として約0.1μg/mLとなるように，25％（W/V）塩化カリウム—0.1mol/L塩酸溶液を用いて適宜希釈し（希釈倍率 N），HPLC用試料溶液とする。

（4）HPLCによる測定

チアミンは強アルカリ下，フェリシアン化カリウムと反応してチオクロームとなり，蛍光を発する。カラムで分離後，この反応を行い蛍光検出することにより，検出感度を上げ，不純物の影響を少なくすることができる。

①HPLC測定条件

カラム：内径4.6mm　長さ15cm　ODS系カラム

移動相：メタノール—［0.01mol/L リン酸二水素ナトリウム—0.15mol/L 過塩素酸ナトリウム（pH2.2）］混液（1：9 V/V）

流　速：1mL/分

カラム温度：40℃

〔フローシート〕

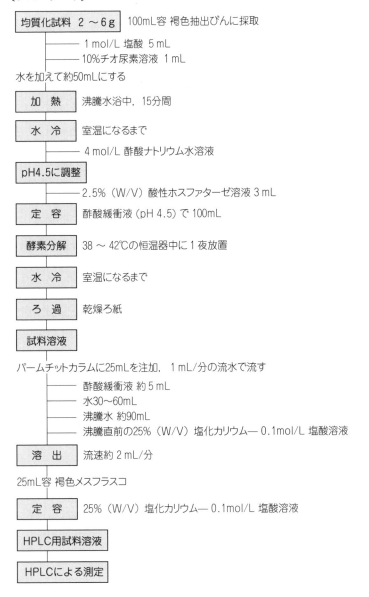

均質化試料 2 〜 6 g	100mL容 褐色抽出びんに採取

—— 1 mol/L 塩酸 5 mL
—— 10%チオ尿素溶液 1 mL

水を加えて約50mLにする

加 熱	沸騰水浴中，15分間
水 冷	室温になるまで

—— 4 mol/L 酢酸ナトリウム水溶液

pH4.5に調整

—— 2.5%（W/V）酸性ホスファターゼ溶液 3 mL

定 容	酢酸緩衝液（pH 4.5）で100mL
酵素分解	38 〜 42℃の恒温器中に 1 夜放置
水 冷	室温になるまで
ろ 過	乾燥ろ紙
試料溶液	

パームチットカラムに25mLを注加，1 mL/分の流水で流す

—— 酢酸緩衝液 約 5 mL
—— 水30〜60mL
—— 沸騰水 約90mL
—— 沸騰直前の25%（W/V）塩化カリウム— 0.1mol/L 塩酸溶液

溶 出	流速約 2 mL/分

25mL容 褐色メスフラスコ

定 容	25%（W/V）塩化カリウム— 0.1mol/L 塩酸溶液
HPLC用試料溶液	
HPLCによる測定	

　　　　ポストカラム反応液：0.03%フェリシアン化カリウム—15%水酸化ナトリウ
　　　　　　ム溶液，0.5mL/分
　　検　出：蛍光検出器，励起波長375nm，蛍光波長440nm
　②HPLC用チアミン塩酸塩標準溶液（0.1μg/mL，0.02μg/mL）を20μL，
HPLCに注入し，チアミンのピーク面積を求める。横軸に濃度，縦軸にピーク
面積の検量線を作成する。
　③HPLC用試料溶液20μLをHPLCに注入し，チアミンのピーク面積を求め
る。

〔計算〕

ビタミン B₁ 含量（チアミン塩酸塩相当量）(mg/100g)

$$= A \times V \times N \times 100/(S \times 1000)$$

　　A：検量線より求めたHPLC用試料液のビタミンB₁濃度（μg/mL）
　　V：試料溶液量（mL）
　　N：希釈倍率
　　S：試料採取量（g）

5．ビタミン B₂（リボフラビン）の定量

　ビタミンB₁と同様0.1mol/L塩酸溶液で抽出，酸性ホスファターゼ処理の後，
前処理なしでHPLC分析が可能である。
　〔試薬〕リボフラビン標準品：日本薬局方標準品（（一財）医薬品医療機器レギュ
ラトリーサイエンス財団頒布），酢酸緩衝液：pH4.5，0.1%チオ尿素含有[1]
　〔装置，器具〕高速液体クロマトグラフ(蛍光検出器付)，他はビタミンB₁と同
じ
　〔操作〕

(1) リボフラビン標準溶液の調製

　①リボフラビン標準品を105℃で2時間乾燥し，30分デシケーターで放冷し
たものを用いる。
　②チオ尿素1gをとった1L容褐色メスフラスコに50mgを正確に秤量して
入れ，酢酸4mLを加え，さらに温水を加えて溶解する。室温に冷却後，水で定
容して，標準原液（50μg/mL）とする。

---

1)　水900mLにチオ尿素1.1g，50%酢酸67.5mL，4mol/L酢酸ナトリウム溶液135mLを加
　　える。

〔フローシート〕

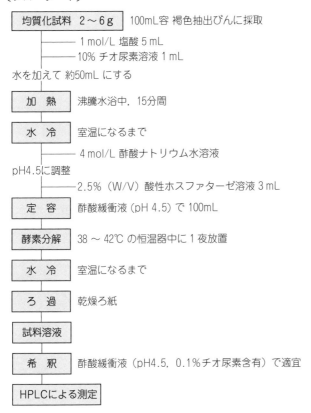

均質化試料 2〜6g　100mL容 褐色抽出びんに採取
── 1 mol/L 塩酸 5 mL
── 10% チオ尿素溶液 1 mL
水を加えて 約50mL にする

加　熱　沸騰水浴中，15分間

水　冷　室温になるまで
── 4 mol/L 酢酸ナトリウム水溶液
pH4.5に調整
── 2.5%（W/V）酸性ホスファターゼ溶液 3 mL

定　容　酢酸緩衝液 (pH 4.5) で 100mL

酵素分解　38 〜 42℃ の恒温器中に 1 夜放置

水　冷　室温になるまで

ろ　過　乾燥ろ紙

試料溶液

希　釈　酢酸緩衝液 (pH4.5，0.1%チオ尿素含有) で適宜

HPLCによる測定

　③リボフラビン標準原液を酢酸緩衝液（pH4.5，0.1%チオ尿素含有）で希釈して，1.0μg/mL，0.05μg/mL および0.002μg/mL の HPLC 用標準溶液を調製する。

　(2) 抽　　出

　①ビタミン B$_1$の項，〔操作〕(2)抽出①〜④ (p.139〜)，と全く同じ操作により試料溶液を調製する（試料量 Sg，試料溶液 VmL）。

　②試料溶液を酢酸緩衝液（pH4.5，0.1%チオ尿素含有）で適宜希釈する（希釈倍率 N）。

(3) HPLCによる測定

① HPLC測定条件

カラム：内径4.6mm　長さ15cm　ODS系カラム

移動相：メタノール—pH4.5酢酸緩衝液（35：65V/V）

流　速：1 mL/分

カラム温度：40℃

検　出：蛍光検出器：励起波長445nm, 蛍光波長530nm

② HPLC用リボフラビン標準溶液20μL を，HPLC に注入し，リボフラビンのピーク面積を求める。横軸に濃度，縦軸にピーク面積の検量線を作成する。

③試料溶液の20μL を HPLC に注入し，リボフラビンのピーク面積を求める。

〔計算〕

$$ビタミンB_2含量(mg/100g) = A × V × N × 100/(S × 1000)$$

A：検量線より求めた試料液のビタミンB$_2$濃度（μg/mL）

V：試料溶液量（mL）

N：希釈倍率

S：試料採取量（g）

6. 総ビタミンC（アスコルビン酸）の定量—HPLC法—

アスコルビン酸（還元型ビタミンC）をインドフェノールを用いて酸化し，デヒドロアスコルビン酸（酸化型ビタミンC）とする。これを2,4-ジニトロフェニールヒドラジンと反応させてオサゾン（ビス-2,4-ジニトロフェニールヒドラゾン）を生成させ，生じたオサゾンを HPLC で分析する。インドフェノール処理を行わなければ酸化型のみが定量でき，総ビタミンC量より差し引きすれば，還元型の定量ができる。

〔試薬〕アスコルビン酸標準品：日本薬局方標準品（(一財)医薬品医療機器レギュラトリーサイエンス財団頒布），酢酸エチル：残留農薬試験用，ヘキサン：残留農薬試験用，5％（W/V）メタリン酸溶液，インドフェノール溶液[1]，2％（W/V）チオ尿素—メタリン酸溶液[2]，2％（W/V）2,4-ジニトロフェニール

---

1) 2,6-ジクロロフェノールインドフェノールナトリウム二水和物（Sigma 社など）0.2gを100mL の水に溶解し，必要があればろ過する。冷暗所で約1か月保存可能である。

2) 10％メタリン酸溶液50mL にチオ尿素2gを溶解し，水を加えて100mL とする。用時調製する。

ヒドラジン—4.5mol/L 硫酸溶液[1]

〔装置，器具〕高速液体クロマトグラフ（可視部吸光検出器付き），弧動式振とう器，遠心分離器

〔操作〕

(1) アスコルビン酸標準溶液の調製

①アスコルビン酸標準品100mg を100mL 容メスフラスコにとり，5 ％（W/V）メタリン酸溶液で定容し，標準原液（1 mg/mL）とする。

②アスコルビン酸標準原液を用時，5 ％（W/V）メタリン酸溶液で希釈し100µg/mL，10µg/mL および0.4µg/mL の標準溶液を調製する。

(2) 抽　　出

①試料2 〜6 g（試料量 S）をホモジナイザーのカップにはかりとり，5 ％（W/V）メタリン酸溶液約30mL を加えて摩砕する。

②摩砕物を50mL 容メスフラスコに移す。ホモジナイザーのカップや刃を5 ％（W/V）メタリン酸溶液で洗い，その洗液もメスフラスコに移し，5 ％（W/V）メタリン酸溶液で定容する。

③液体試料の場合は2 〜10g を50mL 容メスフラスコにとり，5 ％（W/V）メタリン酸溶液で定容する。

④乾いた60mL 容遠心管にメスフラスコの内容物を移し（全部でなくてもよい），1,500rpm で5 分間遠心分離する。

⑤上澄液をとり，抽出液（VmL，この場合50mL）とする。濁っている場合はろ紙でろ過し，ろ液を用いる。

(3) HPLC 用試料溶液の調製

①抽出液の一部を5 ％（W/V）メタリン酸溶液で適宜希釈する（希釈倍率 N）。

②共栓付き小試験管に希釈液1 mL をとり，5 ％（W/V）メタリン酸溶液1 mL を加える。

③インドフェノール溶液を赤色が消えなくなるまで（30秒以上赤色が保たれればよい）滴下する。

1）　2,4-ジニトロフェニールヒドラジン4 g を4.5mol/L 硫酸溶液に溶解し100mL とした後，ろ紙でろ過する。冷暗所に保存する。約1 か月保存可能である。

　④2％（W/V）チオ尿素—メタリン酸溶液2mL，2％（W/V）2,4-ジニトロフェニールヒドラジン—4.5mol/L 硫酸溶液0.5mL を加え，よく振り混ぜる。

　⑤試験管に栓をし，38〜42℃の恒温器中で約16時間加熱し，オサゾンを生成させる。その後，室温にもどす。

　⑥酢酸エチル3mL を加え，30分振とうし，オサゾンを酢酸エチル層に転溶する。

　⑦上層の酢酸エチル層に無水硫酸ナトリウム約1g を入れた共栓付き小試験管にとり，脱水して HPLC 用試料溶液とする。

(4) HPLC 用標準溶液の調製

　①アスコルビン酸標準溶液1mL を共栓付き小試験管にとり，前項(3)の操作によりオサゾンにし，酢酸エチルに転溶して，HPLC 用標準溶液とする。

(5) HPLC による測定

① HPLC 測定条件

　　　カラム：内径4.6mm　長さ10cm，シリカゲル：順相系カラム
　　　移動相：酢酸エチル—n-ヘキサン—酢酸—水の混液（60：40：5：0.5
　　　　　　 V/V/V/V)[1]
　　　流　速：1.5mL/分
　　　カラム温度：40℃
　　　検　出：可視部吸収検出器495nm

　②HPLC 用標準溶液20μL を HPLC に注入し，アスコルビン酸のオサゾンのピーク面積を求める。横軸に濃度，縦軸にピーク面積の検量線を作成する。

　③HPLC 用試料溶液の20μL を HPLC に注入し，アスコルビン酸のオサゾンのピーク面積を求める。

〔計算〕

$$ビタミンC含量(mg/100g) = A \times V \times N \times 100 / (S \times 1000)$$

　A：検量線より求めた HPLC 用試料溶液のビタミンC濃度（μg/mL）
　V：試料溶液量（mL）
　N：希釈倍率
　S：試料採取量（g）

---

1)　食肉加工品に酸化防止剤として使われるエリソルビン酸が混在するときは，移動相に酢酸—n-プロパノール—酢酸エチル—n-ヘキサン混液（0.1：0.2：3：4 V/V/V/V）を用いることで，分離定量できる。

7.　ビタミンCの定量―ヒドラジン法―

　前項の HPLC 法と同様に，2,4-ジニトロフェニルヒドラジンと反応させ，生じたオサゾンを濃い硫酸に溶解して比色定量する方法である。インドフェノール処理を行えば，総ビタミンC，行わなければ酸化型のみが定量でき，差し引きすれば還元型が定量できる。

　〔試薬〕アスコルビン酸標準品：日本薬局方標準品（（一財）医薬品医療機器レギュラトリーサイエンス財団頒布），5 %（W/V）メタリン酸溶液，インドフェノール溶液[1]，2 %（W/V）チオ尿素―メタリン酸溶液[2]，2 %（W/V）2,4-ジニトロフェニールヒドラジン・4.5mol/L 硫酸溶液[3]，85%硫酸[4]

　〔装置，器具〕分光光度計，遠心分離器

　〔操作〕

(1)　アスコルビン酸標準溶液の調製

　①6.〔操作〕(1)（p.145）の方法でアスコルビン酸標準液（100μg/mL）を調製する。

　②アスコルビン酸標準溶液を5 %（W/V）メタリン酸溶液で希釈し，5,10,15,20,25μg/mL の検量線用標準溶液を調製する。

(2)　抽　　出

　6.〔操作〕(2)(p.145)の方法で抽出液を調製する（試料量 Sg,抽出液量 VmL）。

(3)　測　　定

　①試験管を2本用意し，抽出液を2mL ずつホールピペットでとる。一方を本試験，他方を空試験とする（ビタミンC濃度が高いものでは，正確に希釈したものを試料液とする，希釈倍率 N）。

　②両方の試験管に赤色が30秒以上消えなくなるまで，インドフェノール溶液を滴下する。

　③両方の試験管に2 %（W/V）チオ尿素―メタリン酸溶液2mL を加える。

　④本試験の試験管に2 %（W/V）2,4-ジニトロフェニルヒドラジン・4.5mol/L 硫酸溶液1mL を加える。

　⑤両方の試験管を37℃の恒温水槽に入れ，3時間反応させる。

---

1), 2), 3)「6.総ビタミンCの定量」の脚注（p.144,145）に同じ。
4)　濃硫酸：水＝9：1の割合で混合して調製。

〔フローシート〕

HPLC法

| 均質化試料 3～6g | ホモジナイザーのカップまたは乳鉢に採取
 ├── 5％（W/V）メタリン酸溶液 約30mL

| 摩砕抽出 |

50mL 容メスフラスコに定容

60mL 容遠心管

| 遠心分離 | 1,500rpm，5分間

| 試料液 | 適宜希釈し，1mL を共栓付き小試験管にとる
 ├── 5％（W/V）メタリン酸溶液 1mL
 ├── インドフェノール溶液 数滴（赤色）
 ├── 2％（W/V）チオ尿素—メタリン酸溶液 2mL
 ├── 2％（W/V）2,4－ジニトロフェニルヒドラジン—4.5mol/L 硫酸溶液0.5mL

| 加　熱 | 38～42℃の湯浴中で約16時間
 ├── 酢酸エチル 3mL

| 振とう | 30分間

| 酢酸エチル層（上層） |

無水硫酸ナトリウム約1g入り共栓付き小試験管

| HPLC用試験溶液 |

| HPLCによる測定 |

ヒドラジン法　　| 試料液；HPLC法に同じ |

【本試験】————————試験管2本，1mL————————【空試験】
 │　　　　　インドフェノール溶液（赤色，数滴）
 │　　　　　2％（W/V）チオ尿素—メタリン酸溶液 2mL
 │　　　　　2％（W/V）2,4－ジニトロフェニルヒドラジン—
 │　　　　　　　　　4.5mol/L 硫酸溶液 1mL

37℃の恒温水槽に入れ，3時間反応

| 冷　却 | 氷水中
 ├── 85％ 硫酸 5mL，少しずつ

【本試験】————————————————————————【空試験】
　　　　2％（W/V）2,4－ジニトロフェニルヒドラジン—
　　　　　　　　4.5mol/L 硫酸溶液 1mL

30分放置

| 吸光度測定 | 530nm

⑥両方の試験管を氷水中で冷却し，どちらにも85%硫酸を5 mL加える（中の温度が上がらないように，少しずつ加える）。

⑦空試験の試験管に2%（W/V）2，4-ジニトロフェニールヒドラジン4.5mol/L硫酸溶液1 mLを加え，撹拌する。

⑧両方の試験管とも室温で30分間放置し，530nmの吸光度を測定する。

⑨本試験の吸光度より空試験の吸光度を引いたものが試料溶液の吸光度である。

（4）検量線の作成

①検量線用アスコルビン酸標準溶液それぞれについて，抽出液についてと同様に2 mLずつ試験管にとり，本試験と空試験を行う。

②アスコルビン酸の濃度を横軸，本試験の吸光度より空試験の吸光度を引いた吸光度を縦軸に，検量線を作成する。

〔計算〕

$$ビタミンC含量(mg/100g) = A \times V \times N \times 100/(S \times 1000)$$

A：検量線より求めた試料液のビタミンC濃度（μg/mL）
V：抽出液量（mL）
N：希釈倍率
S：試料採取量（g）

8. エネルギー：計算による方法

『日本食品標準成分表2020年版（八訂）』より，主要なエネルギー産生栄養素を原則「アミノ酸組成によるたんぱく質」，「脂肪酸のトリアシルグリセロール当量」，「利用可能炭水化物（単糖当量）」とし，FAO/INFOODSの換算係数でエネルギーの値を算出する（表3-7）。

エネルギーの値は，「エネルギー産生成分量（100g当たり）×エネルギー換算係数」を，各エネルギー産生成分別に計算し合計する。

利用可能炭水化物の求め方にはいくつかの方法がある。

1. 炭水化物から食物繊維量を差し引く方法

加工食品の栄養表示で「糖質」と呼ばれているもの，食品に"水分，灰分，たんぱく質，脂質"のいずれでもなく，かつ食物繊維でもない成分が含まれていた

ら誤差が生じる。

2.　エネルギーになる炭水化物を直接測定して足しあげる方法

　でん粉，砂糖（ショ糖），ブドウ糖，などエネルギーになる炭水化物量を足し
たもの。『日本食品標準成分表2020年版（八訂）』で「利用可能炭水化物」で示
されている。

表3-7　エネルギー換算係数

成　分　名	換算係数	
	（kJ/g）	（kcal/g）
アミノ酸組成によるたんぱく質／たんぱく質	17	4
脂肪酸のトリアシルグリセロール当量／脂質	37	9
利用可能炭水化物（単糖当量）	16	3.75
差引き法による利用可能炭水化物	17	4
食物繊維総量	8	2
アルコール	29	7
糖アルコール		
ソルビトール	10.8	2.6
マンニトール	6.7	1.6
マルチトール	8.8	2.1
還元水あめ	12.6	3.0
その他の糖アルコール	10.0	2.4
有機酸		
酢　　酸	14.6	3.5
乳　　酸	15.1	3.6
クエン酸	10.3	2.5
リンゴ酸	10.0	2.4
その他の有機酸	13.0	3.0

第4章

その他の成分分析法

1. 水 分 活 性

　水分活性 Aw は食品中の水の活動度を表す指標であり，一定の温度下で次式のように定義されている。

$$Aw = P/P_0 = RH/100$$

　　P_0：純水の平衡蒸気圧
　　P：食品中の水の蒸気圧
　　RH：食品の置かれた環境の相対湿度

　水分活性を測定するには対象食品を既知相対湿度の環境に置き，その平衡質量（水分）を測定する方法と，平衡状態の相対湿度を直接測定する方法がある。

1. コンウェイ法による水分活性の測定

　従来の方法は，一定湿度を保つように種々の濃度の硫酸や飽和塩類溶液を入れたデシケーター中に試料を置き，平衡にした後その重量を測定して行われる。

　ここでは，これを改良し，容器にコンウェイ微量拡散ユニットを用い，図式内挿法を適用して，短時間で水分活性を測定できる横関らの方法について説明する。

　この方法はコンウェイユニットの外室に，一定温度における飽和溶液の相対湿度が既知の塩（表4－1参照）を過剰に入れ，それが溶解しきれない程度の水を加えてユニット内を一定の相対湿度（RH）にし，内室に精秤した試料を置き平衡化した後，重量の増減を測定する。

　一つの試料に少なくとも5個のユニットを用意し，予想される水分活性（$RH/100$）の前後となるように適当な塩を選択して，段階的な相対湿度のユニットを作製し，各相対湿度での試料重量の増減を縦軸，相対湿度を横軸にとり，直線で結んで作図し，重量増減のない点の相対湿度を求める。この値を100で

表4-1 一定の湿度を与える溶液および一定温度において固相の共存する
飽和溶液上の密閉空間の関係湿度（*RH*%）

固　相	温度(℃)	*RH*%	固　相	温度(℃)	*RH*%
$Na_2CO_3 \cdot 10H_2O$	18.5	92	$Na_2Cr_2O_7 \cdot 2H_2O$	20	52
$Ca(NO_3)_2 \cdot 4H_2O$	〃	56	KCNS	〃	47
$Mg(NO_3)_2 \cdot 6H_2O$	〃	〃	KNO_2	〃	45
$K_2CO_3 \cdot 2H_2O$	〃	44	$Zn(NO_3)_2 \cdot 6H_2O$	〃	42
$CaCl_2 \cdot 6H_2O$	〃	35	CrO_3	〃	35
$CaSO_4 \cdot 5H_2O$	20	98	$CaCl_2 \cdot 6H_2O$	〃	32.3
$Pb(NO_3)_2$	〃	〃	CH_3COOK	〃	20
$Na_2HPO_4 \cdot 12H_2O$	〃	95	$LiCl \cdot H_2O$	〃	15
$Na_2SO_3 \cdot 7H_2O$	〃	〃	$ZnCl_2 \cdot 1.5H_2O$	〃	10
$NH_4H_2PO_4$	〃	93.1	$BaCl_2 \cdot 2H_2O$	24.5	88
$Na_2SO_4 \cdot 10H_2O$	〃	93	$Na_2CO_3 \cdot 10H_2O$	〃	87
KH_2PO_4	〃	92	$Mg(NO_3)_2 \cdot 6H_2O$	〃	52
$NaBrO_3$	〃	〃	$Ca(NO_3)_2 \cdot 4H_2O$	〃	51
$ZnSO_4 \cdot 7H_2O$	〃	90	$K_2CO_3 \cdot 2H_2O$	〃	43
K_2CrO_4	〃	88	$CaCl_2 \cdot 6H_2O$	〃	31
$KHSO_4$	〃	86	K_2SO_4	25	96.9
KBr	〃	84	$NH_4H_2PO_4$	〃	93
$(NH_4)_2SO_4$	〃	81	KNO_3	〃	92.0
NH_4Cl	〃	79.2	$(NH_4)_2SO_4$	〃	81.1
$Na_2S_2O_3 \cdot 5H_2O$	〃	78	NH_4Cl	〃	79.3
$H_2C_2O_4 \cdot 2H_2O$	〃	76	NaCl	〃	75.8
$CH_3COONa \cdot 3H_2O$	〃	〃	$NH_4Cl\text{-}KNO_3$	〃	71.2
$NaClO_3$	〃	75	$NH_4H_2PO_4$	30	92.9
$NaNO_2$	〃	66	$(NH_4)_2SO_4$	〃	81.1
$Mg(CH_3COO)_2 \cdot 4H_2O$	〃	65	NH_4Cl	〃	79.5
$NaBr \cdot 2H_2O$	〃	58	$NH_4Cl\text{-}KNO_3$	〃	68.6
$NaHSO_4 \cdot H_2O$	〃	52			

除して水分活性とする。

　以下に水分活性が0.75以上のもの（たとえば，魚肉すり身など）に適用できる
具体例を示す。

　〔試薬および器具〕　コンウェイ微量拡散ユニット，恒温器，硫酸カリウム，
硝酸カリウム，硫酸アンモニウム，塩化ナトリウム

〔操作〕

①コンウェイユニットを5個用意し, そ
れぞれの外室に(1)：水, (2)：硫酸カリウム
5g, (3)：硝酸カリウム5g, (4)：硫酸アン
モニウム5g, (5)：塩化ナトリウム5gを入
れ, (2)〜(5)の外室にはさらに水を少量加え
て湿らせておく。 ②あらかじめ秤量した
直径約3cmのアルミ箔の皿 (W_1〜W_5g)
のそれぞれに約1gの細切りした試料を
のせ秤量する (A_1〜A_5g)。 ③(1)〜(5)の各
ユニットの内室にそれらを番号に対応させ

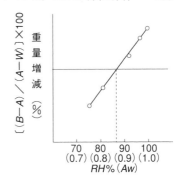

図4-1　図式内挿法による
Awの求め方

て入れ, 蓋にワセリンを塗り密閉する。 ④25℃に設定した恒温器に入れ, 2時
間以上放置して平衡にした後, 各ユニットより試料の入ったアルミ箔の皿を取
り出しすばやく秤量する (B_1〜B_5g)。 ⑤図4-1のように作図し, 重量増減
のない点の相対湿度を読みとる。

2. 水分活性計

　電解質溶液の電気伝導度の変化やポリマー薄膜の電気容量の変化などを利用
したセンサーにより, 測定室内の相対湿度を直接測定できる装置が市販されて
いる。標準飽和塩溶液により表示値を調整後, 試料を測定室内に入れるだけで
簡便に水分活性が測定できる。

　〔操作〕 装置により取り扱い法が異なるので, 各装置の取扱説明書を参照し
て測定する。

2. アミノ酸, たんぱく質の分析

1. 純たんぱく質 （True protein） の定量

　食品中のたんぱく質のみを定量するには, 試料の一定量を水に懸濁させて非
たんぱく態窒素化合物を溶解し, 同時に浸出されるたんぱく質には適当なたん
ぱく質沈澱剤を加えて沈澱させた後, これをろ別して非たんぱく態窒素を除く。
ろ紙上のたんぱく質部分中の窒素をケルダール法で定量する。たんぱく質沈澱

剤には水酸化銅，リンタングステン酸，トリクロロ酢酸などがある[1]。

1）バルンスタイン（Barnstein）法

〔試薬と装置〕 硫酸銅溶液[2]，水酸化ナトリウム溶液[3]，定量用ろ紙（No. 6），電気定温乾燥器，その他粗たんぱく質定量用試薬および装置

〔操作〕 試料[4]の適量（粗たんぱく質定量の場合に準ずる）を秤取して200mL容ビーカーにとり，水100mLを加え沸騰するまで加熱する。でん粉質の食品の場合は糊化してろ過が困難とならないように，沸騰湯浴上で10分間加熱する。加熱中止後，硫酸銅溶液25mLをホールピペットで加えてかき混ぜ，次に水酸化ナトリウム溶液25mLを同じように加える。よくかき混ぜて，たんぱく質を沈澱させる。放置して沈澱を沈降させ，上澄み液だけをろ紙でろ過する。ビーカーに残った沈澱は水を加えてかき混ぜた後，放置して，上澄み液だけをろ過することを数回くり返してよく洗い，洗液にCu^{2+}またはSO_4^{2-}の反応がなくなるまで行う。次に，沈澱を全部ろ紙上に移す。このろ紙を漏斗につけたまま60℃くらいの乾燥器中に入れ，ほぼ乾燥したら[5]ろ紙のままケルダール分解フラスコに入れ，粗たんぱく質定量の場合と同じように分解して全窒素を定量し，窒素－たんぱく質換算係数を乗じて純たんぱく質量とする。空試験はろ紙のみを分解したものについて行う。

2）スツッツァー（Stutzer）法

〔試薬〕 水酸化第二銅懸濁液[6]，粗たんぱく質定量用試薬

---

1) 植物性の食品などではこの方法によっても，なお不溶性の窒素化合物であるアルカロイド，色素などが混入し，たんぱく質として定量されてしまうが，茶，タバコなど特殊な場合を除いてはその量がごく少ないので，普通そのままの定量値を純たんぱく質量としている。
2) 純結晶硫酸銅 $CuSO_4 \cdot 5H_2O$ 60 g を水1Lに溶解する。
3) 1級水酸化ナトリウム NaOH 12.5 g を水1Lに溶解する。
4) 種実，ぬかなどのようにリン酸塩を多く含むときは，試薬を加えるとアルカリが遊離してたんぱく質の沈澱を妨げるので，10%ミョウバン溶液1～2mLを加えてこれを防ぐ。
5) 完全に乾燥させないこと。
6) 100g/5L $CuSO_4 \cdot 5H_2O$ にグリセリン2.5gを加えてかき混ぜながら，10% NaOHを加え微アルカリ性にして Cu（OH）$_2$ を沈澱させる。この上澄み液を傾斜によって除く。沈澱を5g/L グリセリン少量で傾斜洗浄する。次に，ろ過して沈澱をろ紙上に移し，アルカリ性反応を示さなくなるまで洗浄する。沈澱を磁製皿に移し10%グリセリンを加え，ピペットで吸いとることができる程度に希釈して，試料びんに蓄える。この懸濁液の一定量をルツボに入れて赤熱した後，放冷し，秤量，CuO量を求めておく。

〔操作〕　試料をバルンスタイン法と同じように加温処理する。次に0.3〜0.4gの酸化銅 CuO に相当する水酸化第二銅懸濁液を加える。よくかき混ぜてたんぱく質を沈澱させる。傾斜ろ過して沈澱を完全にろ紙上に移し，この沈澱を十分に水洗する。

　以後は，バルンスタイン法と同様に操作する。

3) トリクロロ酢酸法

〔試薬〕　7.5％および2％トリクロロ酢酸，粗たんぱく質定量用試薬

〔操作〕　試料に水50mL を加え，バルンスタイン法と同じように操作する。放冷後7.5％トリクロロ酢酸25mL を加えてかき混ぜる（このとき，トリクロロ酢酸の濃度は2.5％以上になるようにする）。一夜放置後，ろ過して沈澱をろ紙上に移す。沈澱を2％トリクロロ酢酸で数回洗浄し，以下バルンスタイン法と同じように操作する。

　本法はでん粉が膨潤し，ろ過を妨げるので，でん粉質食品には適さない。

2. アミノ態窒素

　アミノ態窒素の定量法としては，アミノ酸のカルボキシ基を測定して間接的に定量するホルモール滴定法と，アミノ基に反応させて直接的に定量するニンヒドリン反応法がある。

1) ホルモール（Formol）滴定法

　アミノ酸を中性水溶液（pH6.8）にしてホルムアルデヒドを作用させると，アミノ基とホルムアルデヒドが反応してメチレン化合物を生成し，アミノ酸はカルボキシ基のみが残って酸性を示すので，濃度既知のアルカリ溶液で滴定し，これからアミノ態窒素量を求める。

$$
\begin{array}{ccccccc}
\text{COOH} & & \text{O} & & \text{COOH} & & \\
| & & \parallel & & | & & \\
\text{H}_2\text{N}-\text{C}-\text{H} & + & \text{H C} & \longrightarrow & \text{H}_2\text{C}=\text{N}-\text{C}-\text{H} & + & \text{H}_2\text{O} \\
| & & \diagdown & & | & & \\
\text{R} & & \text{H} & & \text{R} & & \\
(\text{アミノ酸}) & (\text{ホルムアルデヒド}) & & & (\text{メチレン化合物}) & &
\end{array}
$$

$$
\begin{array}{ccccccc}
\text{COOH} & & & & \text{COONa} & & \\
| & & & & | & & \\
\text{H}_2\text{C}=\text{N}-\text{C}-\text{H} & + & \text{NaOH} & \longrightarrow & \text{H}_2\text{C}=\text{N}-\text{C}-\text{H} & + & \text{H}_2\text{O} \\
| & & (\text{規定液}) & & | & & \\
\text{R} & & & & \text{R} & &
\end{array}
$$

〔試薬〕　0.05mol/L 水酸化ナトリウム標準溶液（ファクター既知），フェノールフタレイン指示液（0.5％エタノール溶液），中性ホルマリン[1]

〔操作〕　200mL 容三角フラスコを2個用意し，両方にホールピペットで試料溶液を25mL とる。その一方に中性ホルマリン溶液20mL と蒸留水20mL をメスシリンダーを用いて加える。他方は空試験として蒸留水40mL を加える。両方のフラスコに指示薬としてフェノールフタレイン溶液を約6滴加え，0.05 mol/L 水酸化ナトリウムで滴定する。着色している試料は滴定の終点が見にくいので，先に空試験について紅色を呈するまで滴定し，本試験もこれと同じ色になるまで滴定する。

〔フローシート〕

```
┌─────────────────────┐
│   試料溶液　25mL       │
└─────────────────────┘
        │←中性ホルマリン20mL
        │←水20mL
        │←フェノールフタレイン指示薬
        │　約6滴
┌─────────────────────┐
│ 0.05mol/L  NaOH で   │
│    紅色まで滴定        │
└─────────────────────┘
```

〔計算〕

$$アミノ態窒素(\%) = (a - b) \times f \times 0.007^* \times \frac{1}{25} \times D \times 100$$

a：本試験の0.05mol/L NaOH の滴定値（mL）
b：空試験の0.05 mol/L NaOH の滴定値（mL）
f：0.05 mol/L NaOH のファクター　　　D：希釈倍数
$*$：0.05 mol/L NaOH 1 mL に相当する N 量（g）

2）ニンヒドリン反応

アミノ基の存在でニンヒドリンは紫色に呈色する。この反応における紫色の呈色度を分光光度計で測定し，標準溶液との比較によりアミノ酸量を定量する。

〔試薬および器具〕　0.2 mol/L クエン酸緩衝液（pH 5.0），メチルセロソルブ―ニンヒドリン溶液，塩化第一スズ溶液，希釈用エタノール（1：1），タッチミキサー，ウォーターバス，分光光度計

〔試薬の調製〕　①0.2 mol/L クエン酸緩衝液：クエン酸21 g を 1 mol/L 水酸化ナトリウム200mL に溶解し，水を加えて pH を5.0に調整し，500mL とする。冷所保存。　②メチルセロソルブ―ニンヒドリン溶液：ニンヒドリン10 g をメチルセロソルブ250mL に溶解し，これに①のクエン酸緩衝液を250mL 加える。

---

1)　市販ホルマリン溶液（30～40％）50mL にフェノールフタレイン指示薬1 mL を加え，0.2mol/L 水酸化ナトリウムで微紅色になるまで中和する。この試薬は分析の際に新しく調製する。

褐色びん保存。　③塩化第一スズ溶液：塩化第一スズ2gを①のクエン酸緩衝液124mLに溶解する。　④希釈用エタノール：エタノールと水を1：1の割合で混合する。

〔操作〕　①アミノ酸を含む試料溶液1mLを中試験管にとる。　②塩化第一スズ溶液0.1mLを加える。　③直ちに，メチルセロソルブ—ニンヒドリン溶液2.0mLを加え，タッチミキサーでよく混ぜる。　④試験管にアルミ箔で蓋をして，速やかに沸騰水浴中に入れ，15分間加熱する。　⑤加熱後直ちに，氷を入れたウォーターバスで氷冷する。　⑥希釈用エタノールを5mL加え，タッチミキサーでよく混和後，570nmの吸光度を測定する。　⑦標準溶液として0.1g/100mLのグルタミン酸溶液を用い，同様に発色させ，吸光度を測定して，グルタミン酸として換算する。

〔計算〕

$$試料1mL当たりのグルタミン酸量(mg) = K/K_0 \times 1.0^* \times D$$

　K：試料溶液1mL当たりの吸光度
　K_0：標準溶液1mL当たりの吸光度
　＊：標準溶液1mL当たりに含まれるグルタミン酸量（mg）
　D：希釈倍数

3.　遊離アミノ酸の組成分析

　試料中の遊離のアミノ酸をエタノールで抽出し，アミノ酸自動分析計にてアミノ酸組成を求める。

〔試薬と装置〕　エタノール（99.9％または70％），ジエチルエーテル，アミノ酸自動分析用 pH2.2クエン酸リチウム緩衝液，ナス形フラスコ，No.3ろ紙[1]，桐山漏斗，ろ過鐘，アスピレーター，ロータリーエバポレーター，0.45μm メンブランフィルター，分液漏斗，アミノ酸自動分析計

〔操作〕　液体試料の場合：①200mL容ナス形フラスコに試料溶液をホールピペットで20mL入れ，エタノールを46mL（エタノール濃度として70％になるように）加える。　②還流冷却管をつけ，80℃で1時間還流加熱する。　③冷却後，ろ紙をよく密着させた桐山漏斗で吸引ろ過し，ろ液を得る。　④残さはナス形フラスコに戻し，70％エタノール50mLを加え還流加熱後，ろ過し，ろ液を合わ

---

1)　桐山ろ紙を使うとろ過が困難になるため，No.3ろ紙を使用したほうがよい。

せる。これを2回くり返し，ろ液をすべて合わせ抽出液とする。 ⑤40℃以下の湯浴中にてロータリーエバポレーターで抽出液を2‐3 mLまで減圧濃縮する。 ⑥濃縮液を分液漏斗に移し，ナス形フラスコに残った液は少量の水で洗い，洗液も分液漏斗に入れる。 ⑦ジエチルエーテルを約20mL加え，よく混合する。 ⑧エーテル層（上層）を捨て，水層（下層）にジエチルエーテルを加えて，さらに2回脱脂をする。 ⑨残った水層を別のナス形フラスコに受け，ロータリーエバポレーターで濃縮乾固[1]する。 ⑩ pH 2.2クエン酸リチウム緩衝液

〔フローシート〕

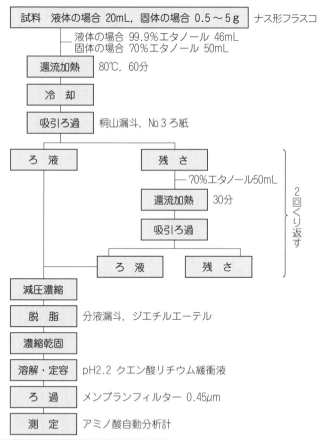

1) カラカラに乾固しない。

で内容物を溶解させ，25mL に定容する。一部をメンブランフィルターでろ過
し，アミノ酸自動分析計にて分析する。

　固体試料の場合：均一にした後，多水分のものは5g，粉末などのものの場合
は0.5g を採取し，70%エタノールで液体試料の場合と同様に還流加熱，吸引
ろ過を3回くり返し抽出液を得る。以下，液体試料の⑤〜⑩と同様に行う。

4．アミノ酸の組成分析

　食品中のアミノ酸を分析するためには，たんぱく質およびペプチド態として
結合状態にあるアミノ酸を遊離させなければならない。加水分解は6mol/L 塩
酸によるが，この過程でシスチン，メチオニンおよびトリプトファンは分解し
てしまい，定量性が悪くなる。そのため，①一般のアミノ酸[1]，ヒドロキシプロ
リンおよびアンモニア，②シスチンおよびメチオニン，③トリプトファン，の
3つのグループに分けて加水分解を行って分析し，アミノ酸組成を求める。そ
のアミノ酸組成をもとに計算により食品のたんぱく質の栄養価を求めることが
できる。『日本食品標準成分表2020年版（八訂）』の成分表本表には，食品のアミ
ノ酸組成に基づいて算出された「アミノ酸組成によるたんぱく質」が収載され
ている。

　①試料の前処理：食品試料は原則として凍結乾燥後，粉砕，均質化し，一定
量を加水分解する。脂質含量の高い肉類などはジエチルエーテルにより脱脂し
た試料を用いる。

　②一般のアミノ酸測定用加水分解：試料0.2〜1.5g（たんぱく質として約30mg
を含む）を加水分解用試験管に採取し，0.04%（V/V）2−メルカプトエタノー
ルを含む6mol/L 塩酸を20〜30mL（たんぱく質の1,000倍量以上）加える。加水分
解用試験管を減圧下（2.0kPa(15mmHg)以下）で脱気する。15分間脱気した後，
三方バーナーなどを用いて封管する。110℃に設定したサーモブロックまたは
恒温乾燥器で，24時間加水分解する。分解終了後，冷却，開管し，分解液を水
で100mL に定容する。適当量をとり，3mol/L 水酸化ナトリウム溶液で
pH2.2に調整するか，ロータリーエバポレーターにて減圧濃縮乾固する。

1）　イソロイシン，ロイシン，リシン（リジン），フェニルアラニン，チロシン，スレオニン，
　バリン，ヒスチジン，アルギニン，アラニン，アスパラギン酸，グルタミン酸，グリシン，
　プロリン，セリン。

pH2.2クエン酸ナトリウム緩衝液（0.067mol/L）で定容し，0.45μm のフィルターでろ過し，アミノ酸自動分析計用の試料溶液とする。

　③シスチンおよびメチオニン測定用加水分解（過ギ酸酸化法）：試料0.3～1.5 g（たんぱく質として約30mgを含む）を200mL 容ナス型フラスコに採取し，過ギ酸溶液[1]を25mL 加え，0℃に16時間放置する（過ギ酸酸化）。酸化処理後，ロータリーエバポレーターで濃縮乾固する。乾固後の残さに6 mol/L 塩酸を約50mL 加え，還流冷却管をつけて，130～140℃の油浴中で20時間加水分解する。分解終了後は，一般のアミノ酸と同様の操作を行い，アミノ酸自動分析計用の試料

〔フローシート〕

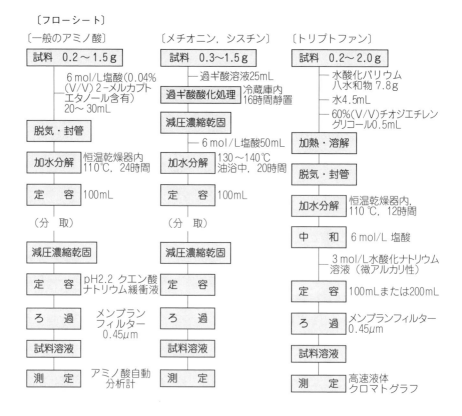

─────────────────────

1)　30％過酸化水素水と83％ギ酸を1：9の割合で混合し，室温に1時間放置した後，使用する。

溶液とする。

　④ トリプトファン測定用加水分解：試料0.2〜2.0 g（たんぱく質として100〜200mgを含む）を加水分解用試験管に採取し, 水酸化バリウム八水和物 7.8 g, 水4.5mL, 60%（V/V）チオジエチレングリコール0.5mL を加え, 沸とう水浴上で水酸化バリウムを溶解する。減圧下（5.0kPa(38mmHg)以下）で脱気後, 封管する。110℃（循風式恒温乾燥機）で12時間加水分解する。分解終了後, 冷却, 開管した試験管を湯浴中で加温し, 加水分解物を溶解し, 洗浄液とともに100または200mL 容のメスフラスコに移し入れる。1 %（W/V）フェノールフタレイン溶液を数滴加え, 6 mol/L 塩酸で中和する。3 mol/L の水酸化ナトリウム溶液で微アルカリに調製後, 定容する。フィルター（0.45μm）でろ過し, 高速液体クロマトグラフ用の試料溶液とする。

〈高速液体クロマトグラフの条件（例）〉

分離カラム：ODS カラム[1]（内径4.6mm × 250mm, ステンレス製）

移　動　相：20mmol/L 過塩素酸—メタノール（8：2(V/V)）

検　出　器：蛍光分光光度計

測 定 波 長：励起波長285nm, 蛍光波長348nm

流　　　量：0.7mL/分

カラム温度：40℃

〔計算〕

$$アミノ酸含量(mg/100g) = C \times MW \times \frac{A}{A_s} \times \frac{V}{1000} \times D \times \frac{100}{S}$$

　　C：標準溶液に含まれる各アミノ酸のモル濃度（mmol/L）

MW：各アミノ酸の分子量

　A：試料の各アミノ酸のピーク面積またはピーク高

　A_s：標準溶液の各アミノ酸のピーク面積またはピーク高

　V：定容量（mL）

　D：希釈倍数

　S：試料採取量（g）

---

1) Inertsil ODS- 2 （ジーエルサイエンス㈱）, カプセルパックＣ18AQ（資生堂）など。

3. 脂質の分析

1. 化学的試験

　油脂の化学的試験法にはいろいろあるが，重要なものはけん化価，ヨウ素価，酸価，過酸化物価などである。これらの試験法のうち，けん化価およびヨウ素価は，個々の油脂によって一定しているため**特数**といい，酸価および過酸化物価は採油法，精製法，貯蔵法などにより著しく値は異なり，同一種類の脂質においても一定していないため**変数**という。

1）特　　数

(1)　けん化価（Saponification Value）

　油脂1gをけん化するのに要する水酸化カリウムの mg 数をけん化価という。脂質を構成する脂肪酸の平均分子量の大小を示す。

　〔試薬および装置〕　0.5mol/L 水酸化カリウム—エタノール溶液[1]，0.5mol/L 塩酸溶液[2]，1％フェノールフタレイン溶液，200〜300mL 三角フラスコ，冷却管

　〔操作〕　①試料1.5〜2.0gを正確に三角フラスコにはかりとり，0.5mol/L 水酸化カリウム—エタノール溶液25mLを正確に加え，冷却管をつけて湯浴上で加熱する。　②ときどき振り混ぜながら，30分間穏やかに沸騰が続くように反応させる。　③放冷後，指示薬としてフェノールフタレインを数滴加え，過剰の水酸化カリウムを0.5mol/L 塩酸溶液で滴定する。　④本試験と並行して空試験を行う。

　〔結果〕　けん化価　＝　56.1×0.5×1,000×f×($b-a$)／1,000×1/S

　　　　f：0.5mol/L 塩酸溶液のファクター
　　　　a：本試験の0.5mol/L 塩酸溶液の滴定値（mL）
　　　　b：空試験の0.5mol/L 塩酸溶液の滴定値（mL）
　　　　S：試料採取量

---

1)　水酸化カリウム35gを20mLの水に溶解し，98％エタノールを加えて1,000mLとする。2〜3日放置後ろ過して使用する。
2)　塩酸50mLを水1,000mLで希釈する。濃度既知の炭酸ナトリウム標準溶液を用いて，0.5mol/L 塩酸溶液のファクターを標定しておく。

(2) ヨウ素価（Iodine Value）

試料にハロゲンを作用させ吸収された量をヨウ素に換算し，試料100 g に対する g 数で表したものをいう。この値は，油脂を構成する脂肪酸の不飽和度を表す。

〔試薬および装置〕　四塩化炭素，ウィス液[1]，10％ヨウ化カリウム溶液，0.1mol/Lチオ硫酸ナトリウム溶液[2]，1/60mol/L 重クロム酸カリウム（二クロム酸カリウム）溶液[3]，1％でん粉溶液

〔0.1 mol/L チオ硫酸ナトリウム溶液のファクターの標定〕

三角フラスコに10％ヨウ化カリウム溶液10mL と塩酸 5 mL を入れ，1/60mol/L 重クロム酸カリウム溶液25mL を正確に加えよく混合する。5 分間放置後，水100mL を加え0.1mol/L チオ硫酸ナトリウム溶液で滴定する。溶液の黄色がほとんど消失したらでん粉溶液を数滴加え，でん粉の青色が消え液が緑色を呈する点を終点とする。本試験と並行して重クロム酸カリウム溶液のみを加えない空試験を行う。

0.1mol/L チオ硫酸ナトリウム溶液のファクター＝$1/60 \times 6 \times 25/(a - b)$

a：本試験のチオ硫酸ナトリウム溶液の滴定値（mL）
b：空試験のチオ硫酸ナトリウム溶液の滴定値（mL）

表4-2　ヨウ素価と試料採取量，反応時間

ヨウ素価	＜3	3〜10	10〜30	30〜50	50〜100	100〜150	150〜200	200以上
試料採取量(g)	5〜3	3〜2.5	2.5〜0.6	0.6〜0.4	0.3〜0.2	0.2〜0.12	0.15〜0.1	0.12〜0.1
反応時間(分)	30					60		

〔操作〕　①試料を共栓付き三角フラスコに表4-2の推定ヨウ素価に応じて試料を正確に採取する。　②四塩化炭素10mL を加えて試料を溶解後，ウィス

---

1) 三塩化ヨウ素7.9 g とヨウ素8.9 g を別々にフラスコにとり氷酢酸を加え，わずかに加温して溶かす。両溶液を振り混ぜてよく混合し，さらに氷酢酸を加えて1Lとする。
2) チオ硫酸ナトリウム25 g を水に溶かして1Lとする。濃度既知の重クロム酸カリウム標準液を用いて正確な濃度を標定しておく。
3) 重クロム酸カリウムを乳鉢などで粉末にし，100〜110℃で3〜4時間乾燥し，デシケーター中で放冷したもの4.9035gを正確にはかりとり，水に溶かして1Lとする。

液25mL を正確に加え振り混ぜる。　③ときどき混ぜながら表4-2に示す時間，常温で暗所に置く。　④10％ヨウ化カリウム溶液20mL および水100mL を加え振り混ぜる。　⑤0.1mol/L チオ硫酸ナトリウム溶液で滴定し，溶液が微黄色になったときでん粉溶液を数滴加え，よく振り混ぜながらさらに滴定を続けでん粉の青色が消失したときを終点とする。　⑥本試験と並行して空試験を行う。

〔結果〕　　ヨウ素価 = 126.9 × 0.1 × f × ($b - a$) /1,000 × 100/S

　　　f：0.1mol/L チオ硫酸ナトリウム溶液のファクター
　　　a：本試験の0.1mol/L チオ硫酸ナトリウム溶液の滴定値（mL）
　　　b：空試験の0.1mol/L チオ硫酸ナトリウム溶液の滴定値（mL）
　　　S：試料採取量（g）

2）変　　数

(1)　酸　価（Acid Value, AV）

試料1g中に含まれている遊離脂肪酸を中和するのに要する水酸化カリウムの mg 数をいう。

〔試薬〕　0.1mol/L 水酸化カリウム—エタノール溶液[1]，エーテル—エタノール混液またはベンゼン—エタノール混液[2]，安息香酸，1％フェノールフタレイン指示薬

〔0.1 mol/L 水酸化カリウム—エタノール溶液のファクターの標定〕

100mL 容三角フラスコに特級安息香酸（C_6H_5COOH　式量122）0.2〜0.3g を正確にはかりとり，エーテル—エタノール混液（2：1）10mL に溶かす。指示薬に1％フェノールフタレインを2〜3滴加え，0.1mol/L 水酸化カリウム—エタノール溶液で滴定し，指示薬の薄桃色が30秒間続いたときを終点とする。

水酸化カリウム—エタノール溶液のファクター = S/122 × 1,000/(0.1 × V)

　　　S：安息香酸の採取量（g）
　　　V：水酸化カリウム—エタノール溶液の滴定値（mL）

---

1)　水酸化カリウム7.0g を5mL の水に溶かし，95％エタノールで希釈して1L とし，2〜3日放置後ろ過して使用する。

2)　エーテル（ベンゼン）：エタノール=1：1または2：1（V/V）。使用前にフェノールフタレイン指示薬を加え，0.1mol/L 水酸化カリウム—エタノール溶液で中和しておく。

表 4 - 3　酸価と試料採取量

酸価	試料採取量 (g)	酸価	試料採取量 (g)
1 以下	20	15〜75	0.5
1 〜 4	10	75以上	0.1
4 〜15	2.5		

〔操作〕　①試料を推定酸価に応じて（表 4 - 3 参照）三角フラスコに正確には
かりとり，溶剤100mL を加えて溶解する。　②1 ％フェノールフタレイン指示
薬を数滴加え，0.1mol/L 水酸化カリウム―エタノール溶液で滴定し，指示薬
の薄桃色が30秒間続いたときを終点とする。

〔計算〕　　酸価（AV）= 56.11 × 1,000 × 0.1 × f × V/1,000 × 1/S

　　f：水酸化カリウム―エタノール溶液のファクター
　　V：水酸化カリウム―エタノール溶液の滴定値（mL）
　　S：試料採取量（g）

(2)　過酸化物価（Peroxide Value, POV）

試料 1 kg 中に含まれる過酸化物のミリグラム当量数で表す。具体的には，
試料にヨウ化カリウムを加えた場合に遊離されるヨウ素を，試料 1 kg に対す
るミリグラム当量数で表したものをいう。過酸化物がヨウ化カリウムと反応し
て次のようにヨウ素を遊離するため，そのヨウ素量をチオ硫酸ナトリウム溶液
で滴定して定量する。

$$- CH_2 - CH - CH = CH - + 2 KI \longrightarrow CH_2 - CH - CH = CH - + I_2 + K_2O$$
$$\qquad\quad | \qquad\qquad\qquad\qquad\qquad\qquad\qquad | $$
$$\qquad OOH \qquad\qquad\qquad\qquad\qquad\qquad OH$$

〔試薬〕　クロロホルム―酢酸混液[1]，ヨウ化カリウム飽和溶液，1 ％でん粉
溶液，0.01mol/L チオ硫酸ナトリウム溶液[2]

〔方法〕　①試料を推定過酸化物価に応じて（表 4 - 4 参照），共栓付き三角フラ
スコに正確にはかりとり，クロロホルム―酢酸混液30mL を加え試料を溶かす。

---

1)　クロロホルム：酢酸 = 2 : 3 （V/V）
2)　0.01 mol/L チオ硫酸ナトリウム溶液は0.1 mol/L チオ硫酸ナトリウム溶液（p.163ヨウ
　　素価参照）を正確に10倍希釈する。

表4-4 過酸化物価と試料採取量

過酸化物価（mEq/kg）	試料採取量（g）
10以下	5
11〜50	5〜1
50以上	1〜0.5

②窒素ガスを通し三角フラスコ内の空気を置換し，さらに窒素ガスを通しながらヨウ化カリウム溶液0.5mL を加える。 ③栓をして1分間振り混ぜ，暗所に5分間放置する。 ④水30mL 加え，栓をしてよく振り混ぜる。 ⑤でん粉溶液を指示薬として0.01mol/L チオ硫酸ナトリウム溶液で滴定し，でん粉による青色が消失する点を終点とする。

〔計算〕 $過酸化物価 (mEq/kg) = 0.01 \times f \times V/1,000 \times 1,000 \times 1,000/S$

f：チオ硫酸ナトリウム溶液のファクター
V：チオ硫酸ナトリウム溶液の滴定値（mL）
S：試料採取量（g）

(3) TBA 価（Thiobarbituric Acid, TBA）

TBA 価または TBA 試験と呼ばれ，2分子の2-チオバルビツール酸が過酸化脂質の分解物の一種であるマロンジアルデヒド1分子と反応し，赤色物質を生成するので，これを比色または蛍光で定量する方法である。TBA を用いる実際の測定法はきわめて多いが，本書では代表的な方法を紹介する。

〔試薬と装置〕 ベンゼンまたは四塩化炭素，TBA 試薬[1]，氷酢酸，分液漏斗，分光光度計

〔操作〕 ①試料油脂3gを正確にはかりとり，10mL のベンゼンまたは四塩化炭素に溶解する。 ②10mL の TBA 試薬を加え，4分間振とうする。 ③内容を分液漏斗に移し，水層を試験管にとり，沸騰湯浴上で30分間加熱し，冷却後，530nm の吸光度を測定する。その吸光度を TBA 価とする。

2. 油脂の酸化

油脂や脂質を含む食品は，長期間の保存や加熱操作などにより，風味の劣化

---

1) 2-チオバルビツール酸0.67gを100mL の蒸留水に溶かし，同量の氷酢酸を加える。

や栄養価の低下が起こり，食品の品質が低下する。油脂の劣化測定は，主に変敗の程度を示す変数を測定する。しかし油脂の種類や酸化条件などの違いにより，生成するヒドロペルオキシドの安定性や二次酸化生成物は異なるため，目的に応じて測定法を選択し，複数の測定法を併用する。

1）油脂の自動酸化

〔試料〕　ポテトチップス，揚げせんべい，かりんとうなど，油で処理した菓子を開封後，冷蔵庫内，室温の暗所，室内の日や光の当たる場所などで数日〜数週間保存する。

〔操作〕　①共栓付き三角フラスコにミキサーで粉砕した試料50〜100 g を入れ，石油エーテル100mL を加え，ときどき振り混ぜながら約2時間放置する。②漏斗にろ紙をのせ，内容物が流出しないように石油エーテル層だけをナス形フラスコにろ過する。　③三角フラスコの残さに，石油エーテル60mL を加えて振り混ぜた後，ろ過する。　④ロータリーエバポレーターを用いて，ナス形フラスコ内の石油エーテルを留去する。　⑤ナス形フラスコに抽出された油の過酸化物価，酸価を測定する。

2）揚げ油の劣化

〔試料〕　植物油（大豆油）を温度（140℃，180℃，220℃），時間（30分，60分）を変えて加熱する。また1つの油でコロッケ，天ぷらなどをくり返し揚げる。

〔操作〕　試料油の酸価，TBA 価，ヨウ素価などを測定する。また，くり返し使用した揚げ油は，揚げ回数を追ってこれらの測定以外に色調も求める。色調は使用前の試料油を標準として，それぞれの揚げ油の透過率を460，550，620および670 nm で測定し，平均をとる。

4. 炭水化物の分析

1. 還元糖の定量法

　還元糖のもつ還元性を利用して直接定量する化学的方法のうちで，銅試薬を用いる最も一般的な方法を2つ紹介する。非還元糖のショ糖などは酸を用いて加水分解し，還元糖に変えてから定量する。

1）ソモギー（Somogyi）の変法

〔原理〕　還元糖によりアルカリ性銅試薬（Cu^{2+}）から赤色の酸化銅（I）Cu_2O の沈澱が生成される。この反応液にヨウ素酸カリウムとヨウ化カリウムより一定量のヨウ素を生成させると，酸化銅（I），Cu^+はヨウ素により定量的に酸化される。逆に，ヨウ素は定量的に還元されるので，残存しているヨウ素をチオ硫酸ナトリウム標準溶液で滴定し，酸化銅（I）を酸化するのに要したヨウ素量を求めることができる。その値から糖量を算出する。

$$\underset{\text{（アルカリ性銅試薬）}}{2\,Cu(OH)_2} + \underset{\text{（還元糖）}}{RCHO} \longrightarrow \underset{\text{（酸化銅(I)）}}{Cu_2O} + RCOOH + 2H_2O$$

$$\underset{\text{（ヨウ素酸カリウム）}}{KIO_3} + \underset{\text{（ヨウ化カリウム）}}{5\,KI} + 3H_2SO_4 \longrightarrow \underset{\text{（ヨウ素）}}{3\,I_2 + 3H_2O} + 3K_2SO_4$$

$$Cu_2O + H_2SO_4 \longrightarrow 2\,Cu^+ + SO_4{}^{2-} + H_2O$$

$$2\,Cu^+ + I_2 \longrightarrow 2\,Cu^{2+} + 2\,I^-$$

$$I_2 + \underset{\text{（チオ硫酸ナトリウム）}}{2\,Na_2S_2O_3} \longrightarrow Na_2S_4O_6 + 2\,NaI$$

〔器具〕　100mL 容三角フラスコ，10mL 容ホールピペット，メスシリンダー，ガスバーナー，三脚，金網

〔試薬〕　銅塩溶液[1]，カリウム塩溶液[2]，1 mol/L 硫酸，0.05mol/L チオ硫酸ナトリウム溶液[3]，でん粉指示薬[4]

---

1)　酒石酸カリウムナトリウム $KNaC_4H_4O_6 \cdot 4H_2O$　90 g とリン酸三ナトリウム $Na_3PO_4 \cdot 12H_2O$　225 g を水500 mL に加熱溶解し，これに硫酸銅 $CuSO_4 \cdot 5H_2O$　30 g を水100 mL に溶解したものを少量ずつかき混ぜながら加える。さらにヨウ素酸カリウム KIO_3　3.5 g を少量の水に溶かして加えた後，水を加えて全量を 1 L とする。長期間安定である。冬期には銅塩溶液中のリン酸三ナトリウムが結晶することがあるので，2.5 倍に希釈する。この場合は希釈した銅塩溶液25 mL に試料5 mL を加えて加熱する。

2)　シュウ酸カリウム $K_2C_2O_4 \cdot H_2O$　90 g とヨウ化カリウム KI　40 g を水に溶解して1 L とする。不安定な試薬であるので1週間以上経過したものは用いられない。

3)　第1章4．2．チオ硫酸ナトリウム溶液（p.17）を参照。ホールピペットとメスフラスコを用いて正確に2倍に希釈する。もしくは，チオ硫酸ナトリウム $Na_2S_2O_3 \cdot 5H_2O$ 約13 g を煮沸して二酸化炭素を除いた水に溶解して1 L とし，ソーダーライムを付して炭酸ガスとの接触を断ち，数日間放置後常法により正確な濃度を標定する。

4)　第1章4．2．1 %でん粉溶液（p.17）を参照。または，可溶性でん粉1 g を少量の水で溶き，沸騰水60 mL をかき混ぜながら少しずつ加え，2 ～ 3分煮沸する。放冷後，塩化ナトリウム NaCl　20 g を加え溶解し，水を加えて100mL とする。数か月間保存可能である。

〔操作〕　①100mL 容三角フラスコに銅塩溶液10mL と試料糖液10mL（還元糖として5〜25mg 程度含む）をホールピペットで正確にとる。　②水を加えて全量を30mL とする。　③セラミック板に三角フラスコをのせガスバーナーを用いて加熱し2分以内で沸騰させる。　④沸騰後火力を弱め，正確に3分間穏やかに煮沸を続けた後，直ちに流水中で冷却する。このとき生成した酸化銅（Ⅰ）の沈澱を空気と接触させないためにできるだけ三角フラスコを揺り動かさないようにする。　⑤冷却後，速やかにカリウム塩溶液10mL をホールピペットで加え，さらに1 mol/L 硫酸10mL をメスシリンダーで加えてよく混合する。反応液は黒褐色となる。　⑥2分間放置した後，0.05mol/L チオ硫酸ナトリウム溶液で滴定する。ヨウ素の黄色がやや淡くなったとき（実際の色は黒褐色より緑色となった時点），でん粉指示薬を数滴加えて滴定を続ける。　⑦紺色が消失し薄い空色になった点を終点とする。　⑧同時に空試験として試料の代わりに水を用いて同様の操作を行う。

〔フローシート〕

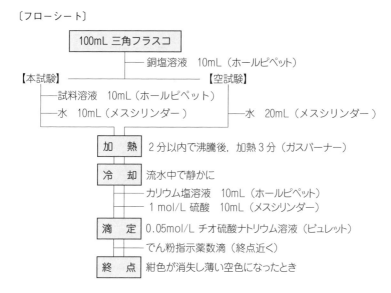

表4-5　0.05mol/L チオ硫酸ナトリウム溶液1 mL に相当する量

糖	グルコース	キシロース	フルクトース	マルトース
s（mg）	1.449	1.347	1.44	2.62

〔計算〕　　試料糖液中の還元糖量（mg）$= s \times (V_0 - V) \times f$

s：検量線から求めた，種々の還元糖類の
　　0.05mol/L チオ硫酸ナトリウム溶液1 mL に相当する量（mg）

V_0：空試験のチオ硫酸ナトリウム溶液の滴定量（mL）

V：試料糖液のチオ硫酸ナトリウム溶液の滴定量（mL）

f：0.05mol/L チオ硫酸ナトリウム溶液のファクター

0.05mol/L チオ硫酸ナトリウム溶液1 mL に相当する量（mg）を表4-5に示す。

$$試料中の全糖量（\%）= 試料糖液中の還元糖量 \times D \times \frac{1}{1,000} \times \frac{100}{S}$$

D：希釈倍率　　　S：試料採取量（g）

2）ソモギー・ネルソン（Somogyi-Nelson）法

〔原理〕　還元糖をアルカリ性硫酸銅溶液とともに加熱すると，銅が還元されて酸化銅（I）の沈殿ができる。生じた Cu_2O を硫酸酸性下でヒ素モリブデン酸塩と反応させ，モリブデン青を発生させる。この色調を比色定量する。反応式を示す。

$$2\,Cu^{2+} + RCHO \longrightarrow Cu_2O$$
$$Cu_2O + H_2SO_4 \longrightarrow 2\,Cu^+$$
$$2\,Cu^+ + MoO_4{}^{2-} + SO_4{}^{2-} \longrightarrow 2\,Cu^{2+} + モリブデン青$$

〔器具〕　試験管，ディスペンサー：チップ式1 mL，ウォーターバス：沸騰加熱のできるもの，可変式分注器，可視分光光度計

〔試薬〕　アルカリ性銅塩試薬[1]，ネルソン試薬[2]，グルコース標準溶液[3]

1）　A液：15%硫酸銅溶液：硫酸銅 $CuSO_4 \cdot 5H_2O$　15 g を2滴の硫酸を含む水100mLに溶かす。B液：炭酸ナトリウム（無水）Na_2CO_3 10 g，酒石酸カリウムナトリウム $KNaC_4H_4O_6 \cdot 4H_2O$ 10 g，炭酸水素ナトリウム $NaHCO_3$ 8 g，硫酸ナトリウム（無水）Na_2SO_4　80 g を水に溶かして400mLとする。使用直前にA液：B液＝1：25の割合で混合し，アルカリ性銅塩試薬として用いる。1日を経過したものは使用しない。

表4-6　検量線作成用グルコース標準溶液のつくり方

グルコース濃度 (μg/mL)	0	50	100	150	200
1 mg/mL グルコース 標準溶液採取量 (mL)	0	1.0	2.0	3.0	4.0
加　水　量 (mL)	20.0	19.0	18.0	17.0	16.0

〔フローシート〕

試 験 管	
	試料糖液1mL（メスピペット）
	または,
	検量線用グルコース標準溶液1mL（メスピペット）
	アルカリ性銅塩試薬1mL（メスピペット）
煮 沸	沸騰浴中, 10分間
急 冷	流水または氷水中, 5分間
	ネルソン試薬1mL（メスピペット）
混 和	十分に振り混ぜる
定 容	25mL メスフラスコに移し, 一定容とする
	または, 一定量の水（連続注入型ディスペンサー）
放 置	15分間
比色分析	500nm 吸光度測定　検量線から糖量（μg/mL）を求める

前頁2)　モリブデン酸アンモニウム〔NH$_4$〕$_6$Mo$_7$O$_{24}$・4H$_2$O 5 g を180 mL の水に溶かし, これに濃硫酸8.5 g を徐々に加えてよくかき混ぜる。これに, ヒ酸ニナトリウム Na$_2$HAsO$_4$・7H$_2$O 0.6 g を10 mL の水にあらかじめ溶かしたものをかき混ぜながらゆっくり加え, さらに水を加えて200 mL とする。調製後55℃の温浴中に30分置き褐色試薬びんに保存する。

前頁3)　グルコース（無水）C$_6$H$_{12}$O$_6$　100mgを正確に採取し, メスフラスコで100mLに定容する。つまり, 1 mg グルコース/mL の標準溶液を作製し, 検量線作成のために表4-6などのように希釈して標準溶液とする。

〔操作〕　①試験管に試料糖液を1mLとアルカリ性銅塩試薬1mLを採取し，よく振り混ぜる。　②ガラス玉（ビー玉）を試験管の口に置き，キャップとする。沸騰浴中で10分間加熱する。　③加熱後直ちに流水または氷水中で急冷し，ネルソン試薬1mLを加えて，よく振り混ぜる。　④内容物を水で洗いながら，25mL容メスフラスコに移して，一定容積とし，よく振り混ぜ，15分間放置する。もしくは，試験管内容物に直接水を20mL入れ，試験管の口をシールフィルムで覆いよく混和し，15分間放置する。　⑤同時に検量線作成用グルコース標準溶液についても，試料糖液と同様に操作する。　⑥グルコース濃度0μgの検量線作成用標準溶液を対照として，波長500nmで吸光度を測定する。

〔計算〕　検量線作成用標準溶液の吸光度から検量線を作成する。未知物質の試料糖液の吸光度からグルコース濃度を求め，希釈倍率などを補正して元の試料の糖含量を算出する。

2. 全糖の定量法

1) フェノール—硫酸法

〔原理〕　糖を濃硫酸で処理すると，脱水されてフルフラールまたはその誘導体が生成する。これらは各種の試薬と反応して特有の色を呈する。この呈色反応が糖の濃度に比例するので，この色調を比色定量する。

〔器具〕　試験管，ディスペンサー：可変式0～5mL用またはメスピペット，ガラス製分注器またはビュレット（5mLを連続的に滴下できるもの），可視分光光度計

〔試薬〕　5％フェノール溶液[1]，濃硫酸（1級以上），グルコース標準溶液[2]

表4-7　検量線作成用グルコース標準溶液のつくり方

グルコース濃度（μg/mL）	0	10	30	50	70
0.1mg/mL グルコース標準溶液採取量（mL）	0	2	6	10	14
加水量（mL）	20	18	14	10	6

---

1)　フェノール C_6H_5OH（冬期は40℃に加温して溶かす）5gをビーカーに採取し，水95mLを加えながら，三角フラスコまたは試薬びんに移し，よく混和する。

2)　第4章4.1.2）の試薬（p.170）を参照し，0.1mgグルコース/mL溶液を調製し，表4-7などのように試験管中で希釈して，検量線作成用の標準液とする。

〔操作〕　①試験管に測定しようとする未知試料を1mLとり，5％フェノール溶液1mLをメスピペットまたはディスペンサーで加えよく振り混ぜる。②分注器またはビュレットを用いて，濃硫酸5mLを液面に直接滴下するように加える。かなり発熱するので，試験管の底部には手を触れない。　③10分間放置後，よく混ぜ，ごみなどが入らないようにラップで試験管の口をおおい，溶液が室温に戻るまで10～20分放置する。　④可視分光光度計を用いて，波長490nmで吸光度を測定する。　⑤検量線用標準溶液も1mLとり，未知試料と同様の操作をして吸光度を測定し，検量線を作成する。　⑥検量線より，未知試料のグルコース濃度を算出する（p.172参照）。

〔フローシート〕

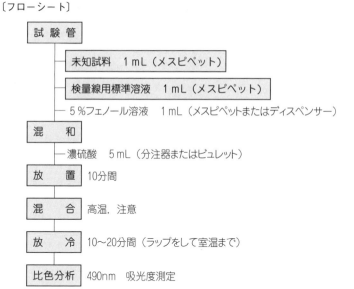

3. でん粉の定量

〔原理〕　でん粉はブドウ糖（グルコース）多数の重合体であるので，酸で加水分解されるとグルコースとなる。そのグルコースを定量し，加水分解による水の量を補正するため0.9を乗じてでん粉の量を算出する。デキストリンの定量も可能である。

$$(C_6H_{10}O_5)n \xrightarrow[\text{加水分解}]{} n(C_6H_{12}O_6)$$
$$\text{(でん粉)} \qquad \text{加水分解} \quad \text{(グルコース)}$$

$$\frac{\text{でん粉}}{\text{グルコース}} = \frac{(C_6H_{10}O_5)n}{n(C_6H_{12}O_6)} = \frac{(162)n}{n(180)} = 0.9$$

ここでは，加水分解の方法について述べる（グルコースの定量は p.170〜を参照）。

〔器具〕　三角フラスコ，還流冷却器，ブフナー漏斗，ろ紙，吸引びん，ウォーターバス：沸騰加熱のできるもの，メスフラスコ，メスシリンダー

〔試薬〕　25％塩酸[1]，10％水酸化ナトリウム溶液[2]

〔操作〕　①でん粉として1g以内の試料（穀類；1〜2g，いも類3〜10g）を細切して，正確にはかり，300mL容の三角フラスコにとる。　②純水100mLをメスシリンダーで加え，さらに25％塩酸10mLを加える。　③還流冷却管をつけ

〔フローシート〕

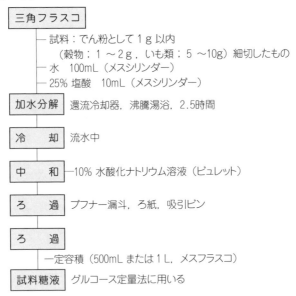

---

1)　濃塩酸（HCl）と純水を25：10の割合に混合する。
2)　水酸化ナトリウム（NaOH）10gを純水90mLに溶かす。1）で作製した塩酸5mLに対する中和量を求めておく。

て，沸騰湯浴中に入れ，ときどき振り混ぜながら2.5時間加熱し加水分解する。加水分解温度，時間を厳守しないと定量値が低くなる。　④加水分解後，流水中ですみやかに冷却する。　⑤あらかじめ25%塩酸を中和するのに要する量を求めておいた10%水酸化ナトリウム溶液を加えて中和する。　⑥ブフナー漏斗にろ紙をひき，ろ過し，ろ液を洗液とともに500mLまたは1Lメスフラスコに移して一定容積とし，よく混合し，試料糖液とする。　⑦試料糖液の一定量をとり，グルコースを定量（ソモギー変法 p.168を参照）し0.9を乗じてでん粉量とする。

　〔計算〕

$$でん粉(\%) = A \times 0.9 \times D \times \frac{1}{1,000} \times \frac{100}{S}$$

　　A：試料糖液中のグルコース量（mg）

　　D：希釈倍率 $= \dfrac{全試料液量}{測定に用いた試料液量}$

　　S：試料採取量（g）

4. でん粉の糊化度，老化度の測定

　生でん粉は水とともに加熱されると，粒子の膨潤，崩壊，粘度の上昇など種々の状態変化を起こす。これを**糊化（α化）**という。

　糊化の程度を示すには，アミラーゼによる被分解性の変化を指標として用いることが多い。この方法には，ジアスターゼ法，グルコアミラーゼ法，β-アミラーゼとプルラナーゼ系を用いた方法（BAP法）などがある。ここでは，糊化と老化の程度をよく反映するBAP法で実験を行う。

　〔試薬〕　酵素液：β-アミラーゼ[1] 17mg，プルラナーゼ[2] 170 mg を0.8mol/L酢酸緩衝液（pH6.0）100mL に溶解して不溶性部分をろ過したもの，10mol/L 水酸化ナトリウム溶液

　〔試料〕　乾燥試料の調製は，乳鉢に試料をとり，3倍量のエタノールを加えてすりつぶし，静置して沈澱したならば上澄みを捨てる。これを3回くり返し，最後にアセトンで洗浄する。

　〔操作〕　①乾燥試料80mg，乾燥していないものにあってはほぼそれに相当

---

1)　長瀬産業(株)製粗酵素標品，5 IU/mg。
2)　(株)林原製，Crude 2 IU/mg。

〔フローシート〕

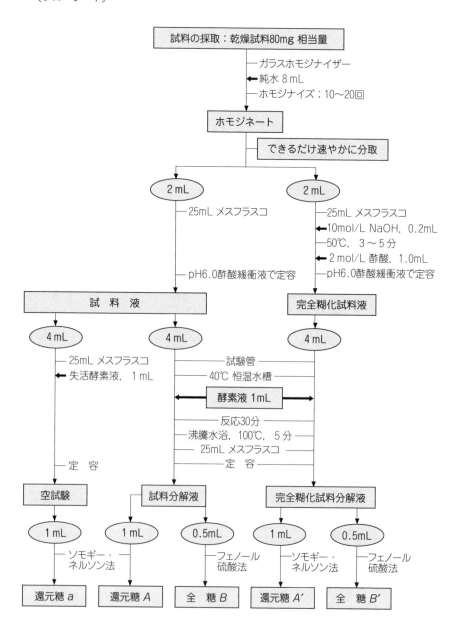

する量をガラスホモジナイザーにとる。　②8mL の純水を加え，10〜20回ホモジナイズして分散する。ただちに，2mL ずつ2本の25mL 容メスフラスコにとる。　③このうちの一方は0.8mol/L 酢酸緩衝液（pH 6.0）で定容し試料液とする。　④他方には10mol/L 水酸化ナトリウム溶液0.2mL を加え，50℃で3〜5分加熱して完全に糊化させる。そこに1.0mL の2mol/L 酢酸を加えてpH6.0に調整した後，0.8mol/L 酢酸緩衝液で定容し，完全糊化試料とする。　⑤③の試料液および④の完全糊化試料液の4mL を試験管にとり，それぞれに酵素液1mL を加え，40℃，30分恒温水槽で反応させる。　⑥反応終了後100℃で5分間加熱して酵素を失活させ，全量を25mL に定容する。試料分解液と完全糊化試料分解液が得られる。　⑦両方の分解液についてその1mL を用いてソモギー・ネルソン法により還元糖量を測定する。　⑧両方の分解液について，その0.5mL を用いてフェノール硫酸法により全糖量を測定する。　⑨試料液4mL を25mL 容メスフラスコにとり，そこに100℃で10分間加熱して失活させた酵素液（失活酵素液）1mL を加える。水で定容し，その1mL を用いてソモギー・ネルソン法により還元糖量を測定する。

〔計算〕　「試料液の酵素反応によって増加した還元糖量（$A - a$）」を「完全糊化試料液の酵素反応によって増加した還元糖量（$A' - a$）」で除すと糊化度が求められる。しかし，最初にホモジネートを採取するとき沈澱ができ，誤差が生じるので，全糖量（それぞれ2Bおよび2B'）当たりとして補正する。

$$糊化度 = (A - a) / 2B / (A' - a) / 2B'$$

5．ペクチンの分析

　野菜や果物の組織を構成している成分のうちのペクチンは，組織の軟化と関係があるとされている。ペクチンの分析方法には，比色法，滴定法，重量法がある。いずれの方法によろうとも，水溶性のペクチンを固定するためになんらかの処理を必要とする。ここではペクチンの乾燥試料調製法，ペクチン試料溶液調製法，重量法によるペクチン定量法を述べる。

1）ペクチンの乾燥試料調製

〔原理〕　アルコールにより不溶物として沈澱する性質を応用する。

〔試薬〕　95％エチルアルコール，エーテル

〔操作〕　①試料に熱95％エチルアルコールをエタノール濃度が70％以上にな

るまで加え，煮沸する。②ろ過後，残さを95％エチルアルコールで数回洗浄し，さらにエーテルを通して脱水，乾燥する。

〔フローシート〕

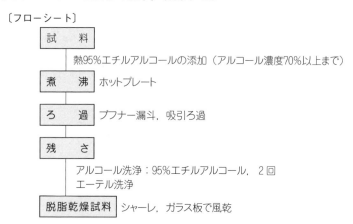

2）ペクチン試料溶液の調製

(1)　全ペクチン試料溶液

〔原理〕　水に不溶性のプロトペクチンは，酸性下で加熱すると水溶性のペクチンやペクチン酸になる。

〔器具〕　300mL 容フラスコ，250mL 容メスフラスコ，還流冷却器，ウォーターバス：沸騰するもの，ろ紙

〔フローシート〕

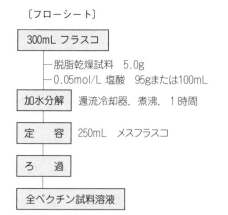

〔試薬〕　0.05mol/L 塩酸

〔操作〕　①脱脂乾燥試料 5 g を精秤し，フラスコに入れ，0.05mol/L 塩酸を加えて100 g とする。

②還流冷却器をつけて，1 時間煮沸し加水分解する。

③流水中で冷却して，250mL のメスフラスコで正確に一定容積とする。

④ろ液を全ペクチン試料溶液とする。

(2) 水溶性ペクチン試料溶液

〔器具〕　恒温水槽振とう器，三角フラスコ，250mL 容メスフラスコ

〔操作〕　①脱脂乾燥試料5.0gを精秤し，200mL 容三角フラスコに入れ，100mL の純水を加える。　②30℃で数時間，かき混ぜながら水抽出する。　③250mL のメスフラスコで正確に一定容積とする。　④ろ液を水溶性ペクチン試料溶液とする。

〔フローシート〕

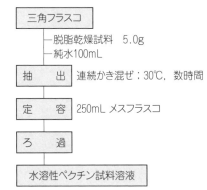

3) ペクチンの定量法

〔原理〕　試料より分離したペクチン試料溶液に酢酸酸性下で塩化カルシウムを加え，ペクチンをペクチン酸カルシウムとして沈澱させ，分離，乾燥後重量を測定し，ペクチン量を求める。

〔器具〕　電気恒温乾燥機，かき混ぜ器，ビーカー，メスシリンダー，ろ紙，漏斗，1 G-P 100ガラスフィルター，分析電子天びん

〔試薬〕　0.1mol/L 水酸化ナトリウム溶液（p.10参照），1 mol/L 酢酸[1]，0.1mol/L 塩化カルシウム溶液[2]，2 mol/L 塩化カルシウム溶液[3]

〔操作〕　①前記で調製したペクチン試料溶液の一定量（カルシウムペクチン酸として25mg前後を含む）をビーカーにとり，水酸化ナトリウム溶液で中和する。②水を加えて300mL とする。　③0.1mol/L 水酸化ナトリウム溶液100mL を加えてかき混ぜ，一夜放置し，けん化する。　④1 mol/L 酢酸50mL を加え，5分間放置後，0.1mol/L 塩化カルシウム溶液25mL をかき混ぜながらゆっくりと滴下する。　⑤続けて，2 mol/L 塩化カルシウム溶液25mL も同様に加える。⑥1 時間放置後，5分間煮沸し，熱いうちにヒダ折りろ紙でろ過する。沈澱を塩素イオンの反応がなくなるまで熱水で洗浄する。　⑦ろ紙上の沈澱をもとの

---

1)　氷酢酸5.8mL を安全ピペッターとメスピペットを用いてはかりとり，100 mL メスフラスコで一定容積とする。
2)　CaCl$_2$・2H$_2$O　14.7 g を純水に溶かして1 L とする。
3)　CaCl$_2$・2H$_2$O　147 g を純水に溶かして500mL とする。

ビーカーに熱水で完全に戻し，再び数分間煮沸する。　⑧あらかじめ正確に質量の求めてあるガラスフィルターに沈澱を熱水で完全に移し，電気恒温乾燥機中で85℃，12時間乾燥する。　⑨デシケーター中で放冷後，質量を測定する。

〔計算〕　　　$ペクチン(Ca 塩)(\%) = (W - G) \times \dfrac{250}{a} \times \dfrac{1}{S} \times \dfrac{S_2}{S_1} \times 100$

> W：ガラスフィルターとペクチン酸カルシウムの質量（g）
> G：ガラスフィルターの質量（g）
> a：ペクチン試料溶液採取量（mL）
> S：脱脂乾燥試料採取量（g）
> S_1：脱脂乾燥試料にする前（前処理前）の試料質量（g）
> S_2：脱脂乾燥処理（前処理後）の試料質量（g）

4）ペクチンの簡易定量法

〔原理〕　　ペクチンをアルコールで沈澱させ，乾燥させて質量を測定する。その後，灰化し，質量を求め，乾燥質量から灰分質量を減じて，それをペクチン量とする。

〔器具〕　　ビーカー，上皿電子天びん，電気乾燥器，ガスバーナー，ルツボ

〔試薬〕　　90％エチルアルコール

〔操作〕　　①ペクチン試料液（分離したペクチンろ液，搾汁でもよい）を10 gとる。

②90％エチルアルコールを加え，アルコール含有量を85％とし，ペクチンを十分に沈澱させる。

③あらかじめ乾燥質量を測定したろ紙（無灰ろ紙）でろ過，80％エチルアルコールで洗浄，乾燥後質量を測定し，ろ紙の質量を減じて粗ペクチン量とする。

④乾燥質量を測定したペクチンをろ紙ごと燃焼し，灰分質量を測定する。

⑤粗ペクチン質量から灰分量を差し引きしペクチン量を求める。

〔計算〕　　　$ペクチン量(\%) = \{(A - B) - C\} \times \dfrac{1}{10} \times \dfrac{S_2}{S_1} \times 100$

> A：乾燥ろ紙とペクチンの質量（g）
> B：乾燥ろ紙の質量（g）
> C：ペクチンの灰分質量（g）
> S_1：分離したペクチン溶液（前処理後の試料）質量（g）
> S_2：ペクチンを分離する前の試料（前処理前の試料）質量（g）

6. 食物繊維の定量法

　食物繊維の定義や定量法の意見は一致をみてはいない。食品の種類と定量法により食物繊維量が粗繊維量の数倍になることも多い。希酸希アルカリに不溶な粗繊維の定量法，洗剤に不溶な繊維の定量法，酵素による人工消化試験で分解されない繊維成分の定量法などがある。

　ここでは洗剤を使用して，細胞内容物を洗い流して繊維質を測定する2つの方法，NDF 法と ADF 法を示す。

1）中性洗剤繊維（Neutral detergent fiber, NDF）定量法

　〔原理〕　試料を中性洗剤溶液で煮沸すると，食物繊維以外の成分が可溶化してしまう。そこで，煮沸後の溶液をろ過し残さの質量を求めることで，水に不溶の食物繊維が定量できる。NDF 法は植物の全細胞壁構成成分のセルロース，ヘミセルロースおよびリグニンの合計量の定量に適するが，でん粉の多い試料ではでん粉が完全に溶出されず正の誤差を与える。また，脂質の多い試料はろ過操作が困難となる。でん粉除去，脂質除去の操作が定量操作の前に必要となる。

　〔器具〕　100mL 容コニカルビーカー，500mL 容広口三角フラスコ，還流冷却器，ガラスろ過器，グーチルツボ，ガラス繊維ろ紙（ワットマン GF/B など），吸引ろ過装置，電気乾燥器，振とう器，電気炉

　〔試薬〕　中性洗剤溶液[1]，デカヒドロナフタレン，亜硫酸ナトリウム，アセトン，α-アミラーゼ[2]

　〔操作〕　①試料（30メッシュ程度）0.5～1 g を100mL 容コニカルビーカーにとり，α-アミラーゼ溶液30mL を加え，40℃，12～18時間保温ででん粉を分解する。　②グーチルツボにガラス繊維ろ紙を敷き，ろ過し，不溶性残さは500mL 容三角フラスコに入れ，ルツボ内の付着残さは中性洗剤溶液を用いて入れる（野菜，果物などでん粉含量の少ないものは，アミラーゼ処理を省いてよい）。　③中性

1）　ラウリル硫酸ナトリウム30 g，エチレンジアミン四酢酸・2 水和物81.61 g，ホウ酸ナトリウム・10水和物6.81 g，無水リン酸二ナトリウム4.56 g，エチレングリコール・モノエチルエーテル10mL を水 1 L に加熱溶解し，pH が6.9～7.1の範囲にあることを確認し，必要であれば炭酸ナトリウムまたはリン酸で調整する。

2）　シグマ社製　細菌液化型 α-アミラーゼ695ユニットの 1 g を pH 7，1 /15リン酸緩衝液 1 L に溶解する。

洗剤溶液はその使用量が全量で100mLとなるように加える。デカヒドロ·リフタレン2mL, 亜硫酸ナトリウム0.5gを加える。 ④還流冷却管をつけ, 5〜10分間で沸騰させ, その後は穏やかに60分間沸騰を続ける。 ⑤反応後, ろ過器を用いて熱いうちにろ過する。フラスコ内の残さは完全に熱水で洗浄してろ過器に移し, 泡がでなくなるまで熱水で洗浄する。 ⑥アセトンで数回洗浄し, 風乾後, 100〜105℃の乾燥器で2時間乾燥, デシケーター中で放冷をくり返し, 恒量値を求める。 ⑦450〜500℃の電気炉で3時間灰化, デシケーター中で放冷をくり返し, 恒量値を求める。灰化前後の恒量値の差からNDF量を求める。

〔フローシート〕

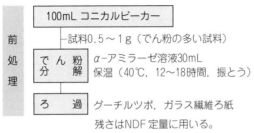
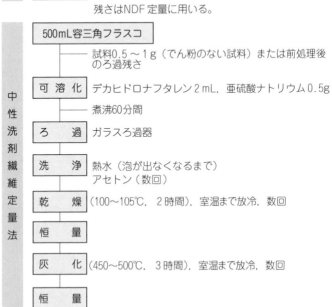

〔計算〕

$$NDF(\%) = \frac{W_1 - W_2}{S} \times 100$$

W_1：乾燥後に恒量としたろ過器の質量（g）
W_2：灰化後に恒量としたろ過器の質量（g）
　S：試料採取量（g）

2）酸性洗剤繊維（Acid detergent fiber, ADF）定量法

〔原理〕　酸性洗剤溶液を用いて NDF 定量の場合と同じような原理に基づき操作する。しかし，酸性洗剤溶液によりでん粉は分解されるため，アミラーゼによる前処理は不要である。本法はセルロース，リグニンの合計量が測定される。

〔器具〕　NDF 定量法と同じ。

〔試薬〕　酸性洗剤溶液[1]，デカヒドロナフタレン，アセトン

〔操作〕　①試料0.5〜1gを精秤し500mL 三角フラスコに入れる。　②酸性洗剤溶液100mL，デカヒドロナフタレン 2mL を加える。　③還流冷却管をつけて，NDF 定量法と同じように操作する。

〔計算〕　NDF と同様に計算する。

5.　味成分の分析

1．有機酸の分別定量

　食品から有機酸を水または有機溶媒で抽出後，高速液体クロマトグラフィー（HPLC）で分別定量する。

〔試薬と装置〕　0.1mol/L 水酸化ナトリウム溶液，80％エタノール溶液，ホモジナイザー，$0.45\mu m$ メンブランフィルター，HPLC，有機酸定量用カラム

〔抽出および定量〕　①液体試料は，メンブランフィルターでろ過後，HPLC 分析に供する。ただし，炭酸飲料の場合は0.1mol/L 水酸化ナトリウム溶液で中和後，減圧濃縮して二酸化炭素を除去する。②野菜，果物などの固体試料の場合は，水を加えてホモジナイズし，有機酸を抽出する。③たんぱく質，ペク

---

1)　セチルトリメチルアンモニウムブロミド　200gを0.5mol/L 硫酸1Lに溶かす。

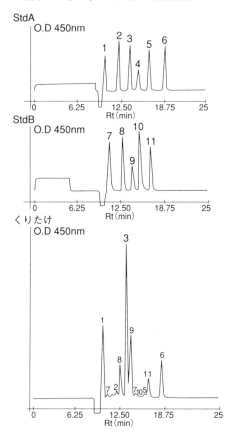

有 機 酸	Rt(min)
1．シュウ酸	10.115
2．酒石酸	12.157
3．リンゴ酸	13.754
4．乳 酸	15.004
5．酢 酸	16.490
6．フマル酸	18.840
7．α-ケトグルタル酸	10.975
8．クエン酸	12.819
9．ピログルタミン酸	14.237
10．ギ 酸	15.267
11．コハク酸	16.867

図4-2 ポストカラム法による有機酸標準波（50μg/mL）
およびくりたけの有機酸クロマトグラム

〈高速液体クロマトグラフィーの条件〉

分離カラム：TSK gel OA pak-P ＋ TSK gel OA pak-A
　　　　　（6 mm I.D. × 4 cm）（7.8 mm I.D. × 30cm）

溶 解 液：0.75 m mol/L H_2SO_4

反 応 液：0.2 m mol/L BTB-15 m mol/L Na_2HPO_4(pH8.6)

流 速：0.8 mL/分

カラム温度：60℃

検 出 器：VIS 450nm

チンを多く含む場合は，80％エタノールで加熱還流後，濃縮乾固し，HPLC 用溶離液で定容後，メンブランフィルターでろ過後，HPLC 分析に供する。

分析例として HPLC の条件およびクロマトグラムを図 4 − 2 に示す。

〔計算〕　　試料100g 中の有機酸量（mg）= $\dfrac{A \times C \times D}{A_s \times S} \times 100$

> A：試料の各有機酸のピーク面積
> A_s：標準液の各有機酸のピーク面積
> C：標準液に含まれる各有機酸の濃度（mg/100 g）
> D：希釈倍数
> S：試料採取量

2.　ヌクレオチドの定量

食品中の 5′-ヌクレオチドを過塩素酸で抽出し，活性炭に吸着させて濃縮し，高速液体クロマトグラフィー（HPLC）にて分別定量する。

〔試薬と装置〕　冷 5 ％過塩素酸（PCA），クロマトグラフィー用活性炭[1]，ガラスカラム（内径 2 cm ×10cm），ナス形フラスコ，1.4％アンモニア含有50％エタノール，5 mmol/L 臭化テトラ *n*-ブチルアンモニウム—リン酸カリウム溶液[2]

ロータリーエバポレーター，0.45μm メンブランフィルター，ホモジナイザー，50mL 用遠沈管，冷却遠心分離機，HPLC（UV 検出器付き），ヌクレオチド分析用充填カラム

〔操作〕　①試料は多水分のものは20 g，粉末試料は 2 g を遠沈管にはかりとる。　②遠沈管に冷 PCA を20mL 加え，ホモジナイザーにて懸濁後，0 ℃で12,000rpm で15分間冷却遠心し，上澄みをビーカーに集める。　③②の操作を 2 回くり返し，上澄みをすべて合わせ抽出液とする。　④ガラスカラムに高さ

---

1) 活性炭は前処理したものを使用する。200 g の活性炭をバッチ法で処理する方法は，①1.4％アンモニア含有50％エタノール1.5 L を加え30分間撹拌後ろ過する。　②蒸留水 1 L を加え30分間撹拌後ろ過する。①および②の操作を 2 回くり返す。　③0.1mol/L 塩酸 1 L を加え30分間撹拌後ろ過する。　④蒸留水 1 L を加え30分間撹拌後ろ過する。　⑤0.001mol/L EDTA 溶液 1 L を加え30分間撹拌後ろ過する。　⑥洗液が中性になるまで水洗をくり返す。以上の処理が終わった活性炭は風乾した後，保存する。

2) 臭化テトラ *n*-ブチルアンモニウム1.612 g，リン酸二カリウム3.483 g を水に溶かし，アセトニトリルを20mL 加え，リン酸を用いて pH を3.2に調整し，1 L とする。

が5cmになるように活性炭を詰め，水を流し活性炭を洗浄する。 ⑤活性炭カラムに抽出液を通し，活性炭にヌクレオチドを吸着させる。 ⑥カラムに水を50mL通し，夾雑物を除去する。 ⑦ヌクレオチドを溶出させるために，カラムの下にナス形フラスコを用意し，1.4%アンモニア含有50%エタノール100mLを通し，溶出液をナス形フラスコに受ける。 ⑧溶出液を40℃以下で，ロータリーエバポレーターで濃縮乾固する。 ⑨ナス形フラスコに少量の水を加え，濃縮乾固を2回くり返し，アンモニア臭を完全に除去する。 ⑩ナス形フラスコの残さをHPLC用の溶離液で溶解し，10mLに定容する。 ⑪メンブランフィルターに通した後，HPLCに供する。

〔分析例〕

〈高速液体クロマトグラフィーの条件〉

カ ラ ム：Inertsil ODS-2，150×4.6mmID ステンレスカラム

容 離 液：5mmol/L 臭化テトラ *n*-ブチルアンモニウム—20mmol/L リン酸二カリウム2％アセトニトリル含有溶液

pH 3.2

流 速：1 mL/分

カラム温度：15℃ あるいは 室温

検 出 器：UV 260 nm

〔計算〕 試料中のヌクレオチド含量 $= \dfrac{A \times C \times MW \times D}{A_s \times S} \times 100$
(mg/100 g)

A：試料の各ヌクレオチドのピーク面積

A_s：標準液の各ヌクレオチドのピーク面積

C：標準液に含まれる各ヌクレオチドのモル濃度（mmol/L）

MW：各ヌクレオチドの分子量

D：希釈倍数

S：試料採取量

3.　カフェインの定量

　茶，紅茶，ココア，コーヒーなどカフェインを含む清涼飲料に適用できるカフェインの定量法を示す。

1）紫外部吸収法による定量

　〔試薬と装置〕　カフェイン標準液[1]，10％水酸化ナトリウム，塩化ナトリウム，クロロホルム，脱脂綿，漏斗，分光光度計

　〔操作〕　①試料50 g（カフェイン含量約5 mg）を100mL 容ビーカーにとり，炭酸を含むものはぬるま湯を少量加え，炭酸を除去する。　②ビーカーに10％ NaOH を加え，中性とする。　③さらに10％ NaOH を10mL，NaCl 約15 g を加え，溶かす。　④この液を分液漏斗に入れ，クロロホルム50mL を加え，よく混和する。　⑤クロロホルム層を共栓付き三角フラスコに入れる。　⑥分液漏斗中の残さにクロロホルム50mL を加え，よく混和する。　⑦クロロホルム層を先の共栓付き三角フラスコに集め，少量の水を加え，よく混和し夾雑物を水に溶出させる。　⑧無水硫酸ナトリウムを加え，脱水する。

　⑨脱脂綿でろ過後，クロロホルムで200mL に定容し，抽出液とする。　⑩抽出液20mL をとり，クロロホルムで50mL に定容後，試料溶液とする。

〔フローシート〕

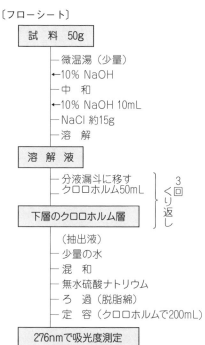

─────────────────────

1)　カフェイン（日本薬局方標準品，定量用）を80℃で4時間乾燥し，その50mL を正確にはかり，水に溶かして100mL に定容する。この液20mL に10％ NaOH 溶液2 mL と NaCl 3 g を加えてよく溶かし，分液漏斗に入れる。クロロホルム20mL を加え，よく振り混ぜて静置し，クロロホルム層を共栓付き三角フラスコに移す。さらに2回，残さにクロロホルムを加えクロロホルム層を合わせ，脱脂綿でろ過し，クロロホルムで100mL に定容し，標準溶液とする。この液1 mL にカフェイン0.01mg が含有されている。

⑪試料溶液と標準溶液を，クロロホルムを対照として波長276nm の吸光度を測定する。

〔計算〕

$$カフェイン(mg/100g) = \frac{K}{K_0} \times 0.01^* \times \frac{1}{S} \times 50 \times \frac{200}{20} \times 100$$

K：試料溶液の吸光度
K_0：カフェイン標準溶液の吸光度
$*$：カフェイン標準溶液1mL中のカフェイン量
S：試料採取量（g）

2）ガスクロマトグラフィー（GC）による定量

〔試薬と装置〕　クロロホルム，カフェイン標準溶液（定量用）[1]，フェナントレン溶液（内部標準用）[2]，GC用充填カラム[3]，GC（FID）

〔操作〕　①試料100g（カフェインとして5〜10mg）を200mL容ビーカーに入れ，紫外部吸収による定量法と同様に抽出し，抽出液とする。ただし，クロロホルムによる抽出は100mLで3回行う。　②抽出液はロータリーエバポレーターで溶媒を濃縮する。　③クロロホルムで10mLに定容し，試料溶液とする。④試料溶液5.0mLに内部標準溶液1.0mLを加え，よく混和する。　⑤2μLをGCに供する。

〈GC条件〉

　　カ　ラ　ム：ガラスカラム　1.5m
　　　　　　　　クロモソルブW（AW-DCMS），60〜80メッシュ
　　　　　　　　2％シリコンOV-17
　　カラム温度：180〜200℃，4℃/分
　　検出器および注入部温度：250℃
　　キャリアーガス：N_2　30mL/分

1）　カフェイン（日本薬局方標準品・定量用）を80℃で4時間乾燥し，その50mgを正確にはかり，クロロホルムに溶かし，50mLに定容する。
2）　フェナントレン0.10gをはかり，クロロホルムに溶かし100mLとする。
3）　その他のカラム条件として，①1％シリコンOV-1，カラム温度140〜150℃，内部標準フェナントレン，②3％SE-30，カラム温度200〜210℃，内部標準ベンゾフェノンなどがある。

6. エタノールの定量

1. 浮秤による測定法

試料の一定量を蒸留し，留出液にエタノールと水と混合液中のエタノール容積％目盛り付きの浮秤を用い，エタノール％を求める。

〔器具〕　300〜500mL 容丸底フラスコ，冷却管，酒精浮秤

〔操作〕　①丸底フラスコに15℃にした試料をメスシリンダーで100mL はかる。　②揮発酸の多い試料は留出防止のため，水酸化ナトリウム溶液で中和する。　③蒸留装置を組み，留出液を試料をはかったメスシリンダーに受ける。　④蒸留は留出液が70〜75mL になるまで続ける。泡立ちの激しいときは水溶性シリコン消泡剤を 2 〜 3 滴加える。　⑤15℃に保ちながら水を加え，100mL とする。　⑥シリンダーに酒精浮秤を入れ，15℃[1]における示度を読み，エタノール％を求める。

2. ガスクロマトグラフィー（GC）による定量

液体試料は希釈して，固体試料は水でエタノールを抽出し，GC によりエタノールを定量する。

〔試薬と装置〕　アセトン（内部標準溶液）[2]，GC（FID）

〔操作〕　①液体試料はエタノール濃度0.1〜0.5％（V/V）になるよう，100mL 容メスフラスコにホールピペットで採取する。　②固体試料は秤量後，GC 用内部標準溶液10mL を添加し水で100mL に定容する。　③ 2 μL を GC に供する。

〈GC 条件〉

カ ラ ム：ガラスカラム　3 mmID × 2 m

　　　　　　　　クロモソルブ101，80〜100メッシュ

カラム温度：160℃

検出器および注入部温度：200℃でん粉

キャリアーガス：N_2　40mL/分

---

1)　15℃に保てない場合は，試料採取時の温度と示度測定時を同じにし，酒精温度補正表で補正する。

2)　アセトン25mL を蒸留水に溶解し，1 L とする。

7.　クロロフィルの定量

　クロロフィルは植物細胞の葉緑素体中にカロテノイドと共存している緑色の色素で青緑色のａと黄緑色のｂの形態が３：１の割合で分布している。

　これらのクロロフィルをアセトンで抽出し，エーテルに転溶し，分光光度計を用いて660nm，642.5nm の波長の吸光度を測定し，定量する。

　〔試薬と装置〕　アセトン，石英砂，炭酸カルシウム，無水硫酸ナトリウム，エチルエーテル，分液漏斗，遠沈管，遠心分離機，分光光度計

　〔操作〕　①試料１～８gを精秤し，クロロフィラーゼを不活性化するために80℃の恒温槽に３分間入れる。　②乳鉢に処理した試料と炭酸カルシウム１～２g，石英砂を少量入れ，すばやく磨砕する。　③内容物をメスシリンダーに移し，量をはかり，濃度が85％になるようにアセトンを加える。　④乳鉢に残った残さは85％アセトンで洗い，シリンダーに加え，よく混和しクロロフィルを抽出する。　⑤遠沈管に入れ，3,000rpm で15分間遠心分離し，上澄みと残さに分ける。　⑥残さに85％アセトンを加えて，遠心分離する操作を５～７回くり返し，上澄みを集め，85％アセトンを用いて100mL に定容し，試料溶液とする。　⑦試料溶液25mL をあらかじめ約50mL のエーテルを入れた分液漏斗に入れ，よく混和する（クロロフィルをエーテル層に転溶させる）。　⑧エーテル層のアセトンを除去するために，分液漏斗中に少量の水を加え，よく混和し，下層の水―アセトン層を捨てる。この操作は15～20回くり

〔フローシート〕

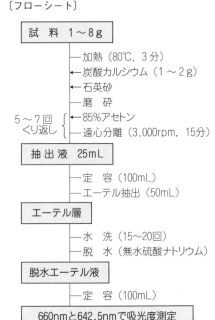

返し，アセトン層を完全に除去する。　⑨エーテル層は三角フラスコに，分液漏斗はエーテルで洗い，洗液も三角フラスコに合わせる。　⑩無水硫酸ナトリウムを適量加え，脱水する（青緑色透明になる）。　⑪脱水したエーテル抽出液を100mL 容メスフラスコに移し，無水硫酸ナトリウムに付着したクロロフィルをエーテルで洗浄しながら，メスフラスコに入れ，定容する。　⑫660nm と642.5nm の波長の吸光度を測定する。

〔計算〕　エーテル抽出液 1 L 当たりのクロロフィル量は次式により求める。

$$総クロロフィル(mg/L) = 7.12E_{660} + 16.8E_{642.5}$$
$$クロロフィル a (mg/L) = 9.93E_{660} - 0.777E_{642.5}$$
$$クロロフィル b (mg/L) = 17.6E_{642.5} - 2.81E_{660}$$

E_{660}, $E_{642.5}$：波長660，642.5 nm の吸光度（光路 1 cm）

$$総クロロフィル(mg/L) = C \times \frac{E}{1,000} \times \frac{100}{25} \times \frac{100}{S}$$

C：エーテル 1 L 当たりのクロロフィル量（mg）
E：エーテル抽出液全体量（mL）
S：試料採取量（g）

第5章

食品の表示と品質検査

1. 食品の表示

　食品の品質検査法には，物理的方法，化学的方法，官能検査による方法などがある。これらの方法を適宜に組み合わせて，その食品の品質評価を行っている。この場合，一般的に品質検査は日常的な業務であるから，品質検査に要する手段はできる限り簡便であることが望まれる。

　一方，簡便な検査とはいえ，実際の食品購買時にこれを行うことは不可能に近い。したがって，食品購買時に最も重要なことは，購入する食品の表示に注意することである。

　従来，食品の表示は，「食品衛生法」（食衛法），「日本農林規格等に関する法律」（JAS法），「健康増進法」の３つの法律で規定されていた。しかし，３法による異なる表示の弊害などにより，消費者にとって判断しにくい制度となっていた。そこで，表示についての規定を一元化した**「食品表示法」**が平成27年4月より施行されることとなった。

　生鮮食品では，名称，原産地表示など，加工食品では，名称，原材料，添加物，原料原産地，内容量，期限表示と保存方法，製造者等ならびに有機食品，遺伝子組換え食品の表示が規定された。さらに，栄養表示，アレルギー表示，機能性表示などについても変更された。

　このほか，食品の表示にかかわる法令には，「不当景品類及び不当表示防止法」（景品表示法），「公正競争規約」，「計量法」などがある。

　このほか，加工食品の選択には，品質の保証となっている各種のマークがある。たとえば，日本農林規格（JAS）製品については，JASマークや有機JASマーク等，また特別用途食品の一つに特定保健用食品マーク，食品衛生に関するHACCPマークがつけられているので，品質判断の参考になる（図5 - 1）。

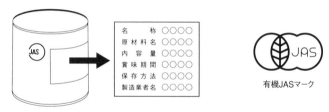

図5-1　食品の表示

2.　食品の品質検査

1.　魚介類の鮮度判定

　生鮮魚介類の品質は主として鮮度によるものであるが，そのほかに肉質や脂肪ののり具合などが問題にされる。品質判定のための規格はなく，外観，色，においなどの官能的な観察により経験的に評価されている。一方，魚介類の塩蔵品，乾製品，練り製品などの加工品には日本農林規格が定められているものもあり，これに基づいて品質判定が行われる。生鮮魚介類の鮮度は肉質やエラ，眼球，表皮および腹部の状態についての上記の官能的な評価に加え，数値化されたより客観的判定のために，K値やTTC法のような化学的な評価法が考案され行われている。

1）K値の測定

　魚介類中のATPは死後，次式のような代謝経路をとる。

$$\text{ATP} \underset{①}{\longrightarrow} \text{ADP} \underset{②}{\longrightarrow} \text{AMP} \underset{③}{\longrightarrow} \text{IMP} \underset{④}{\longrightarrow} \text{HxR} \underset{⑤}{\longrightarrow} \text{Hx}$$

　　①アデノシントリホスファターゼ，②ミオキナーゼ，
　　③アデニール酸デアミナーゼ，④ホスファターゼ，⑤ヒドラーゼ

　反応はそれぞれの関連酵素によっており，分解速度は魚種により異なるが，分解経路は規則的であり，新鮮なものほどヌクレオチドが多く，ヌクレオシドや塩基が少ない。これに基づきK値が次式のように求められる。

$$K(\%) = \frac{\text{HxR} + \text{Hx}}{\text{ATP} + \text{ADP} + \text{AMP} + \text{IMP} + \text{HxR} + \text{Hx}} \times 100$$

K 値は ATP 分解生成物全量に対するイノシン（HxR）とヒポキサンチン（Hx）の合計量の％であり，値が小さいほど鮮度が良好である。即殺魚の K 値は10％以下，さしみ用で20％前後，市販魚の平均は35％前後の値を示す。

〔試薬と器具〕　陰イオン交換樹脂 Dowex1-X4（200～400メッシュ，Cl⁻型），アセトン，1 mol/L 水酸化ナトリウム溶液，1 mol/L 塩酸溶液，0.005mol/L 塩酸溶液（A 液），0.6 mol/L 塩化ナトリウム—0.01 mol/L 塩酸溶液（B 液），10％および5％過塩素酸溶液，10 mol/L 水酸化カリウム溶液，0.5 mol/L アンモニア水，ホモジナイザー，遠心分離機，ガラスカラム（内径6 mm，長さ15～18cm），分光光度計

〔操作〕

A. 樹脂の再生

①陰イオン交換樹脂 Dowex1-X4（200～400メッシュ）を大量の水に分散させデカンテーションにより微細な粒子を除いた後，大型のガラスフィルターで吸引ろ過して樹脂を集める。　②樹脂をビーカーにとり，体積2～3倍量のアセトンを加え，かき混ぜて20～30分間放置する。再度ガラスフィルターに移し，ろ過してアセトンを除く。　③樹脂体積の約5倍量の水，10倍量の1 mol/L 水酸化ナトリウム溶液，2倍量の水，10倍量の1 mol/L 塩酸溶液，20倍量の水の順に樹脂を処理または洗浄し，Cl⁻型に調製する。このとき，ガラスフィルター上の樹脂の約2倍量の洗液を加え，かき混ぜた後，樹脂ベッドに空気が入り込む寸前まで減圧にして洗液を除き，さらに洗液をつぎたして同様の操作でろ過することをくり返すと，処理，洗浄が効果的である。

B. カラムの調製

①底部にコックのついた直径6 mm，長さ15～18 cm のガラスカラムの底に脱脂綿少量をかたくならないように詰め，水を流して脱脂綿中の空気を除く。②底部に水が数 cm 入っている状態のカラムに，水に分散した Cl⁻型 Dowex1-X4樹脂を駒込ピペットで流し込む。樹脂ベッドの高さが5 cm になるように樹脂量を調整し，しばらく水を流し続ける。このとき，樹脂ベッドに気泡が入らないように注意する。

C. 試料溶液の調製

①魚肉（背肉がよい）約5 g を氷冷した10％過塩素酸溶液10mL と 0℃でホモ

ジナイズし，10,000rpm で5分間遠心分離して酸可溶性核酸関連物質を抽出する。　②残さをさらに2回，氷冷した5％過塩素酸5mL とホモジナイズし，同様に遠心分離して抽出液を得る。　③全抽出液を集め，10mol/L 水酸化カリウム溶液で pH 6.4に調整し，3,000rpm で3分間遠心分離して上澄み液を50mL 容メスフラスコに集める。残さの過塩素酸カリウムの沈澱を氷冷水5mL で洗い，洗液も同じメスフラスコに移し，最後に水で50mL に定容する。

D. 測　　定

①試料溶液2mL を10mL 程度の小ビーカーにとり，0.5mol/L アンモニア水で pH 9.4に調整する（TB 試験紙）。　②これを水洗した Dowex1-X4のカラムに静かに加え，樹脂ベッド上端近くまで流下したところで約20mL の水を流し，ATP 関連化合物以外の紫外線吸収物質を除く。　③次いで，カラム下端に50mL 容メスフラスコを置き，A 液45mL を流し HxR, Hx の区分を抽出する（A 区分）。　④次に別の50mL 容メスフラスコをカラムの下に置き，B 液45mL を用いて ATP，ADP，AMP，IMP を溶出する（B 区分）。　⑤A，B 両区分をそれぞれの抽出液で定容し，分光光度計を用いて250nm の吸光度を測定する。K 値は次式より計算する。

$$K(\%) = \frac{\text{A区分の吸光度}}{\text{A区分の吸光度＋B区分の吸光度}} \times 100$$

2）TTC 試験

貝類，特にかきやあさりの鮮度判定に有効な方法であり，エラに存在するコハク酸脱水素酵素の活性が，新鮮なものほど強いことを利用して判定を行う。貝のエラに，2，3，5－トリフェニルテトラゾニウムクロライド（TTC）を作用させると，コハク酸脱水素酵素により TTC が還元されてトリフェニルホルマザン（TF）を生成し赤色となる（図5－2）。この反応は生鮮なものほど鮮明に着色するので，これにより鮮度を判定する。

〔試薬と器具〕　TTC 溶液[1]，恒温水槽

〔操作と判定〕　①貝のエラ内外2葉2対の約1/2～1/3量をハサミで切りとり，小試験管に入れる。　②TTC 溶液2mL を加え，上下に2，3回振り，エラが液に浸っていることを確認した後，37℃の恒温水槽に40分間保つ。

1)　TTC 1g を3.4% NaCl 溶液500mL に溶解し，pH6.5に調整する。

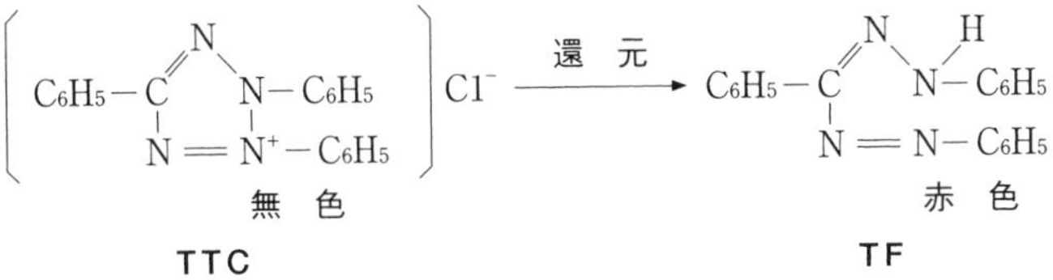

$$\left[\begin{array}{c} \mathrm{N} \\ C_6H_5-C \quad N-C_6H_5 \\ N = N^+-C_6H_5 \end{array} \right] Cl^- \xrightarrow{\text{還元}} \begin{array}{c} \mathrm{N} \quad \mathrm{H} \\ C_6H_5-C \quad N-C_6H_5 \\ N = N-C_6H_5 \end{array}$$

無　色　　　　　　　　　　　　　　　　　　赤　色

TTC　　　　　　　　　　　　　　　　　　**TF**

図 5-2　TTC と TF の構造

　エラ片が鮮紅色または赤色になれば鮮度良好，着色なしは鮮度不良である。付着菌により着色することもあるが，この場合は TTC 液は着色するがエラの組織は着色しない。エラ片による着色は組織のみが着色するので区別できる。

2. 卵の鮮度判定

　卵は新鮮なものほど味がよく，栄養価や加工時の卵白・卵黄の分離，気泡性なども優れているため，品質は主としてその新鮮度により判定される。卵の品質の判定には，外観検査，透光検査および割卵しての検査などがある。ここでは鶏卵の内地取引規格や格付とともに，主な検査法について記す。

1）鶏卵の取引規格

　鶏卵の取引は一定の容器中に一定個数が包装されて行われるので，個々の卵が大きく，大きさや形のそろっているものが商品価値が高い。また，品質により特級から級外の4等級に分けている。

2）鶏卵の等級格付および新鮮卵の判定法

　鶏卵の品質による等級付けは，外観検査，透光検査または割卵検査によりなされる。表5-1に鶏卵取引規格における格付，表5-2にはその解説を示す。外観検査は卵殻についての清浄度，傷の有無，形状などにより行われている。

　以下，透光検査，割卵検査について記す。

　①透光検査：卵に光をあて，反対側より透視して気室の大きさ，卵黄の影，血液斑点やその他の異常な斑点の有無などをみる。透光する方法は透光器または60W の電球を使い，直径3cm の穴より光を卵にあて，一方向のみでなく卵を回転して内部をよく透視する。

　　a. 気室高　目測により，気室の高さを測定する。産卵直後の気室高は約2mm であるが，卵殻が多孔質のため貯蔵日数が長いと外部より空気が入り大きくなる（図5-3，4）。

　　b. 卵黄の影　産卵直後の卵では濃厚卵白が多いため卵黄の影が見えない
が，37℃で24時間，室温（22℃）で4～5日，9℃では2週間ほどで見えるよう
になる。また，産卵直後の卵では卵黄が動かないが，古くなると下部に移動す
るようになる。これは濃厚卵白が水溶化したことを示すものである。

表5-1　鶏卵の品質区分

等級 事項		特　級 （生食用）	1　級 （生食用）	2　級 （加熱加工用）	級　外 （食用不適）
外観検査及び透光検査した場合	卵殻	卵円形，ち密できめ細かく，色調が正常なもの 清浄，無傷，正常なもの	いびつ，粗雑，退色などわずかに異常のあるもの 軽度汚卵，無傷なもの	奇形卵　著しく粗雑のもの 軟卵 重度汚卵，液漏れのない破卵	カビ卵 液漏れのある破卵 悪臭のあるもの
透光検査した場合	卵黄	中心に位置し，輪郭はわずかに見られ，扁平になっていないもの	中心をわずかにはずれるもの 輪郭は明瞭であるもの やや扁平になっているもの	相当中心をはずれるもの 扁平かつ拡大したもの 物理的理由によりみだれたもの	腐敗卵 孵化中止卵 血玉卵 みだれ卵 異物混入卵
	卵白	透明で軟弱でないもの	透明であるが，やや軟弱なもの	軟弱で液状を呈するもの	
	気室	深さ4ミリメートル以下でほとんど一定しているもの	深さ8ミリメートル以下で若干移動するもの	深さ8ミリメートルを超えるもので大きく移動するもの	
割卵検査した場合	拡散面積	小さなもの	普通のもの	かなり広いもの	
	卵黄	円く盛り上がっているもの	やや扁平なもの	扁平で卵黄膜の軟弱なもの	
	濃厚卵白	大量を占め，盛り上がり，卵黄をよく囲んでいるもの	少量で，扁平になり，卵黄を充分に囲んでいないもの	ほとんどないもの	
	水様卵白	少量のもの	普通量のもの	大量を占めるもの	

農林水産省：鶏卵規格取引要綱　別紙「鶏卵の取引規格（箱詰鶏卵規格）」，平成12年12月．

表5-2　鶏卵品質区分の用語解説

① 卵　殻

清　　　　　浄	卵殻に外来物の着いていないもの。すなわち肉眼で見えるような汚点もしくは変色などのないもの。
無　　　　　傷	わずかなひびや割れもないもの。
正　　　　　常	卵円形で滑らかな良いきめを有し，強靭なもの。
軽　度　汚　卵	ふん便，血液，卵内容物，羽毛等で汚染されているもので，洗浄後汚れが残らないもの又は汚れの痕跡にとどまるもの。
軟　　　　　卵	卵殻膜は健全であり，かつ，卵殻が欠損し，又は希薄であるもの。
重　度　汚　卵	洗浄しても汚れの残る汚卵。
液漏れのない破　　　　　卵	①透光検査で発見されるひびのあるもの。②卵殻は破れているが卵殻膜は正常のもの。③卵殻及び卵殻膜が破れているもの。

② 卵　黄

中心に位置する	卵黄が卵の中心にあり，卵を回転してもその位置からごくわずかしか移動しないもの。
中心をわずかにはずれる	卵黄が正常の位置にあるものに比べて，卵黄の周縁と卵殻の両殻までの隔たりが1/4以内であり，また卵を回転した場合，正常の位置から側面までの間隔が1/2以内の幅しか動かないもの。
相当中心をはずれる	卵黄が中心から著しく上または下に位置し，卵を回転すると揺れ動いて卵の側面に近づくもの。
輪郭がわずかに見られる	卵黄の輪郭が不明瞭で，卵を回転すると周囲の卵白の中に混入しているように見えるもの。
輪郭は明瞭である	卵黄の輪郭の見分けがつくが，卵を回転すると輪郭が明確でなくなるもの。
や　や　扁　平	卵黄および組織が弱く，卵黄がなんとなく大きく，扁平に見えるもの。
扁平かつ拡大	卵黄が卵白から水分を吸収して大きくなり，かつ，扁平なのが明瞭に見えるもの。

③ 卵　白

透　　　　　明	変色もなく，また外来物（異物）などを含有しないもの。
軟弱でない	卵白が正常の濃度と粘性を有し，卵を回転しても卵黄が卵の中心から動かないもの。
や　や　軟　弱	卵白が正常の濃度と粘性を欠き，卵の回転によって卵黄が正常の位置から自由に移動するもの。
軟弱で液状	薄くてほとんど粘性を欠き，水様のもの。

④ 気　室

気室の深さ	気室は正常の卵では鈍端にあり，気室を上にして卵を持ったとき，鈍端から底までの距離をいう。
ほとんど一定	卵の鈍端部に固定し，正常な輪郭を示し，卵をどの方向に回してもほとんど移動しないもの。
若 干 移 動	卵をどの方向に回しても，気室がわずかに移動するもの。
大 き く 移 動	卵をゆっくり回転させたとき，気室が上方に向かって自由に移動するもの。

⑤級　外　卵

液漏れのある 破　　　卵	卵殻膜が破れ液漏れしているもの。
血　玉　卵	肉眼により明らかに多量の血液の混入が確認できるもの（例えば，血塊混入，血液拡散がみられるもの）。ただし，米粒程度のものは，血斑卵であり，血玉卵とは異なる。
み だ れ 卵	卵黄が潰れているもの。ただし，物理的な理由によるものは除く。

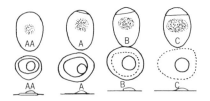

図5-3　卵の透視および割卵検査
の米国公定基準図表略図

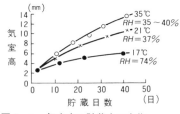

図5-4　気室高の貯蔵中の変化
（*RH*：相対湿度）

②比　　　重：新鮮卵の比重は1.08～1.09で，1.01以下のものは非常に古いか腐敗している。卵の比重は卵殻の厚さによっても影響され，季節により厚さが変動するので，比重が少し低くても品質が劣っているとはいえない。比重の測定には種々濃度の食塩水（表5-3）をつくり，卵を浮かべて浮沈の状態により測定する。卵の浮沈のない食塩水の比重が卵の比重である。

表5-3　食塩水の比重

（15℃）

比　　　重	食塩水の濃度
1.051	7%
1.059	8
1.066	9
1.073	10
1.081	11
1.089	12

③割卵検査：割卵したとき，卵白については水溶化の程度，色，透明度，卵黄については卵黄係数，色，表面の斑点の有無などを調べる。また，

pHや卵黄の乳化力などの測定も行われる。

　　a. **卵白係数**（albumin index）　平板上に割卵したときの卵白の最大の高さ
を卵白の平均直径で除したものである。新鮮卵の卵白係数は約0.05，卵白係数
の貯蔵中の変化を図5-5に示した。

　　b. **卵黄係数**（yolk index）　平板上に割卵して卵黄の高さを卵黄の直径で除
した値である。新鮮卵で0.36～0.56，平均0.45程度であり，0.30以下になるに
は37℃で3日間，25℃で8日間，2℃で100日以上かかる。0.25以下になると割
卵の際，卵黄がくずれるという。図5-6に卵黄係数の貯蔵中の変化を示す。

　　c. **ハウユニット**（haugh unit）　濃厚卵白の高さ（mm）を H，殻付卵の重量
（g）を W とした場合，$100\log(H-1.7W^{0.37}+7.6)$ で計算される値である。
米国でよく用いられ，新鮮卵では86～90の値を示す。古くなると値が小さくな
る。濃厚卵白の高さは図5-7のハウユニット検査器で測定する。

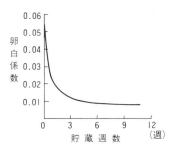

図5-5　卵白係数の貯蔵中の変化
（21℃，相対湿度50%）

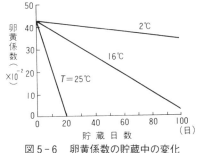

図5-6　卵黄係数の貯蔵中の変化

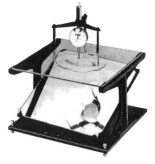

図5-7　ハウユニット検査器

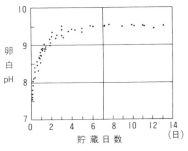

図5-8　貯蔵中の卵白pHの変化

　　d.　pH　卵黄の pH はあまり変化しないが，卵白の pH は卵殻が多孔質であることにより二酸化炭素が散逸するため，急激に高くなる（図5-8）。pH はガラス電極 pH メーターで測定する。

3.　乳と乳製品の品質判定

　乳や乳製品は，「乳及び乳製品の成分規格等に関する省令」（乳等省令），「食品衛生法」により定められた多くの規格や基準があり，試験項目や試験法も法令により定められているものが多い。主として生乳試料の取り扱いの良否を推定するための異物および汚染物の検出には不溶異物の混入度を知るセジメントテスト，残留有機塩素農薬の検出，抗生物質検出のための TTC 試験法などがある。また，市乳や乳製品製造の管理のためには，殺菌の適否を知るレダクター

表5-4　生乳の規格（乳等省令）

	比重 (15℃)	酸度 （乳酸として）	細菌数 （直性個体鏡検法）
ジャージー種 以外	1.028以上	0.18以下	400万以下/mL
ジャージー種		0.20以下	

最終改正：令和2年12月4日，厚生労働省令第194号

表5-5　飲用乳の種類と規格（乳等省令）

		無脂乳固形分(%)	乳脂肪分(%)	比重(15℃)	酸度(%)（乳酸として）	細菌数（標準平板培養液で）	大腸菌群
牛　乳	ジャージー種以外	8.0以上	3.0以上	1.028以上	0.18以下	5万以下/mL	陰性
	ジャージー種				0.20以下		
特別牛乳	ジャージー種以外	8.5以上	3.3以上	1.028以上	0.17以下	3万以下/mL	陰性
	ジャージー種				0.19以下		
成分調整牛乳		8.0以上	—	—	0.21以下	5万以下/mL	陰性
低脂肪牛乳		8.0以上	0.5以上 1.5以下	1.030以上	0.21以下	5万以下/mL	陰性
無脂肪牛乳		8.0以上	0.5未満	1.032以上	0.21以下	5万以下/mL	陰性
加　工　乳		8.0以上	—	—	0.18以下	5万以下/mL	陰性

最終改正：令和2年12月4日

ゼ試験やホスファターゼ試験，加水度の検出，添加物の検出などがあげられる。

　市販の乳および乳製品の品質判定のためのいくつかの方法について示す。

1）比　　重

　液状乳ならびに練乳等の品質指標のひとつであり，測定は lactometer と呼ばれる牛乳用比重計（1.015～1.045）を用いて測定する。

　生乳の規格を表5－4に，また飲用乳の規格を表5－5に示す。

2）滴 定 酸 度

　牛乳は新鮮でも弱い酸性を示す（自然酸度）が，乳中微生物の繁殖，特に乳酸菌による乳酸発酵によって酸度が増す（発生酸度）。滴定酸度はこれらの合算であり，一定量の乳をアルカリで中和滴定し，乳酸量（重量％）として表示する。

　〔試薬の調製〕　約0.1 mol/L の水酸化ナトリウム溶液を調製し，0.05 mol/L の硫酸水溶液で中和滴定して正確な濃度を標定する。

　〔操作〕　試料10mL を100mL の三角フラスコにとり，蒸留水を同量加えて希釈し，水酸化ナトリウム溶液で中和滴定する。指示薬には1％フェノールフタレイン溶液を2～3滴用い，30秒間微紅色が消失しないところを終点とする。

　〔計算〕

$$乳酸（\%）＝\frac{A \times B / 0.1 \times 0.009^{*}}{S} \times 100$$

　　　A：水酸化ナトリウムの滴定量（mL）
　　　B：水酸化ナトリウムの正確な濃度（mol/L）
　　　S：試料採取量（g），採取量（mL）に比重をかけて算出する。
　　　*：0.1 mol/L の水酸化ナトリウム1mL に相当する乳酸量（g）

3）水　　分

　乳類の水分含量（％）は99±1℃で恒量となるまで乾燥して求める［操作方法は，第3章2.水分の項（p.71～）を参照］。

4）脂　　肪

　乳類の脂肪定量法には，市乳の公定法であるゲルベル法やアイスクリーム，チーズなどの公定法であるレーゼ・ゴットリーブ法などがある［操作法は，第3章4.1.脂質の定量の項（p.91～）を参照］。

5）全乳固形分と無脂乳固形分

　乳類には全乳固形分（total milk solid），乳固形分（milk solid），無脂乳固形分（solid no fat）が表示されることが多い。アイスクリームの規格を表5－6に，

表5-6　アイスクリーム類の成分規格（乳等省令）

	乳固形分（%）		細菌数 （標準平板培養法）	大腸菌群
		うち乳脂肪分(%)		
アイスクリーム	15.0以上	8.0以上	10万以下/g	陰性
アイスミルク	10.0以上	3.0以上	5万以下/g	陰性
ラクトアイス	3.0以上	―	5万以下/g	陰性

最終改正：令和2年12月4日

表5-7　乳製品の成分規格（乳等省令）

	乳固形分（%）		無脂乳 固形分 (%)	糖分 (乳糖を 含む) (%)	水分 (%)	乳酸菌数 または 酵母数 (1mL当たり)	細菌数 (標準平板 培養法) (1g当たり)	大腸 菌群
		うち 乳脂肪分 (%)						
濃　縮　乳	25.5以上	7.0以上	―	―	―	―	10万以下	―
脱脂濃縮乳	―	―	18.5以上	―	―	―	10万以下	―
無糖練乳	25.0以上	7.5以上	―	―	―	―	0	―
無糖脱脂練乳	―	―	18.5以上	―	―	―	0	―
加糖練乳	28.0以上	8.0以上	―	58.0以下	27.0以下	―	5万以下	陰性
加糖脱脂練乳	25.0以上	―	―	58.0以下	29.0以下	―	5万以下	陰性
全　粉　乳	95.0以上	25.0以上	―	―	5.0以下	―	5万以下	陰性
脱　脂　粉　乳	95.0以上	―	―	―	5.0以下	―	5万以下	陰性
クリームパウダー	95.0以上	50.0以上	―	―	5.0以下	―	5万以下	陰性
ホエイパウダー	95.0以上	―	―	―	5.0以下	―	5万以下	陰性
バターミルク パ　ウ　ダ　ー	95.0以上	―	―	―	5.0以下	―	5万以下	陰性
調　製　粉　乳	50.0以上	―	―	―	5.0以下	―	5万以下	陰性
発　酵　乳	―	―	8.0以上	―	―	1000万以上	―	陰性
乳酸菌飲料	―	―	3.0以上	―	―	1000万以上	―	陰性

＊たんぱく質濃縮ホエイパウダー，加糖粉乳，乳飲料　を省略.　　　最終改正：令和2年12月4日

　乳製品の規格を表5-7に示す。これらは，次のように測定される。

　①牛乳，加工乳：100より水分（%）を減じて全乳固形分とし，さらにこれより脂肪（%）を差し引いて無脂乳固形分とする。

　②乳飲料，乳酸菌飲料，発酵乳，アイスクリーム，チーズ：これらは糖や香料などの添加物を含むので牛乳と同様には測定できない。経験的に乳たんぱく質量の約2.8倍が無脂乳固形分に相当することから，間接的に計算により求め

る。実際には，ケルダール法で求めたたんぱく質量に2.82を乗じて無脂乳固形分，またこれに脂肪量を加えたものを乳固形分としている。

③粉　　乳：加糖粉乳を除き，100から水分（%）を減じて乳固形分とする。

6）たんぱく還元価（protein-reducing substance value, PRS）

殺菌や粉乳の製造時に牛乳を加熱処理すると，主として乳清たんぱく質の変性によるチオール基（-SH 基）の増加や，アミノ・カルボニル反応により還元性の物質が生成するためフェリシアン化カリウム $K_3[Fe(CN)_6]$ に対する還元能が増加する。牛乳100mL のたんぱく質区分によりフェリシアン化カリウムが還元されて生じるフェロシアン化カリウム $K_4[Fe(CN)_6]$ の mg 数をたんぱく還元価（PRS）と称する。

PRS は生乳では 2～3 であるが，脱脂粉乳の 9 %還元液では 9～15，インスタント粉乳では20以上にもなり，市乳の PRS を測定すれば，そのなかの還元脱脂粉乳の存在をある程度推定できる。しかしながら，わが国の市乳の殺菌は UHT 法（超高温殺菌法，120～135℃，2秒間）で行われているのが大部分であり，HTST 法（高温短時間殺菌法，72℃以上，15秒間）の多い欧米諸国の市乳より PRS が高く，また脱脂粉乳の PRS にも製造法，保存条件などでかなりの差があるため，PRS が高いだけで脱脂粉乳混入率が高いとはいえない。

〔試薬と器具〕　5 %酢酸溶液[1]，飽和尿素溶液，フタル酸緩衝液（pH 5.6）[2]，1 %フェリシアン化カリウム溶液[3]，10%トリクロロ酢酸溶液，0.1%塩化第二鉄溶液[4]，フェロシアン化カリウム標準溶液[5]，遠心管（ガラス製共栓付き，50mL 容で 5 mL ずつの目盛りがついているもの），遠心分離機，分光光度計

〔操作〕　①試料[6]15mL を共栓付き遠心管に正確にとり，15mL の水を加えて

---

1)　酢酸50mL を水で 1 L に希釈したもの。
2)　水酸化ナトリウム2.0 g を水に溶解して250mL としたもの158.8mL とフタル酸水素カリウム10.2 g を水に溶解して250mL としたもの200mL を混合し，水で800mL とする。pH の調整はそれぞれの液を追加して行う。
3)　フェリシアン化カリウム 1 g を水で100mL とする。使用時に調製する。
4)　塩化第二鉄（無水物）0.1 g を水に溶かして100mL とする。使用時に調製する。
5)　$K_4[Fe(CN)_6]\cdot 3H_2O$ 0.1147 g を水に溶かして 1 L とする。この50mL を正確に 2 倍に希釈する。この標準液 1 mL には0.05 mg の $K_4[Fe(CN)_6]$ を含む。
6)　場合によっては，試料を40℃に加温し，混和した後，室温まで冷却してから採取するとよい。

混合する。　②これに5％酢酸溶液を3mL加え，密栓して振り混ぜた後，1,500〜2,500rpmで5分間遠心分離する。　③上澄み液を捨て，残った沈澱に15mLの水を加えて分散させ再び遠心分離を行い，上澄み液を捨てる。この沈澱洗浄の操作をもう一度くり返す。　④得られたたんぱく質の沈澱に3mLの飽和尿素溶液を加えて溶解し，水を加えて全量を15mLとする。　⑤フタル酸緩衝液5mL，1％フェリシアン化カリウム標準溶液を加えて混合する。これを70℃の水浴中で正確に20分間加熱し，直ちに氷冷する。　⑥冷却後10％トリクロロ酢酸溶液5mLを加えて振り混ぜ，しばらく放置した後，ろ過する（東洋ろ紙No.5C）。このとき，ろ液の最初の数mLは捨て，残りのろ液を三角フラスコに集める。　⑦ろ液5mLを正確に試験管にとり，水5mLと0.1％塩化第二鉄溶液1mLを加えて混合し，10分間放置後610nmの吸光度を測定する。このときの対照には，フローシートの［A］から主検と同様に操作していく。検量線よりフェロシアン化カリウム量を読みとり，PRS値を計算する。

〔検量線の作成〕　フェロシアン化カリウム標準溶液を0から5mLまで0.5mL間隔で試験管にとり，水を加えて各々の全量を5mLとする。これらに空試験液5mL，0.1％塩化第二鉄溶液1mLを加え，10分間放置後610nmで吸光度を測定する。対照は標準溶液を入れていないものを用いる。グラフ用紙の横軸にフェロシアン化カリウム量，縦軸に吸光度をプロットし，検量線を作成する。

〔計算〕

$$\text{PRS} = \text{検量線からの読み（フェロシアン化カリウム量　mg）} \times 40^*$$

$$*：\frac{100}{\text{試料量（15mL）} \times 5 / 30}$$

7）バターの食塩量

バターには食塩を加えていない無塩バター（unsalted butter）と加えてある加塩バター（salted butter）があるが，わが国で一般に市販されているものは大部分，加塩バターであり，約2％の食塩を含んでいる。

バターの食塩量は，沸騰水を加えてバターを溶解後クロム酸カリウムを指示薬として硝酸銀で滴定し，塩素イオン量を測定することにより求められる。

〔試薬〕　5％クロム酸カリウム溶液，0.1mol/L硝酸銀溶液

〔フローシート〕

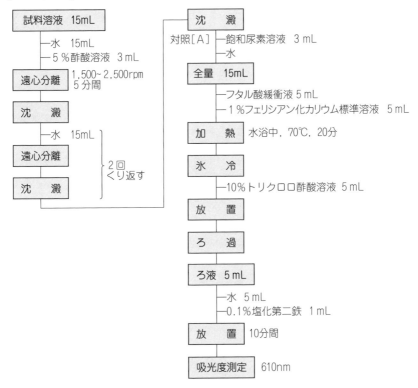

〔操作〕　①バターを広口びんに入れ，40℃以下の湯浴中で軟化させ，振とうして均一な試料とする。このとき，エマルジョンを壊さないよう注意する。②均一な試料約5gを250mL容三角フラスコにとり，精秤する。　③沸騰水100mLを加え，ときどきゆるやかに振り混ぜながら5〜10分間放置し，約50〜55℃に冷めたところで5％クロム酸カリウム溶液2mLを加え，0.1mol/L硝酸銀溶液で滴定する。

4. ハム，ソーセージの JAS 分析

　獣鳥肉類の加工品には，ベーコン類，ハム類，プレスハム，ソーセージ，混合プレスハムなど多くの製品があるが，それぞれに別個の規格，等級がある。各規格における同一検査項目の測定には，ほとんど同じ方法が適用されている。

ここでは，それらをほぼ網羅しているプレスハムをとり上げ，解説する。表5－8にプレスハムの定義，表5－9には規格の抜粋を示す。

1）水　　分

試料2gをはかりとり，135±2℃，2時間乾燥法で測定する。

2）肉塊含有率

試料を，両端を除く個所から，200g以上かつ幅5cm以上の輪切りにしたブロックとしてとり出し，これをスパーテルを用いて肉塊とつなぎに分別する。肉塊を秤量し，肉塊の重量の試料重量に対する百分率を肉塊含有率とする。

3）でん粉含有率

つなぎとして加えられているでん粉の定量法である。

〔試薬と器具〕　8％水酸化カリウム―95％エタノール溶液，95％エタノール溶液，4％水酸化カリウム―50％エタノール溶液，50％エタノール溶液，25％塩酸，10％水酸化ナトリウム溶液，ソモギーの変法用試薬，遠心分離機

〔操作〕

A．試料の採取と妨害物質の除去

①均一にした試料約5gを精秤し，8％水酸化カリウム―95％エタノール溶

表5-8　プレスハムの定義（日本農林規格）

用　語	定　　　　　　　義
プレスハム	次に掲げるものをいう。 1　肉塊を塩漬したもの又はこれにつなぎを加えたもの（つなぎの占める割合が20％を超えるものを除く。）に調味料及び香辛料で調味し，結着補強剤，酸化防止剤，保存料等を加え，又は加えないで混合し，ケーシングに充塡した後，くん煙し，及び湯煮し，若しくは蒸煮したもの又はくん煙しないで，湯煮し，若しくは蒸煮したもの 2　1をブロック，スライス又はその他の形状に切断したもの
肉　塊	畜肉（豚肉，牛肉，馬肉，めん羊肉又は山羊肉をいう。以下同じ。）又は家きん肉を切断したもので，10g以上のものをいう。
つ　な　ぎ	畜肉，家兎肉若しくは家きん肉をひき肉したもの又はこれらにでん粉，小麦粉，コーンミール，植物性たん白，卵たん白，乳たん白，血液たん白等を加えたものを練り合わせたものをいう。

最終改正：令和元年6月27日

表5-9　プレスハムの日本農林規格〔抜粋〕

区　分	基　　準		
	特　級	上　級	標　準
品　位	1　形態が優良で，損傷及び汚れがなく，ケーシングの結び目が完全であり，ケーシング内に液汁の貯留がないこと。 2　色沢が優良であること。 3　香味が優良であり，かつ，異味異臭がないこと。 4　肉質及び結着が優良で，気孔及び離汁がなく，横断面における肉塊の配列が適度であること。	1　形態が良好で，損傷及び汚れがなく，ケーシング内に液汁の貯留がないこと。 2　色沢が良好であること。 3　香味が良好であり，かつ，異味異臭がないこと。 4　肉質及び結着が良好で，気孔及び離汁がなく，横断面における肉塊の配列が適度であること。	1　形態がおおむね良好で，損傷及び汚れが目立たず，ケーシング内に液汁の貯留がほとんどないこと。 2　色沢がおおむね良好であること。 3　香味がおおむね良好であり，かつ，異味異臭がないこと。 4　肉質及び結着がおおむね良好で，気孔及び離汁がほとんどなく，横断面における肉塊の配列がおおむね適度であること。
水　分	60％以上72％以下であること。	60％以上75％以下であること。	
肉塊　一片の大きさ	おおむね20g以上であること。		
肉塊　含有率	90％以上であること。	90％以上であり，かつ，豚肉が50％以上であること。	85％以上であること。
肉以外のつなぎの含有量	3％以下であること。		5％以下であり，かつ，でん粉（加工でん粉を含む。），小麦粉及びコーンミールの含有率が3％以下であること。
原　材　料	次に掲げるもの以外のものを使用していないこと。 1　肉塊 　豚肉 2　つなぎ 　豚肉，牛肉，家兎肉，でん粉，小麦粉，コーンミール，植物性たん白，卵たん白，乳たん白及び血液たん白	次に掲げるもの以外のものを使用していないこと。 1　肉塊 　豚肉，牛肉，馬肉，めん羊肉及び山羊肉 2　つなぎ 　畜肉，家兎肉，でん粉，小麦粉，コーンミール，植物性たん白，卵たん白，乳たん白及び血液たん白	次に掲げるもの以外のものを使用していないこと。 1　肉塊 　豚肉，牛肉，馬肉，めん羊肉，山羊肉及び家きん肉 2　つなぎ 　畜肉，家兎肉，家きん肉，でん粉，小麦粉，コーンミール，植物性たん白，卵たん白，乳たん白及び血液たん白

＊〔原材料〕第3・4項，〔添加物〕，〔内容量〕　略　　　　　　　　最終改正：令和元年6月27日

液40mL を加えて湯浴中で約30分間加熱溶解する。　②95％エタノール溶液を加熱溶解前の液量まで加えて冷却する。約1時間放置後，これを遠心沈澱管に移し，10,000rpm で5分間遠心分離し，上澄み液を捨てる。　③沈澱物に，4％水酸化カリウム—50％エタノール溶液および50％エタノール溶液で2回ずつ洗浄した後，100mL の水を用いて300mL 容三角フラスコに移す。

B.　加水分解とでん粉の定量

①沈澱物を移した三角フラスコに25％塩酸10mL を加えて沸騰浴中で150分間加水分解を行う。　②冷却後10％水酸化ナトリウム溶液で中和した後500mL 容のメスフラスコに移し定容する。　③この試料溶液についてソモギーの変法を用いてグルコースを定量し，得られた値に0.9を乗じてでん粉量とする。

4）肉種の鑑別

肉種の鑑別は免疫血清反応による方法が行われる。この方法は生肉，挽肉，加熱程度の低いハム，ベーコン，ソーセージに対して適用できるが，高温処理した製品には適用できないことや，定量性がないなどの欠点がある。

〔試薬と器具〕　抗血清[1]，生理食塩水，寒天，ホモジナイザー，シャーレ（直径80 mm），せん孔器（内径5 mm），遠心分離機

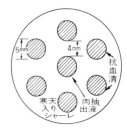

〔操作〕　①試料10 g をはかりとり，それを細切したものに生理食塩水[2]40mL を加え3〜5分間ホモジナイズする。　②ホモジネートを5,000 rpm で5分間遠心分離し，その上澄み液をろ過して試料溶液とする。

図5-9　寒天ゲル拡散法

③約80℃ で溶かした1％の寒天ゲルを10mL ずつシャーレに分注し，静置，冷却して作製した平板に，図5-9のようにせん孔器で等間隔に円孔をつくる。　④中心の穴に試料溶液を入れ，周囲の穴に鑑別しようとする肉種に該当する抗血清をそれぞれ注入する。　⑤室温に24〜30時間放置した後，検液と抗血清の間に白色の沈降線を生じたものを，当該肉種の抗血清に対する陽性反応と判定する。

---

1)　Wellcome Reagents 社（英）で販売している。
2)　食塩9 g を水に溶かし，1 L としたもの。

5. 即席めんの JAS 規格

　日本農林規格による即席めんの定義と規格を表5-10, 11に示す。規格については, 生タイプのものとそれ以外のもので基準となる項目が異なっている。

　即席めんの特長はそのインスタント性にあるため, めんのでん粉のα化の状態, 保存性の良否に関係する水分量, および油処理したものにあっては油の変敗の程度が品質鑑別上, 重要となっている。

表5-10　即席めんの定義（日本農林規格）

用　　語	定　　　　義
即席めん	次に掲げるものをいう。 1　小麦粉又はそば粉を主原料とし, これに食塩又はかんすいその他めんの弾力性, 粘性等を高めるもの等を加えて練り合わせた後, 製めんしたもの（かんすいを用いて製めんしたもの以外のものにあっては, 成分でん粉がアルファ化されているものに限る。）のうち, 添付調味料を添付したもの又は調味料で味付けしたものであって, 簡便な調理操作により食用に供するもの（凍結させたもの及びチルド温度帯で保存するものを除く。） 2　1にかやくを添付したもの。
添付調味料	直接又は希釈して, めんのつけ汁, かけ汁等として液状又はペースト状で使用されるもの（香辛料等の微細な固形物を含む。）をいう。
か　や　く	ねぎ, メンマ等の野菜加工品, もち等の穀類加工品, 油揚げ等の豆類の調整品, チャーシュー等の畜産加工食品, わかめ, つみれ等の水産加工食品, てんぷら等, めん及び添付調味料以外のものをいう。

最終改正：平成28年2月24日

表5-11　即席めんの日本農林規格〔抜粋〕

区　　分		基　　　　準
一般状態		性状及び色沢が良好であること。
食　　味		調理後の香味が良好で, 異味異臭がないこと。
め ん	水　分 （生タイプ即席めんを除く）	油処理により乾燥したもの以外のものにあっては, 14.5％以下であること。
	酸　価	油処理により乾燥したものの油脂にあっては, 1.5以下であること。
	水素イオン濃度 （生タイプ即席めんに限る）	pH3.8以上 pH4.8以下であること。

＊〔添加物〕, 〔内容量〕, 〔容器又は包装の状態〕　略.　　　　　　最終改正：平成28年2月24日

1）水分の測定

試料2gをアルミ皿にはかりとり，105℃で2時間乾燥して，前後の重量差を水分量とする。

2）油脂の変敗の測定

油脂で処理しためんから石油エーテルで脂肪を抽出し，脂肪約3g程度を得る。これを，p.164の酸価測定法に従って測定する。過酸化物価はJASには規定されていないが，食品衛生法規格基準に定められており，p.165に従ってこれを求めるとよい。過酸化物価は変敗の指標となる。

6．しょうゆのJAS分析

日本農林規格では，しょうゆには濃口醤油（こいくち），淡口醤油（うすくち），溜り醤油（たま），白醤油，再仕込醤油（さいしこみ）がある。表5－12に定義を示す。

しょうゆの等級は一般に性状（色沢，香味），色度，全窒素分，無塩可溶性固形分，（混合醸造方式による再仕込醤油ではアミノ酸液等の使用割合，白醤油では直接還元糖），原材料，添加物，内容量の各項目によって，特級，上級，標準の3区分に分けられている。

1）しょうゆの規格

しょうゆの規格を，表5－13に示す。

2）しょうゆの規格項目の測定方法

①色　　度：試料を口径10mmの試験管にとり，しょうゆの標準色と比色し判定する。

②全窒素量：試料1mLに分解促進剤（硫酸カリウム：リン酸第二カリウム：硫酸銅＝10：10：2）2g，濃硫酸5mLを加え分解し，常法どおり窒素量を求める。100mL中のg数で表す。

③無塩可溶性固形分：無塩可溶性固形分は糖用屈折計の示度（20℃換算）から食塩分（g/100mL）を差し引いたものである。

〔試薬と器具〕　2％クロム酸カリウム溶液，0.02mol/L硝酸銀溶液，糖用屈折計

〔操作〕　i.糖用屈折計の示度（20℃換算）を求める。　ii.試料4mLをメスフラスコにとり，水を加え200mLに定容する。この試料溶液5mLを磁製皿にとり，クロム酸カリウム約1mLを指示薬として加え，0.02mol/L硝酸銀溶液

表 5-12　しょうゆの定義（しょうゆの日本農林規格　第2条）〔抜粋〕

用　語	定　義
しょうゆ	次に掲げるもの（これらに砂糖類，アルコール等を補助的に加えたものを含む。）。 a)**本醸造方式によるもの**　もろみを発酵させ，及び熟成させて得られた清澄な液体調味料［製造工程においてセルラーゼ等の酵素（たん白質分解酵素にあっては，しろしょうゆのたん白質を主成分とする物質による混濁を防止する目的で生揚げの加熱処理時に使用されるものに限る。）を補助的に使用したものを含む。］ b)**混合醸造方式によるもの**　もろみにアミノ酸液，酵素分解調味液又は発酵分解調味液を加えて発酵させ，及び熟成させて得られた清澄な液体調味料 c)**混合方式によるもの**　a)，b)若しくは生揚げ又はこのうち2つ以上を混合したものにアミノ酸液，酵素分解調味液若しくは発酵分解調味液又はこのうち2つ以上を混合したものを加えたもの
こいくちしょうゆ	しょうゆのうち，大豆にほぼ等量の麦を加えたもの又はこれに米等の穀類を加えたものをしょうゆこうじの原料とするもの。
うすくちしょうゆ	しょうゆのうち，大豆にほぼ等量の麦を加えたもの又はこれに米等の穀類若しくは小麦グルテンを加えたものをしょうゆこうじの原料とし，もろみは米を蒸し，若しくは膨化したもの又はこれをこうじ菌により糖化したものを加えたもの又は加えないものを使用するもので，製造工程において色沢の濃化を抑制したもの。
たまりしょうゆ	しょうゆのうち，大豆若しくは大豆に少量の麦を加えたもの又はこれに米等の穀類を加えたものをしょうゆこうじの原料とするもの。
さいしこみしょうゆ	しょうゆのうち，大豆にほぼ等量の麦を加えたもの又はこれに米等の穀類を加えたものをしょうゆこうじの原料とし，かつ，もろみは食塩水の代わりに生揚げを加えたものを使用するもの。
しろしょうゆ	しょうゆのうち，少量の大豆に麦を加えたもの又はこれに小麦グルテンを加えたものをしょうゆこうじの原料とし，かつ，製造工程において色沢の濃化を強く抑制したもの。

最終改正：令和3年1月25日

表5-13 しょうゆの規格（しょうゆの日本農林規格 第3～7条）

①こいくちしょうゆ（第3条）〔抜粋〕

区 分	基 準		
	特 級	上 級	標 準
製造方式	本醸造方式によるものであること。	—	—
性 状	よく発酵，熟成した醸造こいくちしょうゆの特徴である独特の透明感のある鮮やかな赤橙色を呈し，特有の香りと円熟した塩味及びうまみを有しており，その全てが優良であり，かつ，異味異臭及びかびがないこと。	よく発酵，熟成した醸造こいくちしょうゆの特徴である独特の透明感のある鮮やかな赤橙色を呈し，特有の香りと円熟した塩味及びうまみを有しており，その全てが良好であり，かつ，異味異臭及びかびがないこと。	こいくちしょうゆ独特の透明感のある鮮やかな赤橙色を呈し，特有の香りと円熟した塩味及びうまみを有しており，その全てが良好であり，かつ，異味異臭及びかびがないこと。
色 度	しょうゆの標準色18番（日本産業規格 Z 8781-4 (2013)（以下「JIS Z 8781-4」という。）の物体色の表示方法による L^* （明度指数）＝30.0，a^* ＝46.1，b^* ＝51.6とする。以下同じ。）未満。ただし，火入れを行わず，火入れの殺菌処理と同等な処理を行ったものにあっては，しょうゆの標準色22番（JIS Z 8781-4の物体色の表示方法による L^* （明度指数）＝36.7，a^* ＝45.6，b^* ＝62.9とする。以下同じ。）未満。		しょうゆの標準色18番未満。
全窒素分	1.50g/100mL 以上。	1.35g/100mL 以上。	1.20g/100mL 以上。
無塩可溶性固形分	16g/100mL 以上。	14g/100mL 以上。	—

②うすくちしょうゆ（第4条）〔抜粋〕

区 分	基 準		
	特 級	上 級	標 準
製造方式	前条の規格の製造方式の基準による。	—	—
性 状	よく発酵，熟成した醸造うすくちしょうゆの特徴である独特の黄色みを含んだ淡い赤橙色を呈し，特有の香りと円熟した塩味及びうまみを有しており，その全てが優良であり，かつ，異味異臭及びかびがないこと。	よく発酵，熟成した醸造うすくちしょうゆの特徴である独特の黄色みを含んだ淡い赤橙色を呈し，特有の香りと円熟した塩味及びうまみを有しており，その全てが良好であり，かつ，異味異臭及びかびがないこと。	うすくちしょうゆ独特の黄色みを含んだ淡い赤橙色を呈し，特有の香りと円熟した塩味及びうまみを有しており，その全てが良好であり，かつ，異味異臭及びかびがないこと。

色　　度	しょうゆの標準色22番以上。		しょうゆの標準色18番以上。
全窒素分	1.15g/100mL 以上。	1.05g/100mL 以上。	0.95g/100mL 以上。
無塩可溶性固形分	14g/100mL 以上。	12g/100mL 以上。	―

③たまりしょうゆ（第5条）〔抜粋〕

区　　分	基　　準		
	特　　級	上　　級	標　　準
製造方式	第3条の規格の製造方式の基準による。	―	
性　　状	よく発酵，熟成した醸造たまりしょうゆの特徴である独特の赤褐色を呈し，特有の香りと円熟した塩味及びうまみを有しており，その全てが優良であり，かつ，異味異臭及びかびがないこと。	よく発酵，熟成した醸造たまりしょうゆの特徴である独特の赤褐色を呈し，特有の香りと円熟した塩味及びうまみを有しており，その全てが良好であり，かつ，異味異臭及びかびがないこと。	たまりしょうゆ独特の赤褐色を呈し，特有の香りと円熟した塩味及びうまみを有しており，その全てが良好であり，かつ，異味異臭及びかびがないこと。
色　　度	しょうゆの標準色18番未満。		
全窒素分	1.60g/100mL 以上。	1.40g/100mL 以上。	1.20g/100mL 以上。
無塩可溶性固形分	16g/100mL 以上。	13g/100mL 以上。	―

④さいしこみしょうゆ（第6条）〔抜粋〕

区　　分	基　　準		
	特　　級	上　　級	標　　準
製造方式	本醸造方式によるもの又は混合醸造方式によるものであること	―	―
性　　状	よく発酵，熟成した醸造さいしこみしょうゆの特徴である独特の赤褐色を呈し，特有の香りと円熟した塩味及びうまみを有しており，その全てが優良であり，かつ，異味異臭及びかびがないこと。	よく発酵，熟成した醸造さいしこみしょうゆの特徴である独特の赤褐色を呈し，特有の香りと円熟した塩味及びうまみを有しており，その全てが良好であり，かつ，異味異臭及びかびがないこと。	さいしこみしょうゆ独特の赤褐色を呈し，特有の香りと円熟した塩味及びうまみを有しており，その全てが良好であり，かつ，異味異臭及びかびがないこと。
色　　度	しょうゆの標準色18番未満。		

全窒素分	1.65g/100mL 以上であること。ただし，混合醸造方式によるものにあっては2.00g/100mL 以上。	1.50g/100mL 以上。	1.40g/100mL 以上。
アミノ酸液等の使用割合（混合醸造方式によるもの）	20%以下。	―	―
無塩可溶性固形分	21g/100mL 以上。	18g/100mL 以上。	―

⑤しろしょうゆ（第7条）〔抜粋〕

区　分	基　　準		
	特　級	上　級	標　準
製造方式	第3条の規格の製造方式の基準による。	―	―
性　状	よく発酵，熟成した醸造しろしょうゆの特徴である独特の淡い琥珀色を呈し，特有の香りと円熟した塩味及びうまみを有しており，その全てが優良であり，かつ，異味異臭及びかびがないこと。	よく発酵，熟成した醸造しろしょうゆの特徴である独特の淡い琥珀色を呈し，特有の香りと円熟した塩味及びうまみを有しており，その全てが良好であり，かつ，異味異臭及びかびがないこと。	しろしょうゆ独特の淡い琥珀色を呈し，特有の香りと円熟した塩味及びうまみを有しており，その全てが良好であり，かつ，異味異臭及びかびがないこと。
色　度	しょうゆの標準色46番（JIS Z 8781-4の物体色の表示方法によるL*（明度指数）=76.7，a*=12.5，b*=81.9とする。）以上。		
全窒素分	0.40g/100mL 以上0.80g/100mL 未満。	0.40g/100mL 以上0.90g/100mL 未満。	
無塩可溶性固形分	16g/100mL 以上。ただし，添加した砂糖類を含まないものであること。	13g/100mL 以上。	10g/100mL 以上。
直接還元糖	12g/100mL 以上。	9 g/100mL 以上。	6 g/100mL 以上。

＊各しょうゆとも［原材料］，［添加物］，［内容量］　略.　　　　　　　　　　最終改正：令和3年1月25日

で微橙色になるまで滴定する。食塩分は g/100mL で表す。

　④直接還元糖：試料10mL を正確に20～25倍に希釈する。希釈液 5 ～20mL をとり，ソモギーの変法（p.168参照）により定量する。100mL 中の g 数で表す。

3）その他の品質検査法

A. 官 能 検 査

　①香　　り：しょうゆ特有の香りがあるものがよい。かび臭，みそ臭，焦げ臭，甘い臭気，酸臭などの異臭を感じるものは悪い。

　②色，つや：白皿にしょうゆをとり，あかりに透かして検査する。明るく，透明で赤色を呈し，光沢のあるものがよい。黒ずんで，くすんだ褐色，不透明なものは悪い。

　③味：うがいをしてからしょうゆをなめ，しばらく口に含んでから吐き出す。13倍の水で薄めて味わってみる。口中にさっと広がる味のあと口がさわやかであり，丸みのあるもの，希釈する前と同じ味がするものがよい。甘味や苦味が分離し，舌先に不快な味が残るものや，希釈すると味のバランスがくずれているものは悪い。

　④ね ば り：皿に少量のしょうゆを入れ，ゆっくり傾けた場合，とろっとした感じのものがよい。さらっと落ちたり，あるいはべっとりしすぎるものは悪い。ビーカーに水を入れ，これにしょうゆを滴下すると，しょうゆがすーっと沈んで，ゆっくり広がるものがよい。ぱっと広がるもの，なかなか広がらないものは悪い。

　⑤泡 立 ち：小試験管にしょうゆを入れて振とうし，１分間に泡立ちの状態をみる。気泡が立ち，泡がかさばって消えないものがよい。ほとんど泡が消えてしまうものは悪い。

B. 緩衝能の測定

　しょうゆ25mL をビーカーにとり，pH を測定する。次に0.1 mol/L 水酸化ナトリウム溶液15mL を滴下した後 pH を測定し，pH の変化をみる。pH の変化の少ないものは緩衝能が強く，品質がよい。

　一般市販品の緩衝能は濃口で0.70～1.05，淡口で1.20～1.58である。

7. 缶詰の検査

　缶詰の缶の外観検査，打検，真空度，開缶後の内容物の検査を行い，その品質を判定する。この場合，開缶前の検査は缶詰の種類の差に関係せず，共通的な検査であるが，開缶後の内容についてはその種類の特性に応じて行わなければならない。

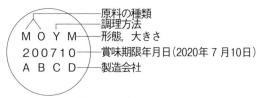

　MOYM——原料の種類
　　　　——調理方法
　　　　——形態，大きさ
　200710——賞味期限年月日（2020年7月10日）
　ABCD——製造会社

図5-10　缶マーク

表5-14　品名マークの主なもの（上段2字）

マーク	品　　名	マーク	品　　名	マーク	品　　名
JC	たらばがに	MO	みかん	NO	なめこ
CS	さけ	PW	もも(白)	MS	マッシュルーム
BT	まぐろ	AL	りんご	TM	トマト
SJ	かつお	CR	さくらんぼ(赤)	CB	コンビーフ
MK	さば	RM	フルーツみつ豆	BF	牛肉
SA	いわし	OR	パインアップル	CK	鶏肉
MP	さんま	CP	くり	PK	豚肉
WH	くじら(須の子)	BS	たけのこ	SG	ソーセージ
WP	くじら(赤肉)	PR	グリンピース	HA	ハム
LR	平貝貝柱	CM	スイートコーン(黄)	YA	ゆであずき
BL	赤貝	CN	スイートコーン(白)	KL	黒豆

(1) 缶マーク
(2) 外　　観

　さび，傷の有無をみる。正常な缶は上下が内側にへこんでいるが，内容物が傷んでガスが発生すると膨張缶となる。

(3) 充　填　度

　打検棒[1]を親指と人差し指の間に持ち，支点をまん中から後ろ（全長の約2/3）にし，中指で打検棒を打ち，缶をたたいてみる。濁音のするものは悪い。

---

1)　重量30〜50g，長さ20〜25cm，先端の球の直径0.9〜2.0cm程度の鉄製品。

表5-15　調理方法マークの主なもの（上段3字目）

マーク	品　名	マーク	品　名	マーク	品　名
W	野　菜　水　煮	K	てり焼および蒲焼	2	油　漬（大豆油）
N	魚類，畜肉類水煮	R	焼き味付（焼肉など）	3	油　漬［とうもろこし油］
L	まぐろ類水煮	B	み　そ　煮	4	油　漬（混合油）
Y	果実糖液漬（全糖）	T	ト　マ　ト　漬	S	燻　製　油　漬
Z	〃（合成甘味料添加）	O	油漬（オリーブ油）	JU	ジ　ュ　ー　ス
C	味　付	I	油漬（綿実油）	JM	ジ　ャ　ム

表5-16　形態，大きさマークの主なもの（上段4字目）

マーク	内　容
L	大
M	中
S	小
T	極小(魚，野菜類)，四つ割(果実)，さけ類頸肉
H	二つ割，スイートコーンクリームスタイル
X	混　合
・	フレーク(魚類)，カット(アスパラガス)，ブロークン(みかん)
:	スライス(野菜，果実)，カット(まつたけ)

(4)　真　空　度

開缶する前に真空度計を缶の蓋（ふた）に突き刺して，缶内の真空度を測定する。真空度は15℃で47.5kPa（35.6cmHg）程度あることが望ましい。

(5)　内容総量，固形物量，異物混入の状態

内容が表示のとおりであるかどうか観察する。①缶の全重量を求める。②内容を除き，缶のみの重量を求める。③液汁を除き，固形物の量を求める。これによって，全内容量，固形物量，液汁量を求めることができる。

(6)　屈折示度，pH の測定

(7)　内容物の形態，色沢の観察

(8)　香　り　と　味

官能検査により判定する。

3. 官 能 検 査

　官能検査は古来から行われていた。ヒトの味覚・嗅覚・視覚などによる食品の品質判断を，推計学の理論に基づいて，十分に計画された条件のもとで，複数の人間の感覚を測定器として物の質を判断し，あるいは人間の感覚の測定器としての特性を判断し，普遍的な信頼性のある結論を出すための手段である。

1. 目 的 と 型

　官能検査には，大別して，食品の品質測定が目的である場合と，人間の感覚を検査の目的とする場合がある。前者の例は，色やにおいから鮮度を調べる場合などであり，人間の感覚は測定の手段となる。後者は，ある食品に対する嗜好的特性を調べたり，特定の配合材料の，知覚できる最小濃度を調べたりする場合などで，検査対象は人間の感覚であり，食品はそれを知るための刺激にすぎない。

2. パネルの構成

　官能検査で測定器の働きをする検査員の集団を**検査パネル**（panel）という。パネルには分析型パネル（食品の品質特性を分析するもので，テストは主に２種以上の試料間の強弱差の検出を目的とする）と嗜好型パネル（食品の嗜好特性を調べるもので，テストは主に２種以上の試料の嗜好の測定を目的とする）がある。

　分析型パネルでは，食品の細かい差を識別できる感覚（視覚・味覚・嗅覚）の鋭敏である人を，多数の中から目的に従って５〜20名選ぶ。その際，次に述べる味覚テストにより，味覚が正常であることを確かめるとよい。

　嗜好型パネルでは，偏った嗜好をもたず，普遍的な判断の下せる人を多数選ぶ。味覚テストはしなくてよい。

〈味覚テスト〉

　① **味覚テストペーパー**：定性用のろ紙を1.5×5 cm に切り，表５-17に示す濃度の６種の水溶液に30分浸してから風乾した６枚の味の異なるテストペーパーを，順序を定めずに舌にのせて味わい，４種以上の味が正解であればよい。

　② **水溶液によるテスト**：表５-17に示したような水溶液と純水３個（計８個）のうち，７個以上の正解であればよい。

表5-17　味覚テスト用ペーパー・水溶液

種　類	テストペーパー		テスト水溶液	
	呈味物質	刺激閾値 (%)	呈味物質	刺激閾値 (%)
甘　味	ショ糖	2.5	ショ糖	0.5
酸　味	クエン酸	0.5	酒石酸	0.009
塩　味	塩化ナトリウム	0.9	塩化ナトリウム	0.15
苦　味	フェニルチオ尿素	0.012	フェニルチオ尿素	0.00023
うま味	グルタミン酸ナトリウム	1.0	グルタミン酸ナトリウム	0.05
無　味	純　水	―	純　水	―（3個）

表5-18　濃度差識別テスト

甘　味	ショ糖	5　％を中心にして
酸　味	酒石酸	0.02％　〃
塩　味	食　塩	1　％　〃
うま味	グルタミン酸ナトリウム	0.2％　〃

　③　濃度差識別テスト：表5-18のような濃度が中央にくるように等比級数的に濃度が増加する5段階程度の水溶液をテストさせ，その順位をつけさせ，正解の多いものからパネルを選ぶ。

3.　官能検査実施の手順

　食品の官能検査は一般に次のような手順により進行する。

　　①検査目的の決定，　②パネルの型と人数の決定，　③試料数の決定，　④検査の手法決定，　⑤質問用紙作成，　⑥予備検査実施[1]，　⑦官能検査の本試験実施，　⑧データの分析と解析，　⑨検査結果の妥当性の検討，⑩報告書作成

4.　官能検査の手法

　官能検査の手法には，次に述べる識別テストや嗜好テスト以外にも，配偶法，選択法，順位法，評点法，風味側描法などがあり，目的により適切な手法を選定することが肝要である。

1）2点比較法（pair test）

　試料の種類は，化学的あるいは物理的に差のある2種類とし，質問形式は，

---

1)　今までに検査したことのない試料または手法で実施する場合は必ず行う。

「次の試料を指定の順序でみて両者を比較し，より……なもののほうに○をつけて下さい。よく似ている場合でも必ずどちらかに○をつけて下さい」のようにする。

　2種類の試料 A，B を味わう順が，A → B と B → A の2つのグループに分ける。したがって，パネル数は偶数がよい。

　〔検定〕　識別テストでは正解数，嗜好テストでは一方の試料を好むとする回答数のうち，数の多いほうを用いて次式により検定する。

　a. 識別テスト

$$t = \frac{a - \dfrac{n}{2} - \dfrac{1}{2}}{\sqrt{n \times \dfrac{1}{2} \times \dfrac{1}{2}}}$$

n：パネル数（回答総数）　　　　　　a：正解数

　正規分布表より，$t \geqq 2.33$ のとき1％有意（片側検定），$t \geqq 1.64$ のとき5％有意とする。

　b. 嗜好テスト　上記と同様に計算し，正規分布表より $t \geqq 2.58$ のとき1％有意（両側検定），$t \geqq 1.96$ のとき5％有意。あるいは χ_0^2 を求めて，

$$\chi_0^2 = \frac{\left(a - \dfrac{n}{2}\right)^2}{\dfrac{n}{2}} + \frac{\left(n - a - \dfrac{n}{2}\right)^2}{\dfrac{n}{2}}$$

　$\chi_0^2 \geqq 6.635$ のとき1％有意，$\chi_0^2 \geqq 3.841$ のとき5％有意（自由度＝1）。

　簡単には，表5-19に示した検定表にあてはめて有意差があるかどうかを調べるとよい。すなわち，選ばれた数が表の値と等しいかまたはそれより大きいと有意する。

　なお，先に味わったものが「より……なもの」になった場合（順序の効果），有意差はなしとする。これは試料間に差がないか，またはあったとしても非常にわずかで，順序の効果が現れたといえるのである。回答に誤記のあったものが多い場合は，改めてやり直すのがよい。

　2）3点比較法（triangle test）

　試料は2種類で，一方は2個，他は1個の計3個を配り，異なる1つを指摘させ（識別テスト），さらにその2種のうち好ましいほうを選ばせる（嗜好テス

表5-19　2点比較法の検定表

n \ p	識別テスト			嗜好テスト		
	5 %	1 %	0.1%	5 %	1 %	0.1%
5	5	—	—	—	—	—
6	6	—	—	5	—	—
7	7	7	—	7	—	—
8	7	8	—	8	8	—
9	8	9	—	8	9	—
10	9	9	10	9	10	—
11	9	10	11	10	11	11
12	10	11	12	10	11	12
13	10	12	13	11	12	13
14	11	12	14	12	13	14
15	12	13	14	12	13	14
16	12	14	15	13	14	15
17	13	14	16	13	15	16
18	13	15	17	14	15	17
19	14	16	17	15	16	17
20	15	16	18	15	17	18
30	21	22	24	21	23	25
40	26	28	31	27	29	31
50	32	34	37	32	35	37
100	59	63	66	60	63	67

p：危検率，n：判定総数

ト）というテストができる。質問形式は「次の3つの試料は，同じものが2つと違うものが1つです。指定された順序に従って比較し，次の2つの問いに答えて下さい。①違う1個と思えるものの記号を書いて下さい。②2種類のうち……なもののほうの記号を書いてください」のようにする。

　パネル数は試料の順の組み合わせが6通りあるので，6の倍数にしてグループ分けするとよい。

〔検定〕

a. 識別テスト

$$\chi_0{}^2 = \frac{\left(a - \dfrac{n}{3}\right)^2}{\dfrac{n}{3}} + \frac{\left(n - a - \dfrac{2n}{3}\right)^2}{\dfrac{2n}{3}} = \frac{1}{2n}(3a - n)^2$$

n：パネル数（回答総数）　　　a：正解者数

b. 嗜好テスト

$$\chi_0{}^2 = \frac{(b - \frac{n}{6})^2}{\frac{n}{6}} + \frac{(n - b - \frac{5n}{6})^2}{\frac{5n}{6}} = \frac{(6b - n)^2}{5n}$$

　　b：正解者中，一方の試料を好む者の数

　ともに，$\chi_0{}^2 \geqq 6.64$のとき1％有意，$\chi_0{}^2 \geqq 3.84$のとき5％有意（自由度＝1）。

　簡単には表5-20に示した検定表を用いる。すなわち，正解数，あるいは一方を好むと答えた数が回答総数の横の危険率5％，1％または0.1％の数字に等しいかまたはそれより大きいと有意とする。

表5-20　3点比較法の検定表

n　p	識別テスト（第1問）			嗜好テスト（第2問）		
	5%	1%	0.1%	5%	1%	0.1%
3	3	—	—	3	3	—
4	4	—	—	3	4	—
5	4	5	—	4	4	5
6	5	6	—	4	5	6
7	5	6	7	4	5	6
8	6	7	8	5	5	6
9	6	7	8	5	6	7
10	7	8	9	5	6	7
11	7	8	10	5	6	8
12	8	9	10	6	7	8
13	8	9	11	6	7	8
14	9	10	11	6	7	9
15	9	10	12	7	8	9
16	9	11	12	7	8	9
17	10	11	13	7	8	10
18	10	12	13	7	9	10
19	11	12	14	8	9	10
20	11	13	14	8	9	11
30	15	17	19	10	12	13
40	19	21	24	13	14	16
50	24	26	28	14	16	18
100	43	46	49	24	27	29

付表・付図

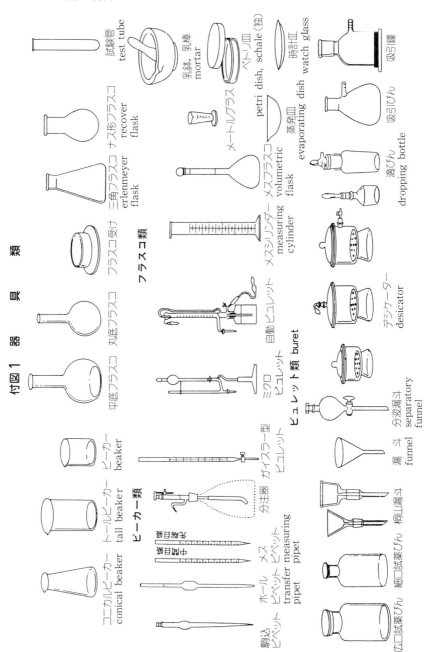

付図1　器　具　類

フラスコ類

試験管 test tube

乳鉢, 乳棒 mortar

ペトリ皿 petri dish, scale (独)

時計皿 watch glass

吸引鐘

ナス形フラスコ recover flask

メートルグラス

蒸発皿 evaporating dish

吸引びん

メスフラスコ volumetric flask

滴びん dropping bottle

三角フラスコ erlenmeyer flask

メスシリンダー measuring cylinder

フラスコ受け

平底フラスコ　丸底フラスコ

自動ビュレット

デシケーター desicator

ミクロビュレット

ビュレット類 buret

ビーカー beaker

ガイスラー型ビュレット

分注器

分液漏斗 separatory funnel

トールビーカー tall beaker

コニカルビーカー conical beaker

ビーカー類

駒込試薬びん

目盛付ホールピペット　目盛付メスピペット

漏斗 funnel

桐山漏斗

駒込ピペット

ホールピペット transfer pipet

メスピペット measuring pipet

細口試薬びん

広口試薬びん

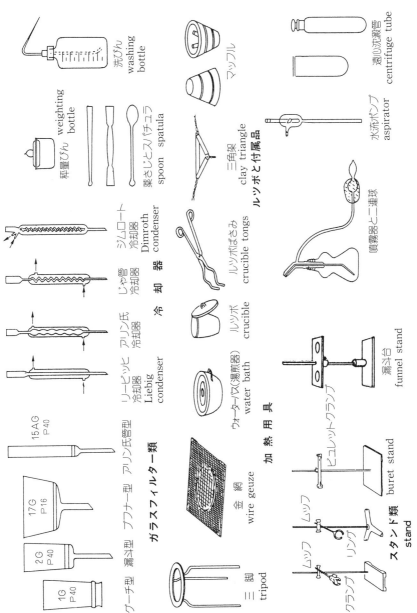

洗びん
washing bottle

マッフル

遠心沈澱管
centrifuge tube

秤量びん
weighting bottle

薬さじとスパチュラ
spoon spatula

三角架
clay triangle

ルツボと付属品

水流ポンプ
aspirator

噴霧器と二連球

ジムロート
冷却器
Dimroth condenser

じゃ管
冷却器

リービット
冷却器
Liebig condenser

アリン氏
冷却器

ルツボばさみ
crucible tongs

ルツボ
crucible

ウォーター(又湯煎器)
water bath

冷　却　器

漏斗台
funnel stand

15AG
P40

17G
P16

2G
P40

1G
P40

ガラスフィルター類

プーチ型　漏斗型　ブフナー型　アリン氏管型

金網
wire geuze

加　熱　用　具

ビュレットクランプ
buret stand

三　脚
tripod

スタンド類
stand

クランプ　リング　ムツフ　ムツフ

付表 1 単　　位

① SI（国際単位系）基本単位

物理量	量の記号	SI 単位の名称		SI 単位の記号
長　　　さ	l	メ ー ト ル	metre	m
質　　　量	m	キログラム	kilogram	kg
時　　　間	t	秒	second	s
電　　　流	I	アンペア	ampere	A
熱力学温度	T	ケルビン	kelvin	K
物　質　量	n	モ ー ル	mole	mol
光　　　度	I_V	カンデラ	candela	cd

② SI 接頭語

　SI 単位の10の整数乗倍を表すために，SI 接頭語が使われる。それらの名称と記号は，次のとおりである。

倍数	接頭語		記号	倍数	接頭語		記号
10	デ カ	deca	da	10^{-1}	デ シ	deci	d
10^2	ヘクト	hecto	h	10^{-2}	センチ	centi	c
10^3	キ ロ	kilo	k	10^{-3}	ミ リ	milli	m
10^6	メ ガ	mega	M	10^{-6}	マイクロ	micro	μ
10^9	ギ ガ	giga	G	10^{-9}	ナ ノ	nano	n
10^{12}	テ ラ	tera	T	10^{-12}	ピ コ	pico	p

③ よく使う単位

長　　さ

呼　　　称	記号	係　　数
メ ー ト ル	m	1
センチメートル	cm	10^{-2}
ミリメートル	mm	10^{-3}
マイクロメートル（ミクロン，μ）	μm	10^{-6}
ナノメートル（ミリミクロン，mμ）	nm	10^{-9}
オングストローム	Å	10^{-10}

質　　量

呼　　　称	記号	係　　数
キログラム	kg	10^3
グラム	g	1
ミリグラム	mg	10^{-3}
マイクログラム（ガンマ，γ）	μg	10^{-6}

容　　量

リットル	L	1
デシリットル	dL	10^{-1}
ミリリットル	mL	10^{-3}
マイクロリットル(ラムダ, λ)	μL	10^{-6}

物　質　量

モ　ル	mol	1グラム分子
ミリモル	mmol	10^{-3}グラム分子
マイクロモル	μmol	10^{-6}グラム分子

付表2　主な試薬の分子量・式量・価数・1グラム当量

溶　　　質	化　学　式	分子量・式量	価数	分子量・式量/価数
酸・アルカリ試薬				
塩　酸	HCl	36.46	1	36.46
硫　酸	H_2SO_4	98.08	2	49.04
硝　酸	HNO_3	63.02	1	63.02
シュウ酸	$H_2C_2O_4 \cdot 2H_2O$	126.07	2	63.04
安息香酸	C_6H_5COOH	122.12	1	122.12
水酸化ナトリウム	NaOH	40.00	1	40.00
炭酸ナトリウム	Na_2CO_3	105.99	2	52.99
フタール酸水素カリウム	$C_6H_4COOKCOOH$	204.23	1	204.23
ホウ酸ナトリウム	$Na_2B_4O_7 \cdot 10H_2O$	381.42	2	190.71
酸化還元滴定試薬				
過マンガン酸カリウム	$KMnO_4$	158.04	5(酸性)	31.61
シュウ酸	$H_2C_2O_4 \cdot 2H_2O$	126.07	2	63.04
シュウ酸アンモニウム	$(NH_4)_2C_2O_4 \cdot H_2O$	142.12	2	71.06
チオ硫酸ナトリウム	$Na_2S_2O_3 \cdot 5H_2O$	248.19	1	248.19
重クロム酸カリウム 　(ニクロム酸カリウム)	$K_2Cr_2O_7$	294.20	6	49.03
ヨウ素酸カリウム	KIO_3	214.01	6	35.67
ヨウ素	I_2	253.80	2	126.90
沈澱滴定試薬				
硝酸銀	$AgNO_3$	169.87	1	169.87
塩化ナトリウム	NaCl	58.44	1	58.44
塩化カリウム	KCl	74.56	1	74.56

付表 3　20℃における糖液の比重

（Z.Ver. deut. Zucker Ind. 62, 306, 1912）

ブリックス度，またはショ糖の重量%	0	.1	.2.	.3.	.4	.5	.6	.7	.8	.9
0	1.0000	1.0004	1.0008	1.0012	1.0016	1.0019	1.0023	1.0027	1.0031	1.0035
1	1.0039	1.0043	1.0047	1.0051	1.0055	1.0058	1.0062	1.0066	1.0070	1.0074
2	1.0078	1.0082	1.0086	1.0090	1.0094	1.0098	1.0102	1.0106	1.0109	1.0113
3	1.0117	1.0121	1.0125	1.0129	1.0133	1.0137	1.0141	1.0145	1.0149	1.0153
4	1.0157	1.0161	1.0165	1.0169	1.0173	1.0177	1.0181	1.0185	1.0189	1.0193
5	1.0197	1.0201	1.0205	1.0209	1.0213	1.0217	1.0221	1.0225	1.0229	1.0233
6	1.0237	1.0241	1.0245	1.0249	1.0253	1.0257	1.0261	1.0265	1.0269	1.0273
7	1.0277	1.0281	1.0285	1.0289	1.0294	1.0298	1.0302	1.0306	1.0310	1.0314
8	1.0318	1.0322	1.0326	1.0330	1.0334	1.0338	1.0343	1.0347	1.0351	1.0355
9	1.0359	1.0363	1.0367	1.0371	1.0375	1.0380	1.0384	1.0388	1.0392	1.0396
10	1.0400	1.0404	1.0409	1.0413	1.0417	1.0421	1.0425	1.0429	1.0433	1.0438
11	1.0442	1.0446	1.0450	1.0454	1.0459	1.0463	1.0467	1.0471	1.0475	1.0480
12	1.0484	1.0488	1.0492	1.0496	1.0501	1.0505	1.0509	1.0513	1.0517	1.0522
13	1.0526	1.0530	1.0534	1.0539	1.0543	1.0547	1.0551	1.0556	1.0560	1.0564
14	1.0568	1.0573	1.0577	1.0581	1.0585	1.0589	1.0594	1.0598	1.0603	1.0607
15	1.0611	1.0615	1.0620	1.0624	1.0628	1.0633	1.0637	1.0641	1.0646	1.0650
16	1.0654	1.0659	1.0663	1.0667	1.0672	1.0676	1.0680	1.0685	1.0689	1.0693
17	1.0698	1.0702	1.0706	1.0711	1.0715	1.0719	1.0724	1.0728	1.0733	1.0737
18	1.0741	1.0746	1.0750	1.0755	1.0759	1.0763	1.0768	1.0772	1.0777	1.0781
19	1.0785	1.0790	1.0794	1.0799	1.0803	1.0807	1.0812	1.0816	1.0821	1.0825
20	1.0830	1.0834	1.0839	1.0843	1.0848	1.0851	1.0856	1.0861	1.0865	1.0870
21	1.0874	1.0879	1.0883	1.0888	1.0892	1.0897	1.0901	1.0905	1.0910	1.0915
22	1.0919	1.0924	1.0928	1.0933	1.0937	1.0942	1.0946	1.0951	1.0956	1.0960
23	1.0965	1.0969	1.0974	1.0978	1.0983	1.0987	1.0992	1.0997	1.1001	1.1006
24	1.1010	1.1015	1.1020	1.1024	1.1029	1.1033	1.1038	1.1043	1.1047	1.1052
25	1.1056	1.1061	1.1066	1.1070	1.1075	1.1079	1.1084	1.1089	1.1093	1.1098
26	1.1103	1.1107	1.1112	1.1117	1.1121	1.1126	1.1131	1.1135	1.1140	1.1145
27	1.1149	1.1154	1.1159	1.1163	1.1168	1.1173	1.1178	1.1182	1.1187	1.1192
28	1.1196	1.1201	1.1206	1.1210	1.1215	1.1220	1.1225	1.1229	1.1234	1.1239
29	1.1244	1.1248	1.1253	1.1258	1.1263	1.1267	1.1272	1.1277	1.1282	1.1287
30	1.1291	1.1296	1.1301	1.1306	1.1311	1.1315	1.1320	1.1325	1.1330	1.1334
31	1.1339	1.1344	1.1349	1.1354	1.1359	1.1363	1.1368	1.1373	1.1378	1.1383
32	1.1388	1.1393	1.1397	1.1402	1.1407	1.1412	1.1417	1.1422	1.1427	1.1432
33	1.1436	1.1441	1.1446	1.1451	1.1456	1.1461	1.1466	1.1471	1.1476	1.1481
34	1.1486	1.1490	1.1495	1.1500	1.1505	1.1510	1.1515	1.1520	1.1525	1.1530
35	1.1535	1.1540	1.1545	1.1550	1.1555	1.1560	1.1565	1.1570	1.1575	1.1580
36	1.1585	1.1590	1.1595	1.1600	1.1605	1.1610	1.1615	1.1620	1.1625	1.1630
37	1.1635	1.1640	1.1645	1.1650	1.1655	1.1660	1.1665	1.1670	1.1675	1.1680
38	1.1685	1.1690	1.1696	1.1701	1.1706	1.1711	1.1716	1.1721	1.1726	1.1731
39	1.1736	1.1741	1.1746	1.1752	1.1757	1.1762	1.1767	1.1772	1.1777	1.1782
40	1.1787	1.1793	1.1798	1.1803	1.1808	1.1813	1.1818	1.1824	1.1829	1.1834
41	1.1839	1.1844	1.1849	1.1855	1.1860	1.1865	1.1870	1.1875	1.1881	1.1886
42	1.1891	1.1896	1.1901	1.1907	1.1912	1.1917	1.1922	1.1928	1.1933	1.1938
43	1.1943	1.1949	1.1954	1.1959	1.1964	1.1970	1.1975	1.1980	1.1985	1.1991
44	1.1996	1.2001	1.2007	1.2012	1.2017	1.2023	1.2028	1.2033	1.2039	1.2044
45	1.2049	1.2054	1.2060	1.2065	1.2070	1.2076	1.2081	1.2087	1.2092	1.2097
46	1.2102	1.2108	1.2113	1.2118	1.2124	1.2129	1.2135	1.2140	1.2146	1.2151
47	1.2156	1.2162	1.2167	1.2173	1.2178	1.2184	1.2189	1.2194	1.2200	1.2205
48	1.2211	1.2216	1.2222	1.2227	1.2232	1.2238	1.2243	1.2249	1.2254	1.2260
49	1.2265	1.2271	1.2276	1.2282	1.2287	1.2293	1.2298	1.2304	1.2309	1.2315
50	1.2320	1.2326	1.2331	1.2337	1.2342	1.2348	1.2353	1.2359	1.2364	1.2370

付表 4　ブリックス度の温度補正表

(1948年国際砂糖分析統一委員会制定)

℃ ＼ ％	5	10	15	20	25	30	35	40	45	50	55	60	65	70
	(一) 読みとった％より減すべき数													
15	0.29	0.31	0.33	0.34	0.34	0.35	0.36	0.37	0.37	0.38	0.39	0.39	0.40	0.40
16	0.24	0.25	0.26	0.27	0.28	0.28	0.29	0.30	0.30	0.30	0.31	0.31	0.32	0.32
17	0.18	1.19	0.20	0.21	0.21	0.21	0.22	0.22	0.23	0.23	0.23	0.23	0.24	0.24
18	0.13	0.13	0.14	0.14	0.14	0.14	0.15	0.15	0.15	0.15	0.16	0.16	0.16	0.16
19	0.06	0.06	0.07	0.07	0.07	0.07	0.08	0.08	0.08	0.08	0.08	0.08	0.08	0.08
20	0	0	0	0	0	0	0	0	0	0	0	0	0	0
	(＋) 読みとった％に加えるべき数													
21	0.07	0.07	0.07	0.07	0.08	0.08	0.08	0.08	0.08	0.08	0.08	0.08	0.08	0.08
22	0.13	0.14	0.14	0.15	0.15	0.15	0.15	0.15	0.16	0.16	0.16	0.16	0.16	0.16
23	0.20	0.21	0.22	0.22	0.23	0.23	0.23	0.23	0.24	0.24	0.24	0.24	0.24	0.24
24	0.27	0.28	0.29	0.30	0.30	0.31	0.31	0.31	0.31	0.31	0.32	0.32	0.32	0.32
25	0.35	0.36	0.37	0.38	0.38	0.39	0.40	0.40	0.40	0.40	0.40	0.40	0.40	0.40
26	0.42	0.43	0.44	0.45	0.46	0.47	0.48	0.48	0.48	0.48	0.48	0.48	0.48	0.48
27	0.50	0.52	0.53	0.54	0.55	0.55	0.56	0.56	0.56	0.56	0.56	0.56	0.56	0.56
28	0.57	0.60	0.61	0.62	0.63	0.63	0.64	0.64	0.64	0.64	0.64	0.64	0.64	0.64
29	0.66	0.68	0.69	0.71	0.72	0.72	0.73	0.73	0.73	0.73	0.73	0.73	0.73	0.73
(30)	0.74	0.77	0.78	0.79	0.80	0.80	0.81	0.81	0.81	0.81	0.81	0.81	0.81	0.81

付表5　緩衝液の組成と pH

①　McIlvaine の緩衝液 （pH2.2〜8.0）*

0.1mol/L クエン酸	0.2mol/L リン酸ニナトリウム	pH（室温）	0.1mol/L クエン酸	0.2mol/L リン酸ニナトリウム	pH（室温）
19.60mL	0.40mL	2.2	9.28mL	10.72mL	5.2
18.76	1.24	2.4	8.85	11.15	5.4
17.82	2.18	2.6	8.40	11.60	5.6
16.83	3.17	2.8	7.91	12.09	5.8
15.89	4.11	3.0	7.37	12.63	6.0
15.06	4.94	3.2	6.78	13.22	6.2
14.30	5.70	3.4	6.15	13.85	6.4
13.56	6.44	3.6	5.45	14.55	6.6
12.90	7.10	3.8	4.55	15.45	6.8
12.29	7.71	4.0	3.63	16.47	7.0
11.72	8.28	4.2	2.61	17.39	7.2
11.18	8.82	4.4	1.83	18.17	7.4
10.65	9.35	4.6	1.27	18.73	7.6
10.14	9.86	4.8	0.86	19.15	7.8
9.70	10.30	5.0	0.55	19.45	8.0

②　リン酸ニナトリウム・水酸化ナトリウム混合液 （pH11.0〜12.0）

0.1mol/L NaOH	0.1mol/L Na_2HPO_4	蒸留水	pH （18℃）	0.1mol/L NaOH	0.1mol/L Na_2HPO_4	蒸留水	pH （18℃）
8.26mL	50mL	水で全量を100mLにする	11.0	24.50mL	50mL	水で全量を100mLにする	11.6
12.00	〃	〃	11.2	33.3	〃	〃	11.8
17.34	〃	〃	11.4	43.2	〃	〃	12.0

③　クエン酸ナトリウム・塩酸混合液（pH1.04〜4.96）

0.1mol/L クエン酸ナトリウム	0.1mol/L HCl	pH (18℃)	0.1mol/L クエン酸ナトリウム	0.1mol/L HCl	pH (18℃)
0.0mL	10.0mL	1.04	5.5mL	5.0mL	3.69
1.0	9.0	1.17	6.0	4.5	4.16
2.0	8.0	1.42	7.0	4.0	4.45
3.0	7.0	1.90	8.0	3.0	4.65
3.33	6.67	2.27	9.0	2.0	4.83
4.0	6.0	2.97	9.5	1.0	4.89
4.75	5.5	3.36	10.0	0.5	4.96
5.0	5.25	3.53			

④　コハク酸・ホウ砂混合液（pH3.0〜5.8）

0.05mol/L コハク酸	0.05mol/L ホウ砂	pH(18℃)	0.05mol/L コハク酸	0.05mol/L ホウ砂	pH(18℃)
9.86mL	0.14mL	3.0	7.00mL	3.00mL	4.6
9.65	0.35	3.2	6.65	3.35	4.8
9.40	0.60	3.4	6.32	3.68	5.0
9.05	0.95	3.6	6.05	3.95	5.2
8.63	1.37	3.8	5.79	4.21	5.4
8.22	1.78	4.0	5.57	4.43	5.6
7.78	2.22	4.2	5.40	4.60	5.8
7.38	2.62	4.4			

⑤ リン酸・ホウ砂混合液 (pH5.8〜9.2)

0.1mol/L KH$_2$PO$_4$	0.05mol/L ホウ砂	pH(18℃)	0.1mol/L KH$_2$PO$_4$	0.05mol/L ホウ砂	pH(18℃)
9.21mL	0.79mL	5.8	5.08mL	4.92mL	7.6
8.77	1.23	6.0	4.80	5.20	7.8
8.30	1.70	6.2	4.50	5.50	8.0
7.70	2.30	6.4	4.24	5.76	8.2
7.12	2.88	6.6	3.80	6.20	8.4
6.58	3.42	6.8	3.20	6.80	8.6
6.10	3.90	7.0	2.48	7.52	8.8
5.66	4.34	7.2	1.32	8.68	9.0
5.36	4.64	7.4	0.00	10.00	9.2

⑥ 炭酸ナトリウム・ホウ酸混合液 (pH9.2〜11.0)

0.05mol/L ホウ酸	0.05mol/L Na$_2$CO$_3$	pH(18℃)	0.05mol/L ホウ酸	0.05mol/L Na$_2$CO$_3$	pH(18℃)
100.0mL	0.0mL	9.2	17.85mL	82.15mL	10.2
64.3	35.7	9.4	13.1	86.9	10.4
44.5	55.5	9.6	8.5	91.5	10.6
33.3	66.7	9.8	5.25	94.75	10.8
24.6	75.4	10.0	2.7	97.3	11.0

* 緩衝性が強く塩濃度が大きいため，塩類誤差が他の緩衝液に比べて大きい。2〜3倍に希釈して用いるとよい。ただし，記載のpH値はあまり正確ではない。

付表6　元素の周期表

原子番号→1 水素 ←元素名
H ←元素記号
原子量→1.008

1	2	3	4	5	6	7	8	9	10	11	12	13	14	15	16	17	18
1 水素 H 1.008																	2 ヘリウム He 4.003
3 リチウム Li 6.941*	4 ベリリウム Be 9.012											5 ホウ素 B 10.81	6 炭素 C 12.01	7 窒素 N 14.01	8 酸素 O 16.00	9 フッ素 F 19.00	10 ネオン Ne 20.18
11 ナトリウム Na 22.99	12 マグネシウム Mg 24.31											13 アルミニウム Al 26.98	14 ケイ素 Si 28.09	15 リン P 30.97	16 硫黄 S 32.07	17 塩素 Cl 35.45	18 アルゴン Ar 39.95
19 カリウム K 39.10	20 カルシウム Ca 40.08	21 スカンジウム Sc 44.96	22 チタン Ti 47.87	23 バナジウム V 50.94	24 クロム Cr 52.00	25 マンガン Mn 54.94	26 鉄 Fe 55.85	27 コバルト Co 58.93	28 ニッケル Ni 58.69	29 銅 Cu 63.55	30 亜鉛 Zn 65.38*	31 ガリウム Ga 69.72	32 ゲルマニウム Ge 72.63	33 ヒ素 As 74.92	34 セレン Se 78.97**	35 臭素 Br 79.90	36 クリプトン Kr 83.80
37 ルビジウム Rb 85.47	38 ストロンチウム Sr 87.62	39 イットリウム Y 88.91	40 ジルコニウム Zr 91.22	41 ニオブ Nb 92.91	42 モリブデン Mo 95.95*	43 テクネチウム Tc (99)	44 ルテニウム Ru 101.1	45 ロジウム Rh 102.9	46 パラジウム Pd 106.4	47 銀 Ag 107.9	48 カドミウム Cd 112.4	49 インジウム In 114.8	50 スズ Sn 118.7	51 アンチモン Sb 121.8	52 テルル Te 127.6	53 ヨウ素 I 126.9	54 キセノン Xe 131.3
55 セシウム Cs 132.9	56 バリウム Ba 137.3	57-71 ランタノイド	72 ハフニウム Hf 178.5	73 タンタル Ta 180.9	74 タングステン W 183.8	75 レニウム Re 186.2	76 オスミウム Os 190.2	77 イリジウム Ir 192.2	78 白金 Pt 195.1	79 金 Au 197.0	80 水銀 Hg 200.6	81 タリウム Tl 204.4	82 鉛 Pb 207.2	83 ビスマス Bi 209.0	84 ポロニウム Po (210)	85 アスタチン At (210)	86 ラドン Rn (222)
87 フランシウム Fr (223)	88 ラジウム Ra (226)	89-103 アクチノイド	104 ラザホージウム Rf (267)	105 ドブニウム Db (268)	106 シーボーギウム Sg (271)	107 ボーリウム Bh (272)	108 ハッシウム Hs (277)	109 マイトネリウム Mt (276)	110 ダームスタチウム Ds (281)	111 レントゲニウム Rg (280)	112 コペルニシウム Cn (285)	113 ニホニウム Nh (284)	114 フレロビウム Fl (289)	115 モスコビウム Mc (288)	116 リバモリウム Lv (293)	117 テネシン Ts (293)	118 オガネソン Og (294)

ランタノイド

57 ランタン La 138.9	58 セリウム Ce 140.1	59 プラセオジム Pr 140.9	60 ネオジム Nd 144.2	61 プロメチウム Pm (145)	62 サマリウム Sm 150.4	63 ユウロピウム Eu 152.0	64 ガドリニウム Gd 157.3	65 テルビウム Tb 158.9	66 ジスプロシウム Dy 162.5	67 ホルミウム Ho 164.9	68 エルビウム Er 167.3	69 ツリウム Tm 168.9	70 イッテルビウム Yb 173.1	71 ルテチウム Lu 175.0

アクチノイド

89 アクチニウム Ac (227)	90 トリウム Th 232.0	91 プロトアクチニウム Pa 231.0	92 ウラン U 238.0	93 ネプツニウム Np (237)	94 プルトニウム Pu (239)	95 アメリシウム Am (243)	96 キュリウム Cm (247)	97 バークリウム Bk (247)	98 カリホルニウム Cf (252)	99 アインスタイニウム Es (252)	100 フェルミウム Fm (257)	101 メンデレビウム Md (258)	102 ノーベリウム No (259)	103 ローレンシウム Lr (262)

注1）　本表の原子量の信頼性は有効数字の4桁目で±1以内であるが、例外として、*を付したものは±2、**を付したものは±3である。
注2）　安定同位体がなく、天然で特定の同位体組成を示さない元素については、その元素の放射性同位体の質量数の一例を（　）内に示した。

〔編著者〕

青柳 康夫　女子栄養大学名誉教授　農学博士

〔著　者〕（五十音順）

青木 隆子　元女子栄養大学短期大学部教授　博士（栄養学）

石井 裕子　武庫川女子大学非常勤講師

春日 敦子　元女子栄養大学短期大学部教授　博士（栄養学）

佐々木弘子　聖徳大学人間栄養学部教授　博士（栄養学）

藤原しのぶ　女子栄養大学短期大学部准教授　博士（栄養学）

新版三訂 食品学実験書

1995年（平成 7 年）9 月 1 日	初版発行～第 7 刷
2002年（平成14年）5 月 1 日	新版発行～第15刷
2017年（平成29年）4 月 1 日	新版改訂発行～第 5 刷
2023年（令和 5 年）4 月25日	新版三訂発行

編著者　青　柳　康　夫

発行者　筑　紫　和　男

発行所　株式会社 建帛社 KENPAKUSHA

112-0011　東京都文京区千石 4 丁目 2 番15号
TEL（03）3944－2611
FAX（03）3946－4377
https://www.kenpakusha.co.jp/

ISBN 978-4-7679-0739-0　C3077
ⓒ青柳康夫ほか，1995，2002，2017，2023
（定価はカバーに表示してあります）

文唱堂印刷／ブロケード
Printed in Japan